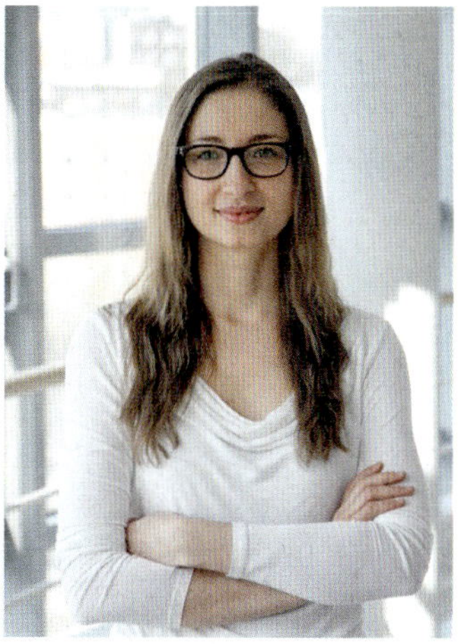

Liebe Leserin, lieber Leser,

gehen Sie mit uns auf Weltreise! Wir laden Sie ein in die würzig duftenden Garküchen Mexikos, an die malerischen Fischstände von Santorin, in die pulsierenden Straßencafés Jerusalems, zu den schnaufenden Rinderherden in der mongolischen Steppe.

In einem großen Dossier (Seite 118) haben wir für Sie die Besonderheiten der Küchen jeder Weltregion zusammengefasst. Dort erfahren Sie zum Beispiel, dass jedes zweite Gericht aus Laos mehr als 15 Zutaten hat, aber nicht mal jedes zehnte aus Norwegen. Und wahrscheinlich werden Sie schon beim Lesen Appetit bekommen auf sämige Livorneser Fischsuppe, scharfen Obstsalat mit Papaya und Drachenfrucht nach balinesischer Art oder saftiges Avocado-Sandwich mit Tasmanischem Bergpfeffer.

Meinen Kollegen Stephan Draf jedenfalls hat das Kochfieber gepackt, und er hat zahlreiche Rezepte aus den Büchern vorgekostet, die wir Ihnen ab Seite 138 empfehlen. Sein Highlight: „Casablanca“.

Egal ob man mit Gas, Elektroherd oder über offenem Feuer kocht, letztlich ist die magische Verwandlung von Lebensmitteln vor allem auch eines: Physik. Die Köchin und Autorin Samin Nosrat erklärt (Seite 76), wie man durch geschickten Einsatz von Salz, Fett, Hitze und Säure Speisen in jeder Kultur noch köstlicher zubereitet. Die Lektüre wird (nicht nur) Ihr morgendliches Rührei revolutionieren!

Am meisten erstaunte mich, welch umwälzenden Einfluss Christoph Kolumbus auf die Esskulturen weltweit hatte. Der Ethnologe Sebastian Schellhaas erklärt (Seite 30), dass der Seefahrer aus Amerika nicht nur Kartoffel, Tomate und Kürbis nach Europa brachte, sondern auch Asien den Chili, Afrika die Grundnahrungsmittel Maniok und Mais und viele weitere Nutzpflanzen. Es war der erste Schritt einer Globalisierung, die bis heute bestimmt, was wir essen.

Ich hoffe, dass Sie beim Lesen Lust bekommen, mit fremdländischen Gewürzen wie Harissa, Tamarinde oder Fingerlimettenpulver zu experimentieren, Köstlichkeiten aus Ost und West neu zu kombinieren und überhaupt mehr Exotik auf dem Teller zu wagen. Uns jedenfalls ist bei der Arbeit an dieser Ausgabe wieder bewusst geworden, wie unglaublich vielfältig und überraschend die Küchen dieser Welt sind. Probieren Sie es aus!

Maria Kirady

Redaktion GEO WISSEN

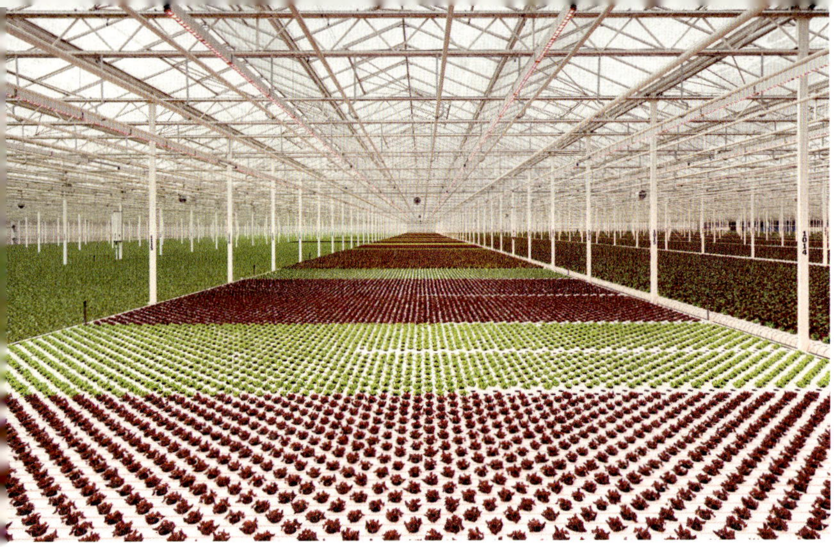

040

Die Welt wird immer hungriger, gleichzeitig soll die industrielle Landwirtschaft **Ressourcen schonen**. Wie erzeugen wir mehr Nahrungsmittel auf weniger Raum?

Haya Molcho verbindet israelische Köstlichkeiten mit **Spezialitäten** aus aller Welt – und das mit Erfolg

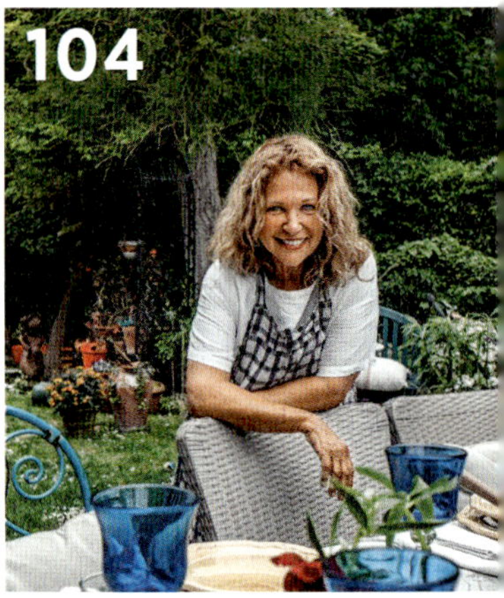

076

Zum Kochen gehört auch eine gute Portion Physik: **Salz zum richtigen Zeitpunkt** etwa kann die Textur einer Speise komplett verändern

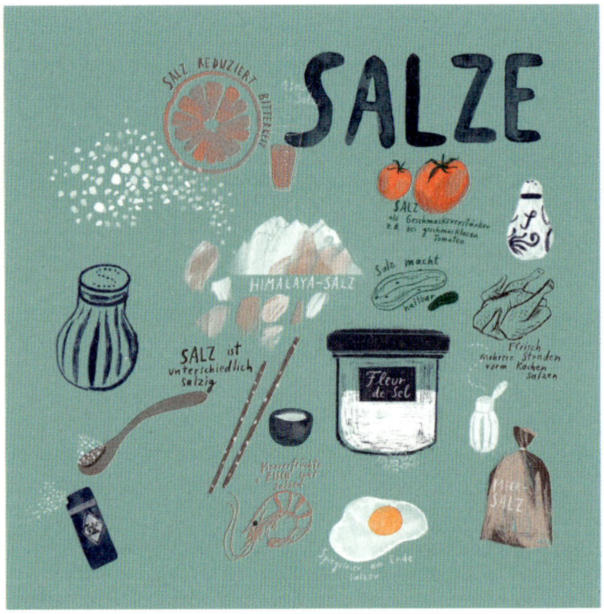

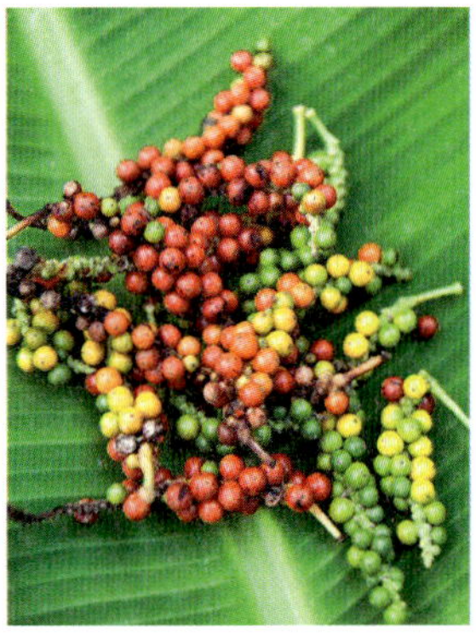

108

Pfeffer schmeckt nicht nur delikat, seine Schärfe ist auch **überaus gesund**. Hier erfahren Sie, welche Gewürze bei Beschwerden helfen

Garküchen, wie diese in Mexiko, sind ideal, um **ein Land kulinarisch kennenzulernen**. Der Blick in die Kochtöpfe der Welt offenbart spannende Unterschiede – und Gemeinsamkeiten

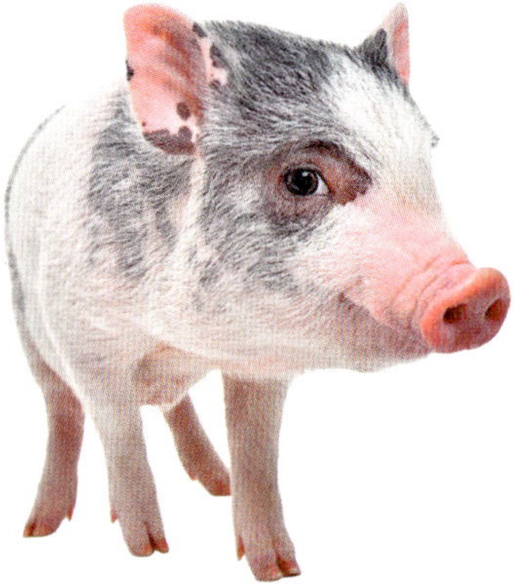

100

Niedlich oder essbar? In vielen Kulturen sind bestimmte **Tiere tabu**. Wir erklären, warum

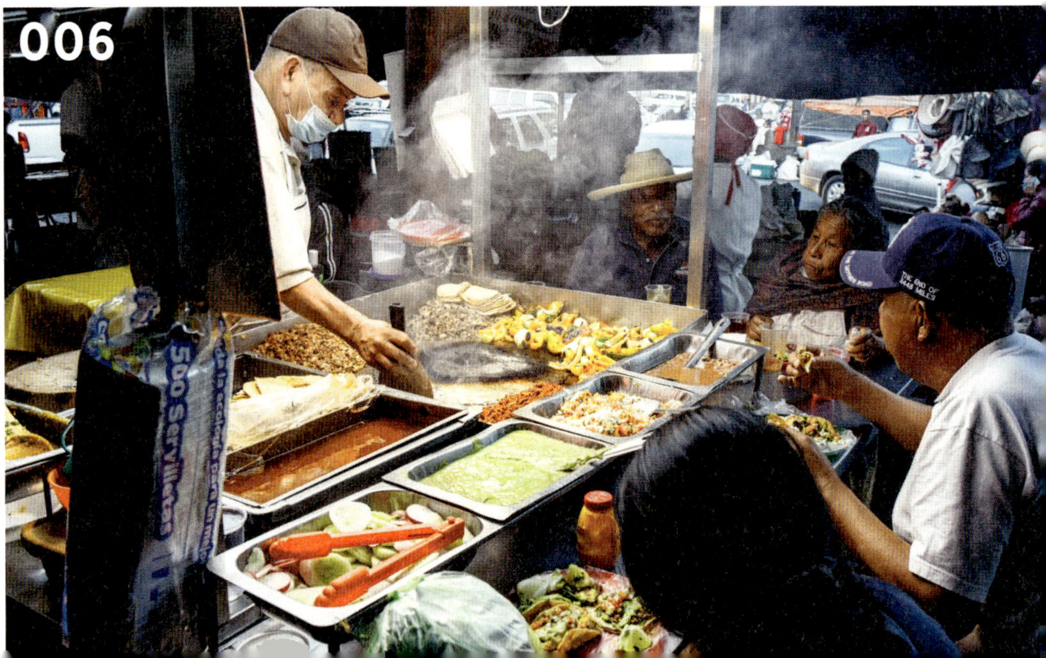

030

Warum essen wir, was wir essen? Der Ethnologe Sebastian Schellhaas hat **überraschende Antworten** parat – etwa zum deutschen Klassiker, der Kartoffel

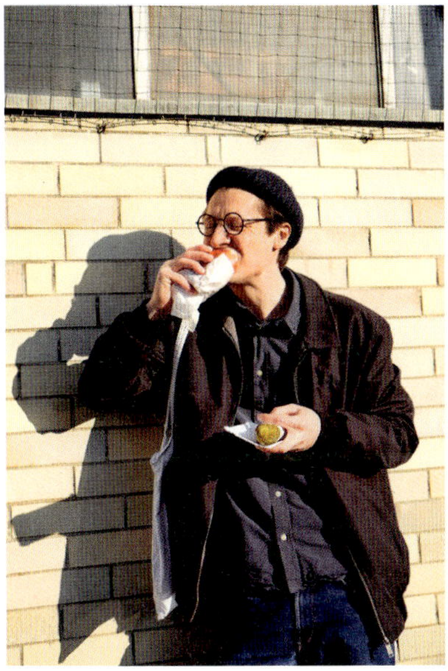

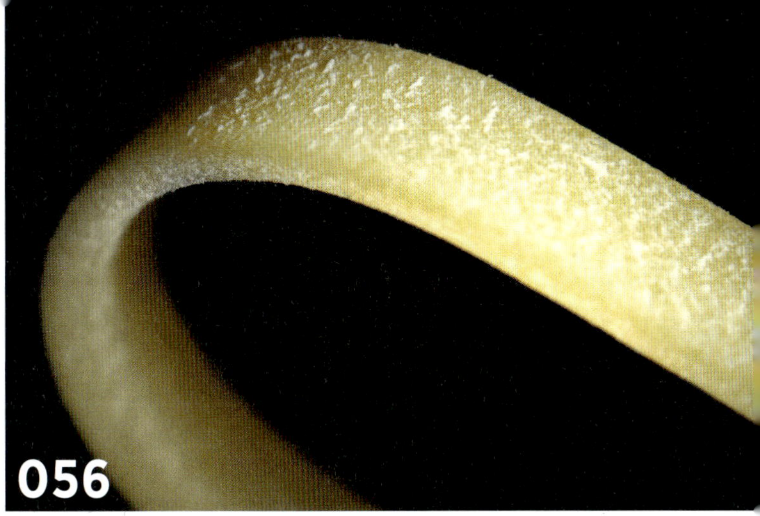

056

Welche Pasta passt zu welcher Soße? **Genuss entsteht**, wenn Form, Textur und Aroma perfekt harmonieren

INHALT

Nr. 12

SO ISST DIE WELT

▶ Auf der Titelseite angekündigte Themen

KOCHEN UND KULTUR

Redaktionsschluss: 17. März 2022

Alle Fakten und Daten in diesem Heft sind vom Verifikations- und Rechercheteam im **Quality Board** auf ihre Präzision, Relevanz und Richtigkeit überprüft worden.

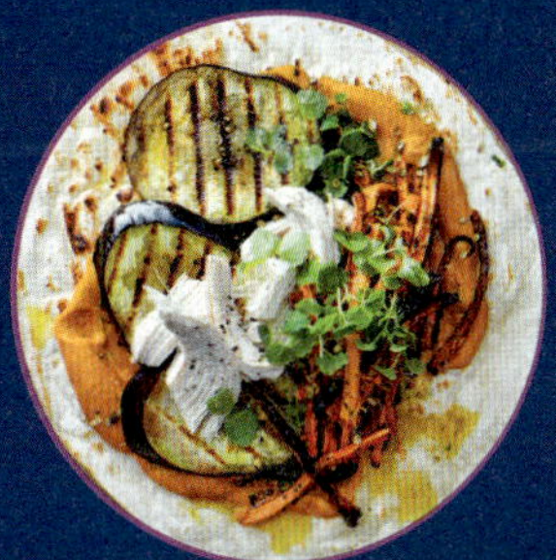

DOSSIER

Aus der eigenen Küche die Welt bereisen

Das Wichtigste zu Esskultur, Spezialitäten, Rezepten der verschiedenen Kontinente im Überblick

118

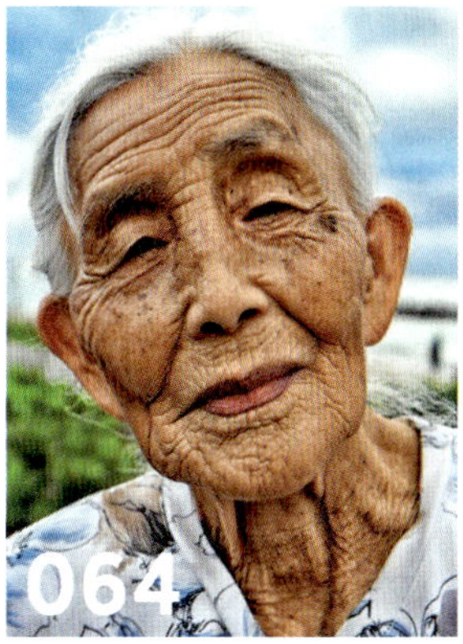

064

Sorgt gesunde Ernährung für die **Langlebigkeit** der Japanerinnen auf Okinawa?

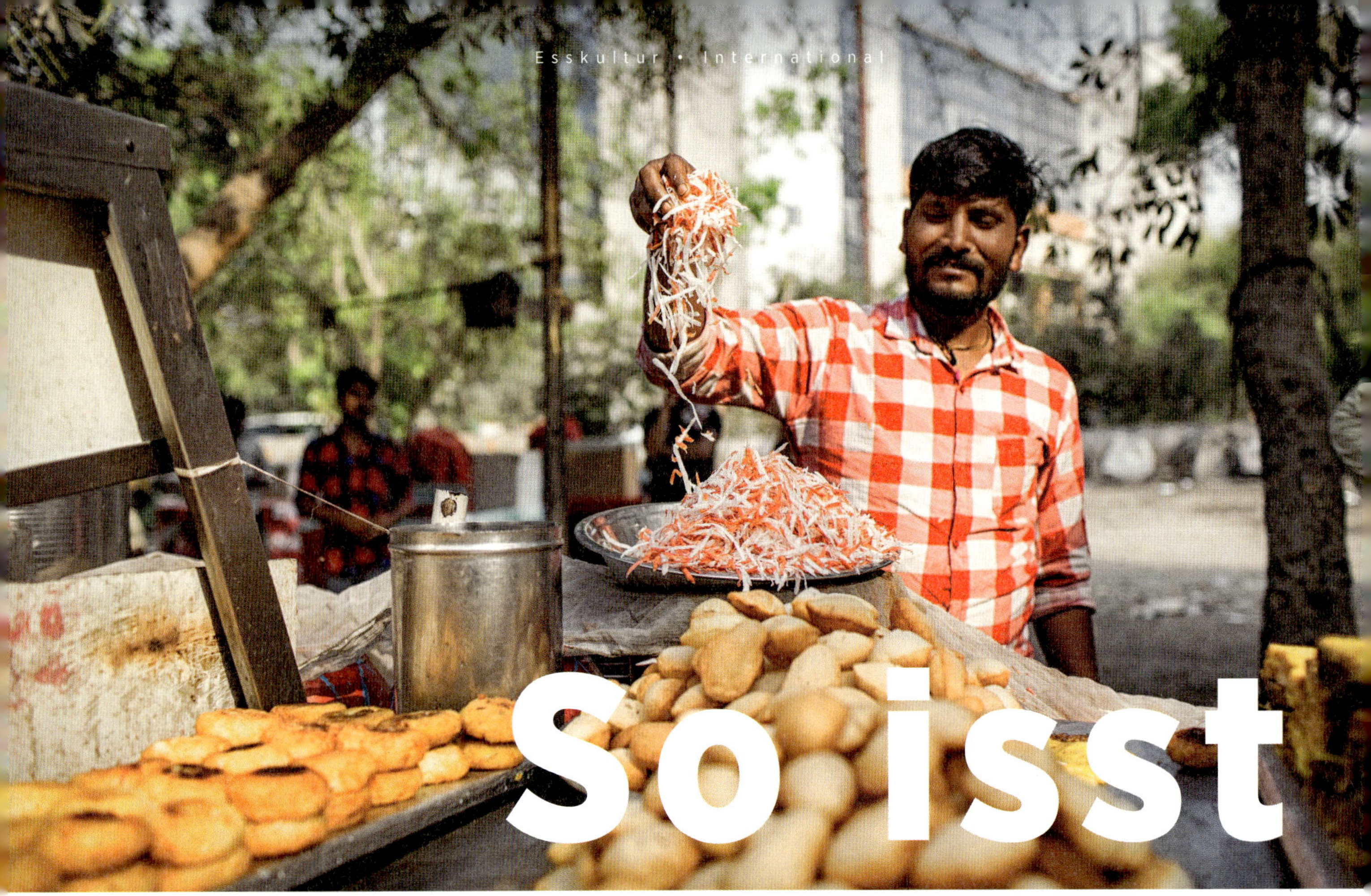

So isst

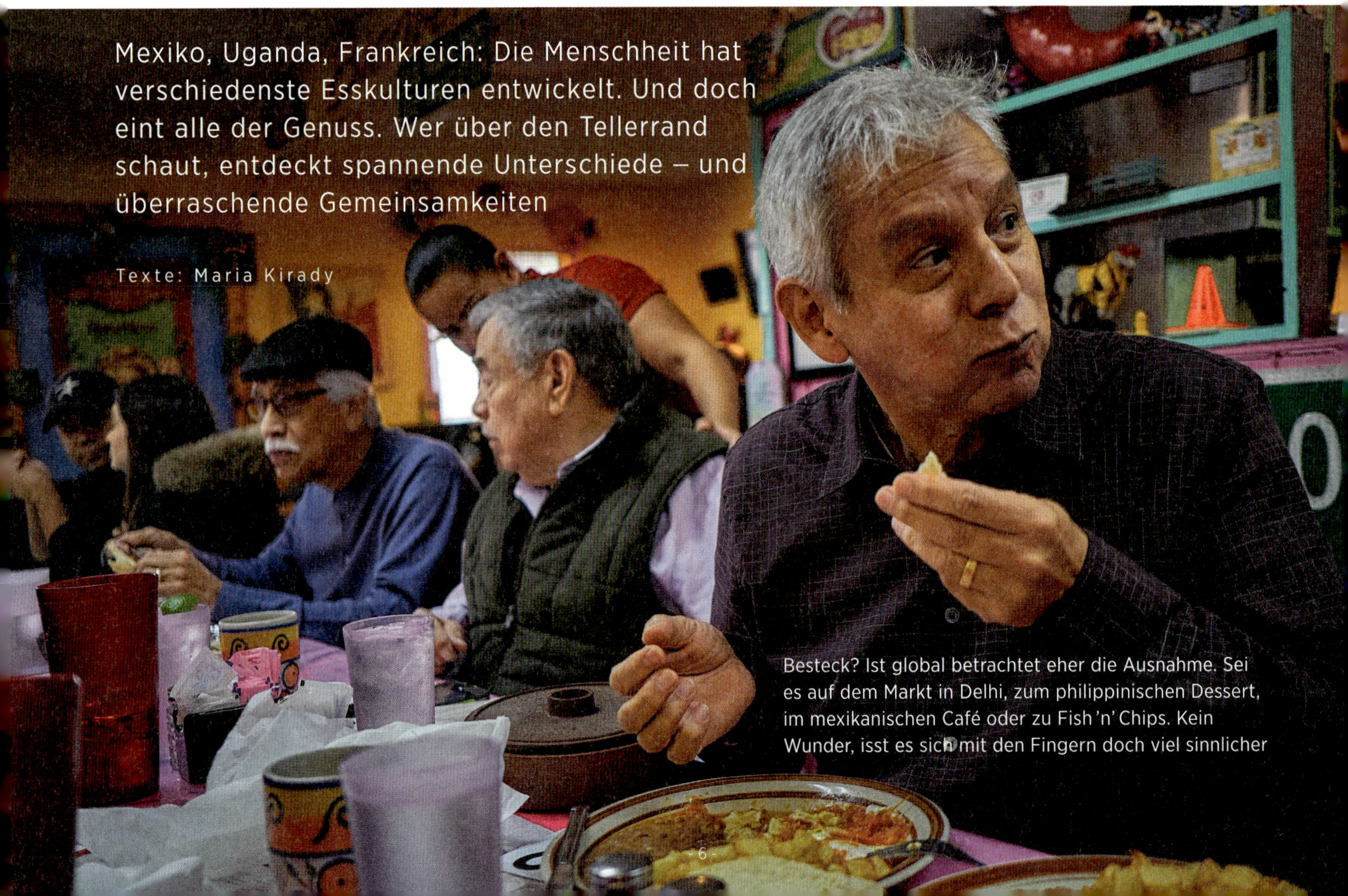

Mexiko, Uganda, Frankreich: Die Menschheit hat verschiedenste Esskulturen entwickelt. Und doch eint alle der Genuss. Wer über den Tellerrand schaut, entdeckt spannende Unterschiede – und überraschende Gemeinsamkeiten

Texte: Maria Kirady

Besteck? Ist global betrachtet eher die Ausnahme. Sei es auf dem Markt in Delhi, zum philippinischen Dessert, im mexikanischen Café oder zu Fish 'n' Chips. Kein Wunder, isst es sich mit den Fingern doch viel sinnlicher

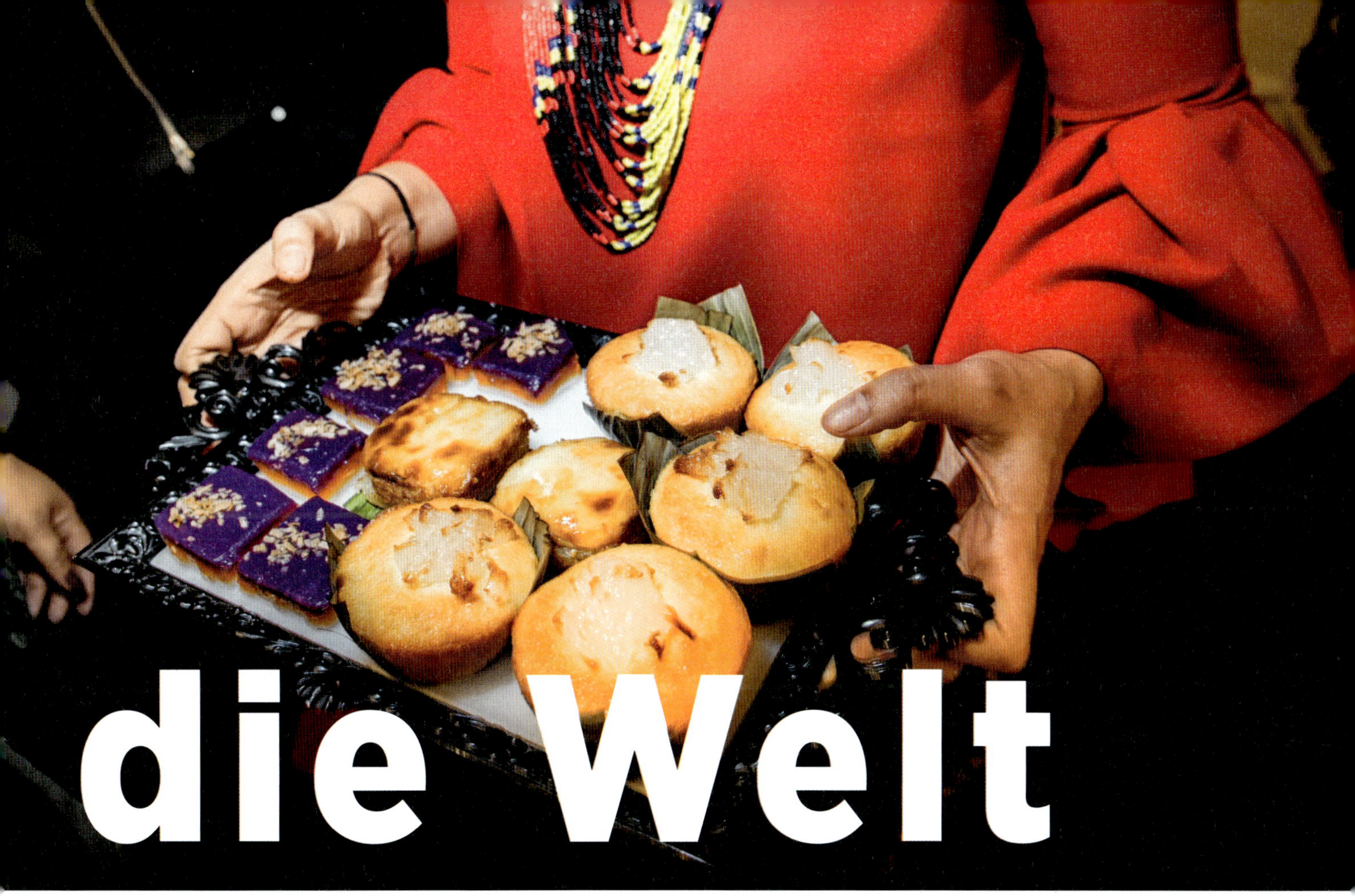

die Welt

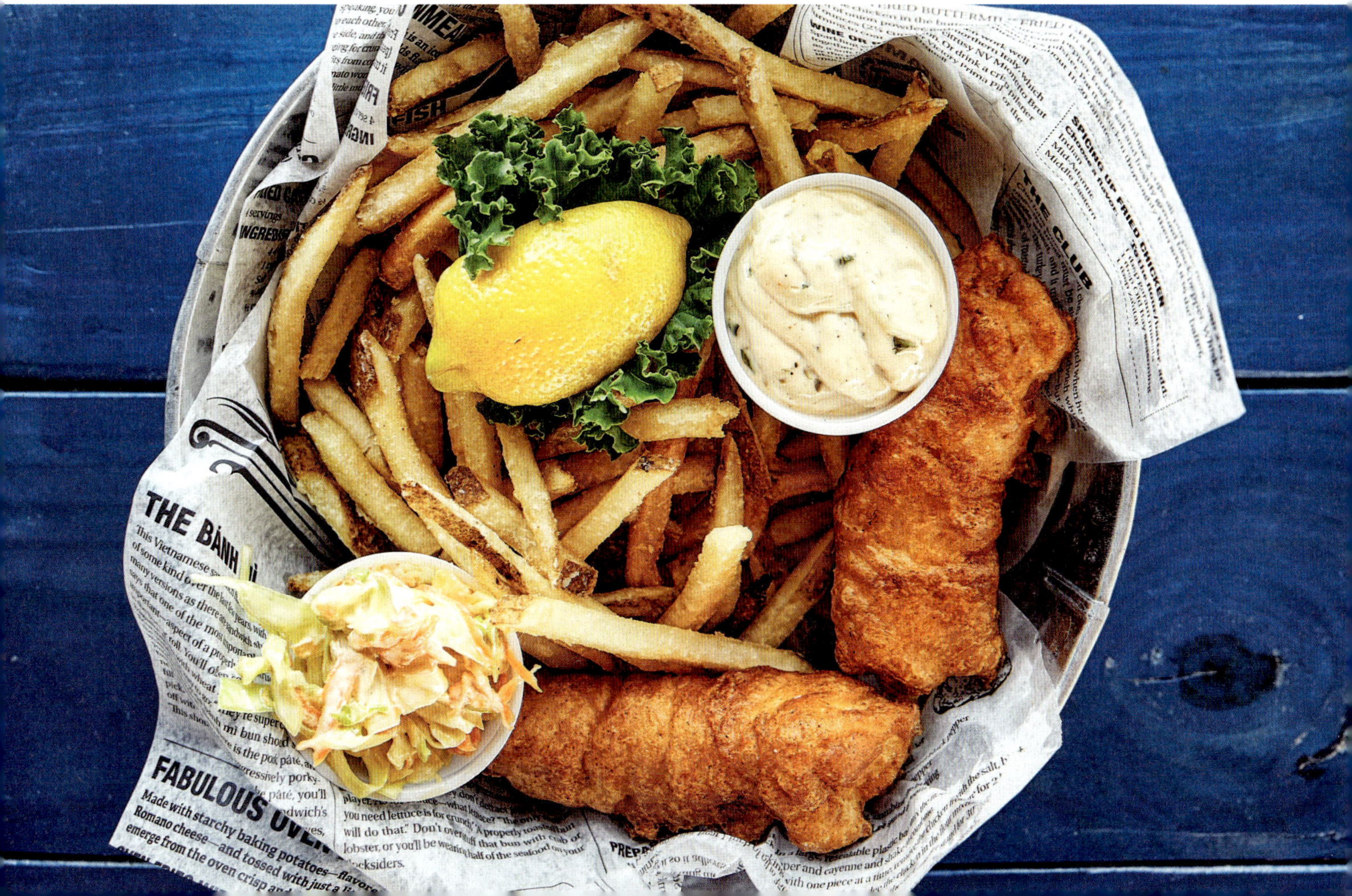

Mexiko

Streetfood

Kleine Garküchen, die an belebten Straßen oder auf Märkten landestypische Spezialitäten frisch zubereiten, waren schon in der Antike verbreitet. Mexikanische Tacos etwa werden individuell mit Fleisch, Gemüse und Guacamole befüllt und lassen sich bequem mit den Fingern essen – ob eilig im Vorbeigehen oder beim Mittagsplausch. Für Reisende ist Streetfood die Gelegenheit, ein Land kulinarisch kennenzulernen. Bei einem derart belebten Stand kann man sicher sein: Es schmeckt.

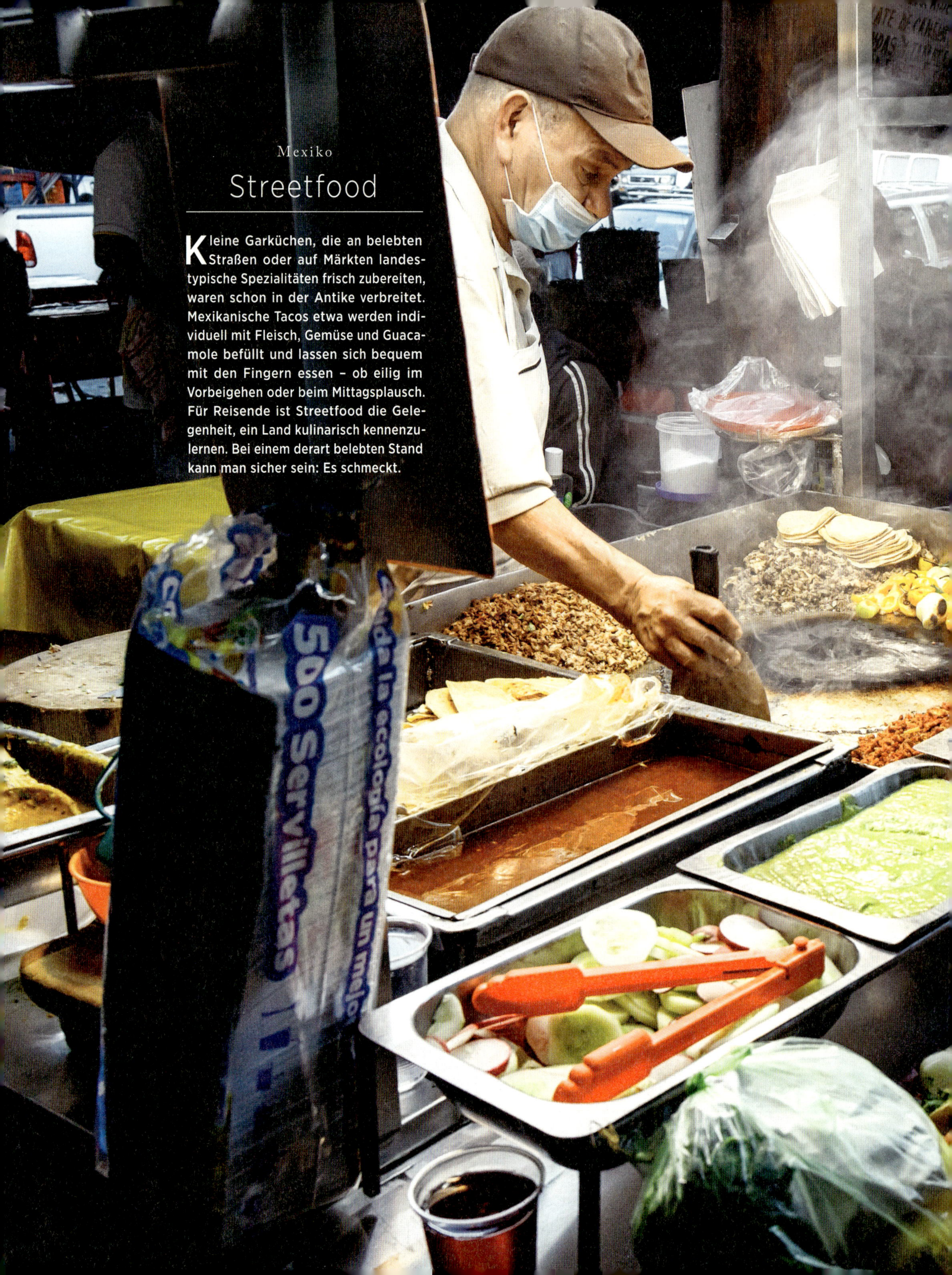

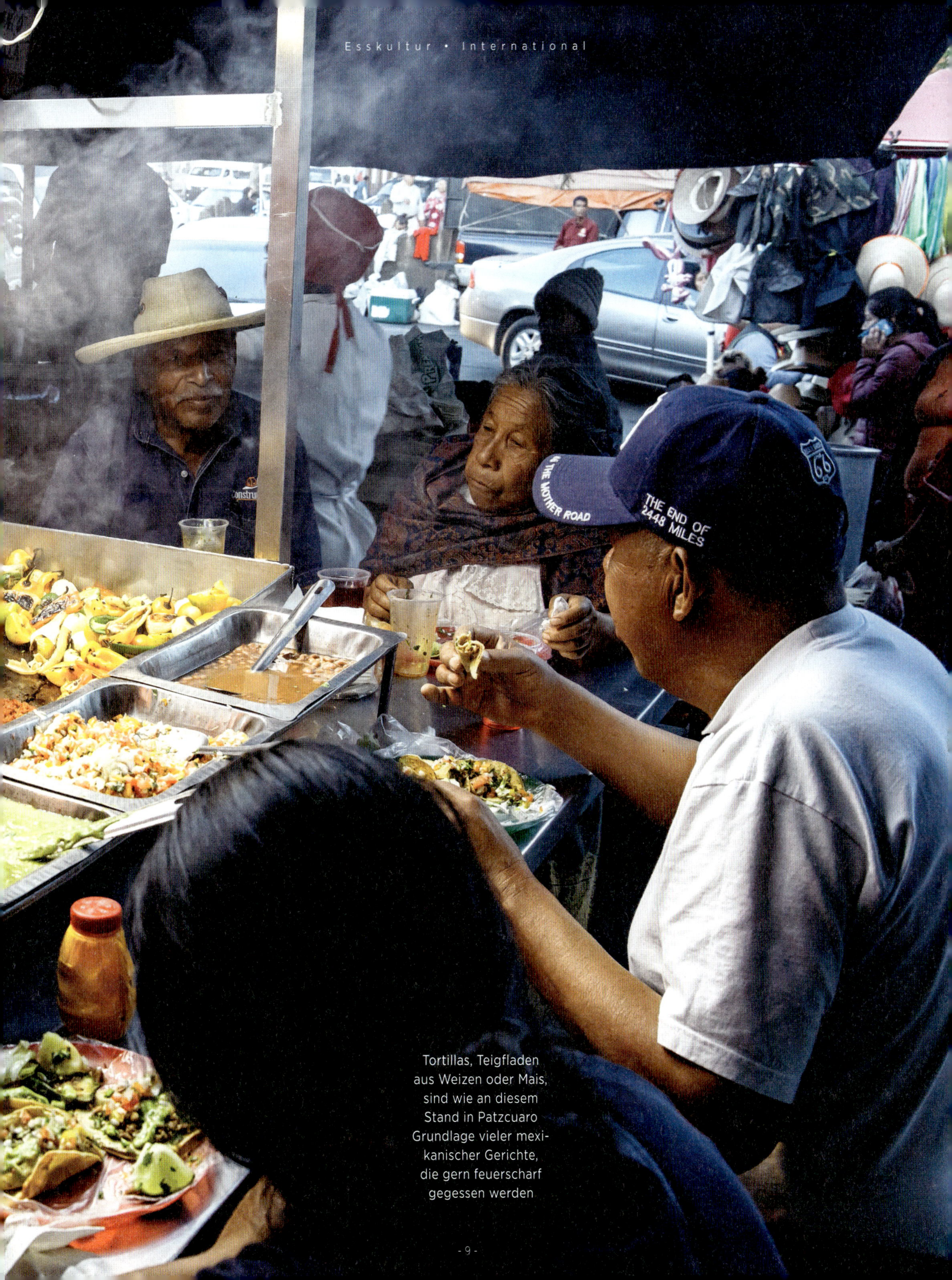

Tortillas, Teigfladen aus Weizen oder Mais, sind wie an diesem Stand in Patzcuaro Grundlage vieler mexikanischer Gerichte, die gern feuerscharf gegessen werden

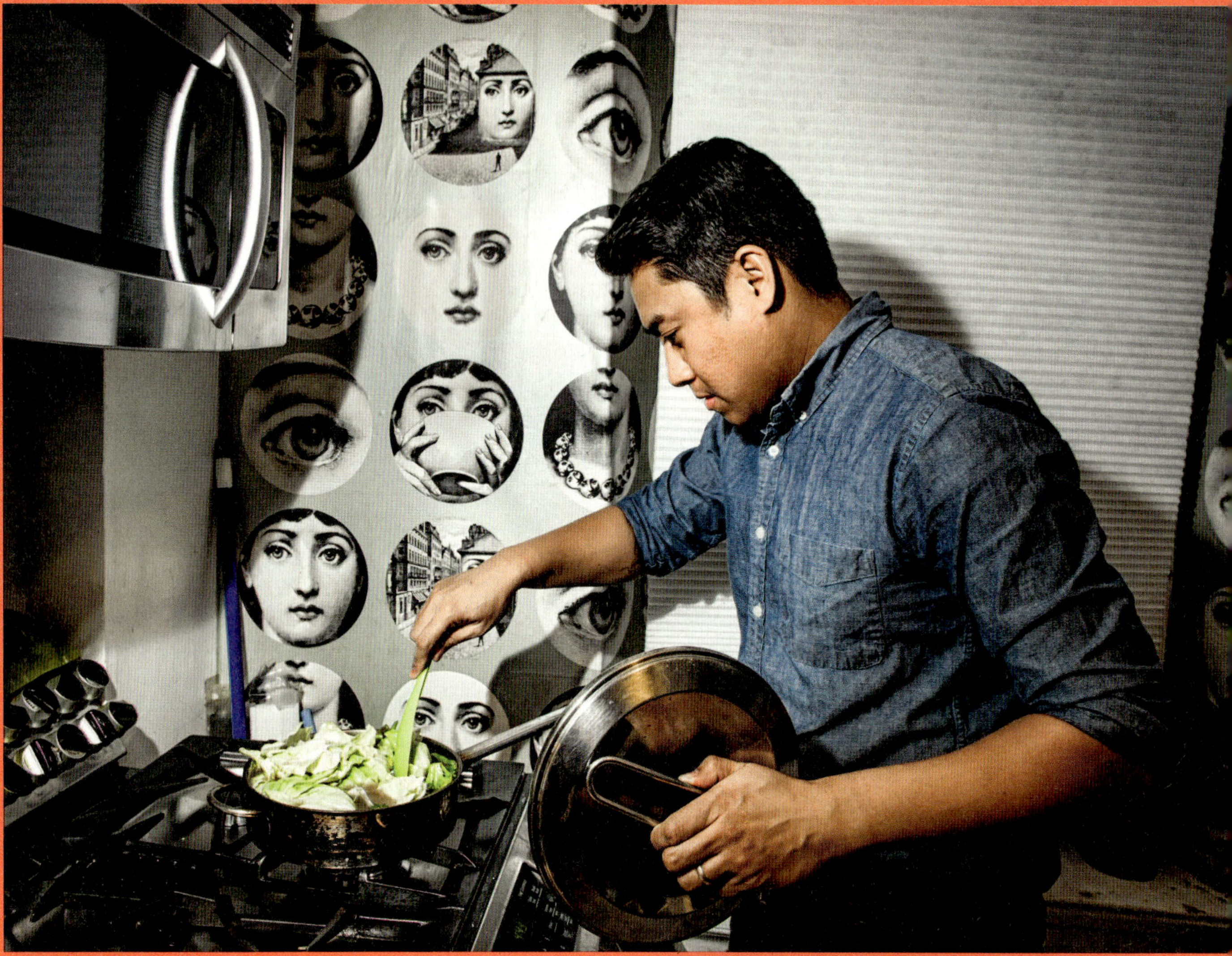

Vorbereitung von »Sinigang«, einer philippinischen sauren Suppe. Abgeschmeckt wird mit einer Gewürzmischung auf Tamarindenbasis

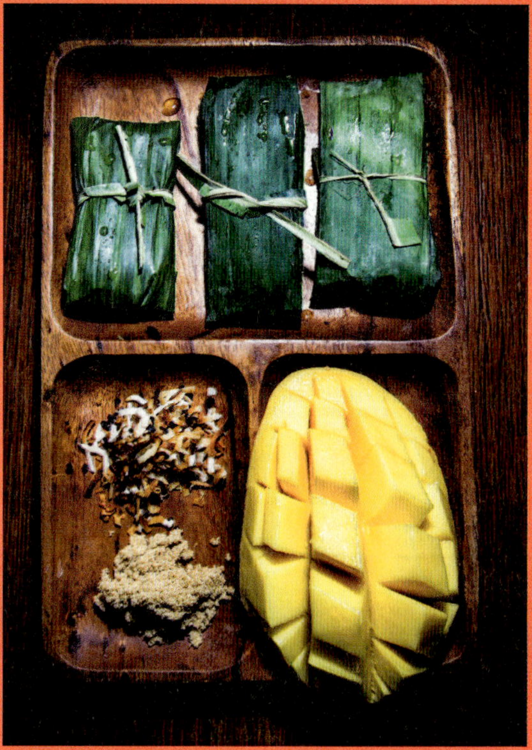

Klebreis in Bananenblätter gewickelt und in Kokosmilch gegart, genannt Suman, ist eine philippinische Spezialität

USA

Schmelztiegel der Kulturen

Wenn Menschen ihre Heimat verlassen, um anderswo zu leben, bringen sie eigene Küchentraditionen mit. Manche eröffnen sogar Restaurants und prägen so die Essgewohnheiten vor Ort. New York, einst das Tor zur Neuen Welt, gilt als die kulinarisch vielfältigste Stadt der USA. Hier lässt sich in großem Stil beobachten, was in vielen Großstädten der Welt passiert: die Vermischung verschiedener Esskulturen. Wie bei diesem philippinisch-amerikanischen Dinner unter Freunden in New York, zu dem jeder Gast etwas beigetragen hat.

Würziges »Adobo«-Huhn (M. o.), Grüner Mangosalat (r. o.), Eintopf »Bicol Express« (M.), Nudeln mit Gemüse »Pancit« (l. u.) und Reisküchlein »Kakanin« (r. u.)

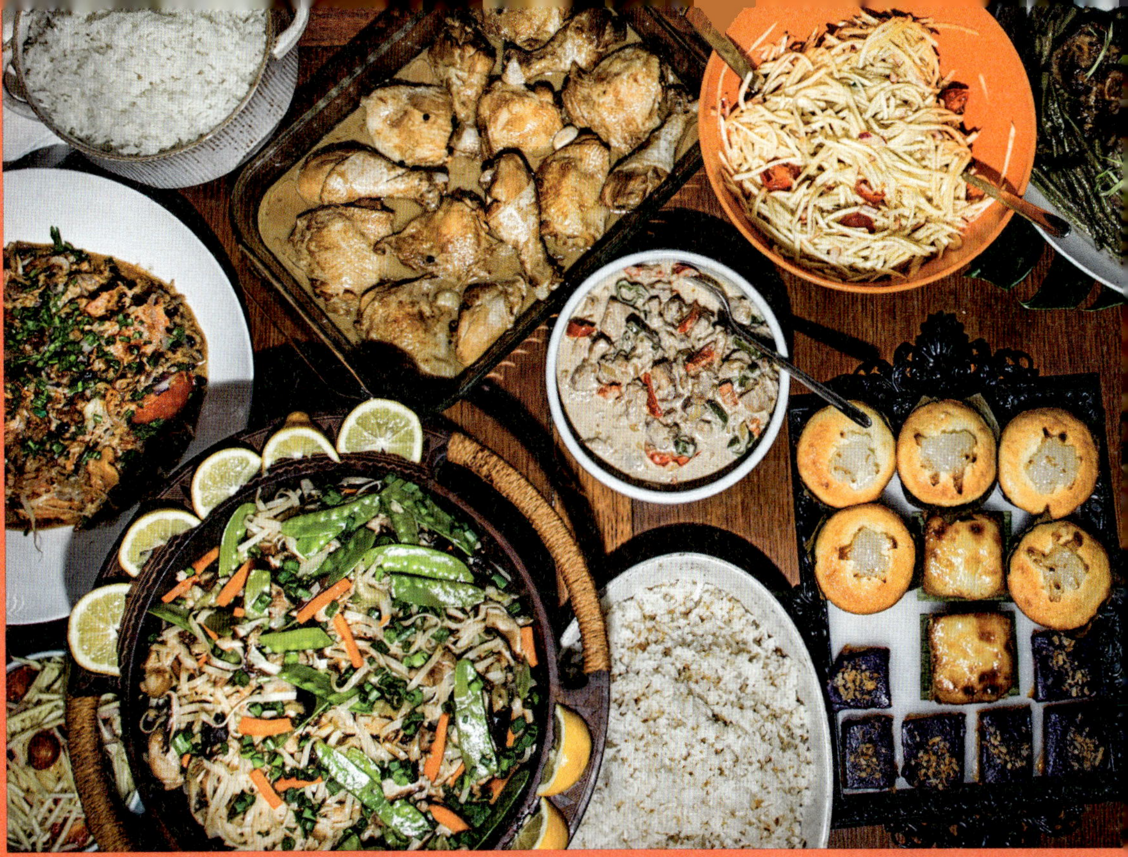

Amerikanischer Rotwein und philippinisches Essen: das Beste aus beiden Welten vereint. Darauf lässt sich anstoßen

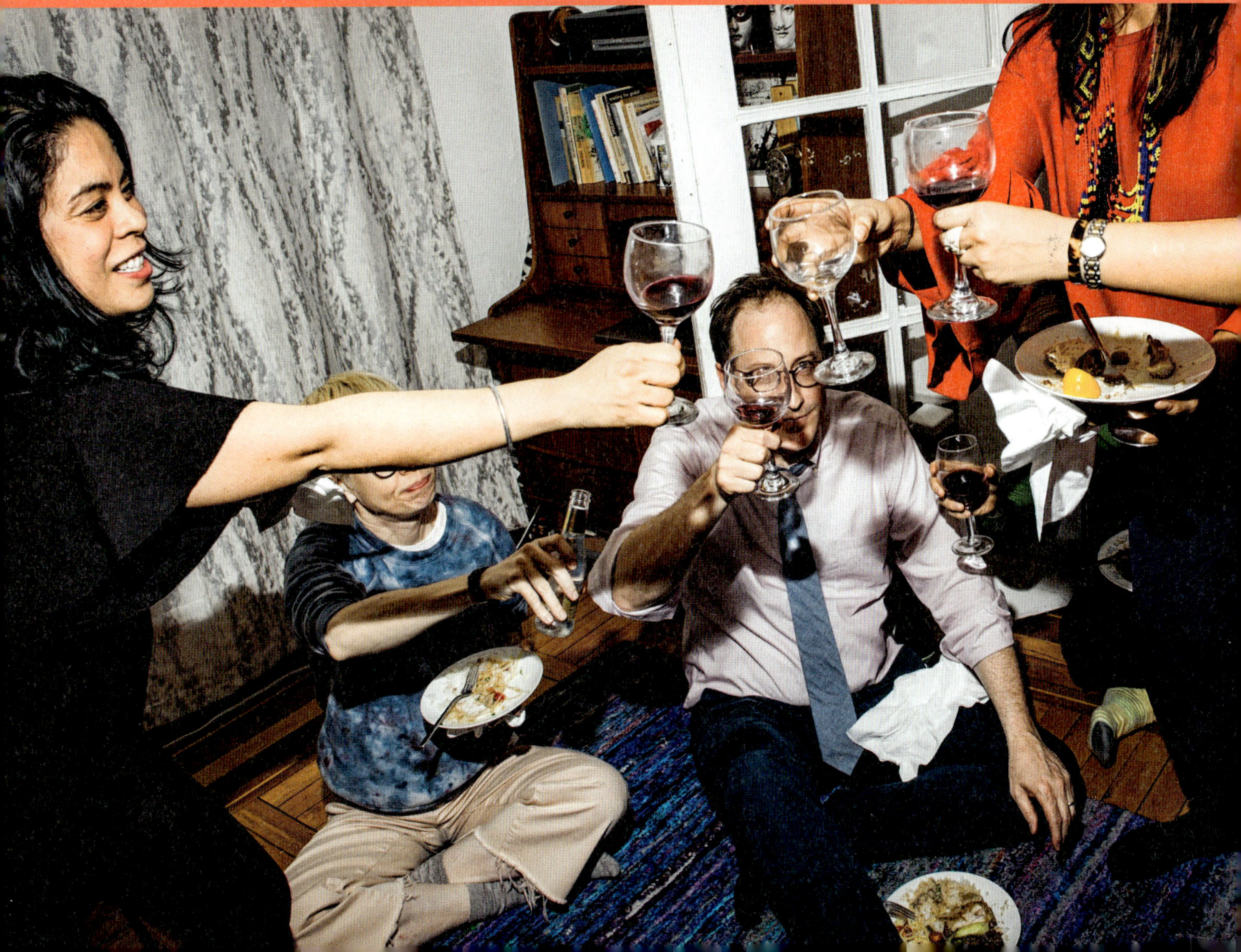

Israel

Jung und angesagt

Die Küche Jerusalems ist so vielfältig wie kosmopolitisch: Hier verschmelzen Orient und Okzident kulinarisch zu neuen, aufregenden Genüssen. Viele Gerichte sind gesund, vegan und dennoch herzhaft. Dadurch erfreuen sie sich auch außerhalb Israels zunehmender Beliebtheit und stellen einen Gegentrend zur oft fleisch- und kohlenhydratlastigen Fast-Food-Kultur dar. Vor allem bei jungen Großstadtmenschen treffen die würzigen Speisen aus Nahost einen Nerv.

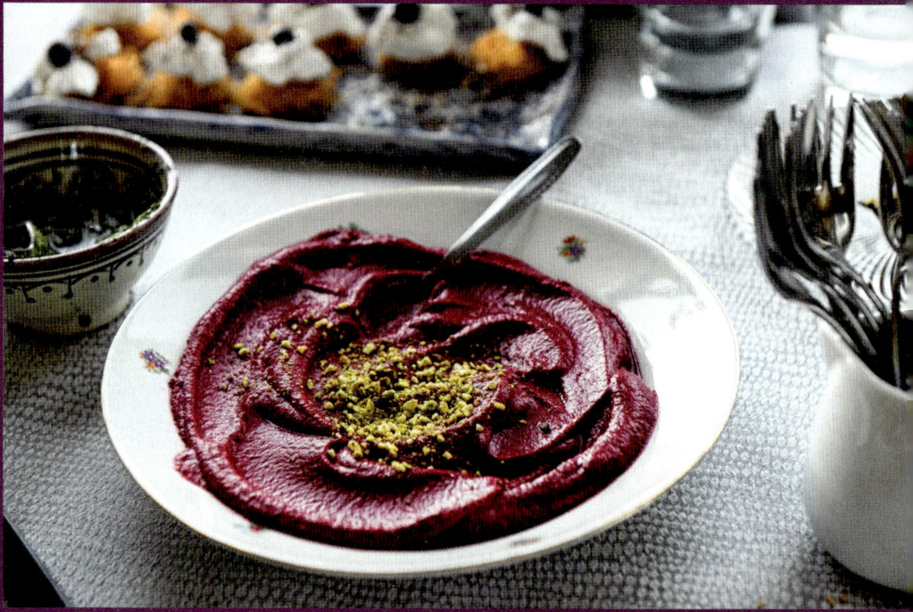

Pasten, hier eine vegane Variation mit Roter Bete, bereichern ein vielfältiges Gericht

Der Mahane Yehuda Market im Herzen Jerusalems ist der größte Wochenmarkt Israels. Hier gibt es alles, und zwar bergeweise

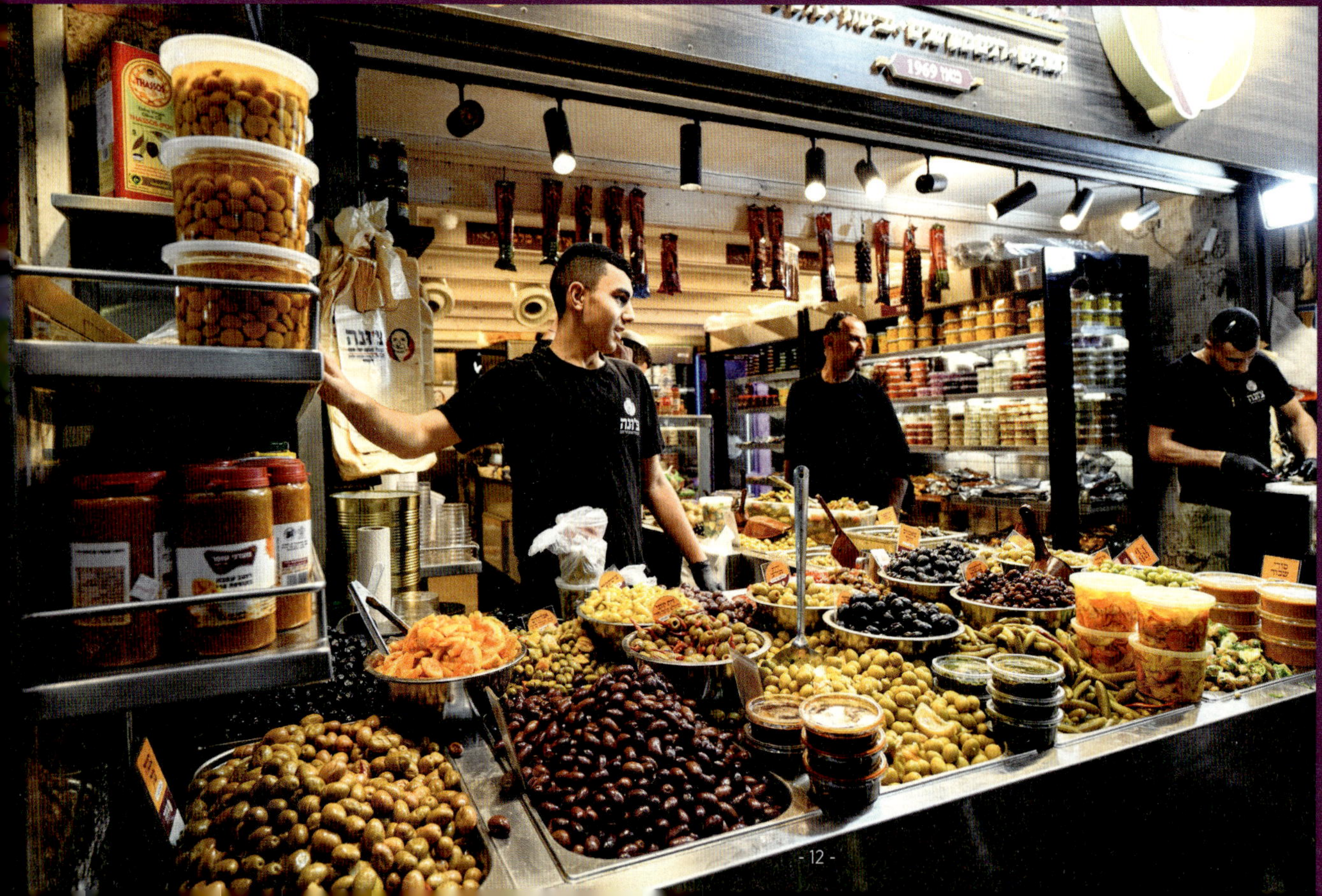

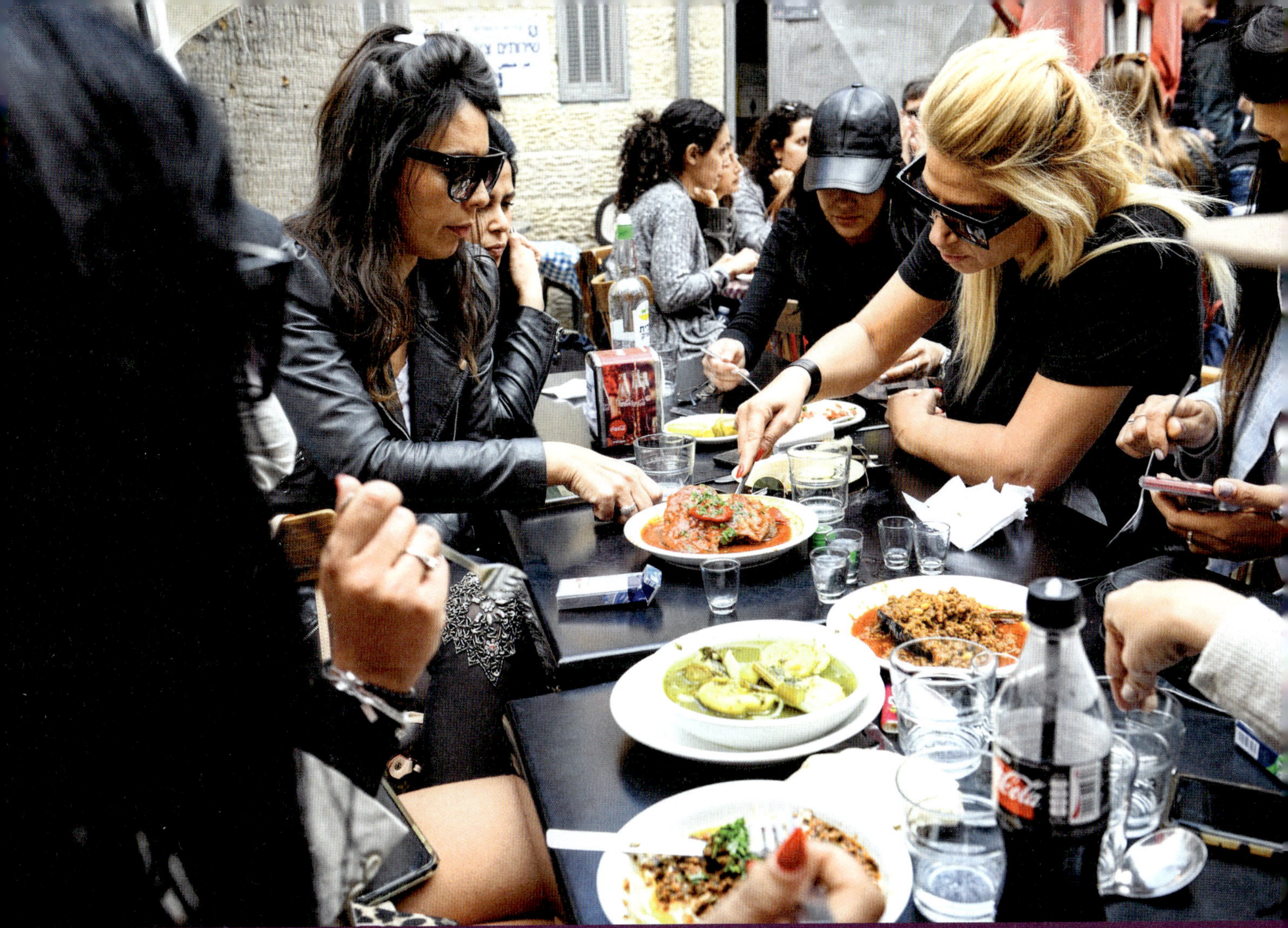

Vor-, Haupt-, und Nachspeise werden keinesfalls getrennt serviert. Vielmehr wird oft alles zusammen bestellt – und dann einfach geteilt

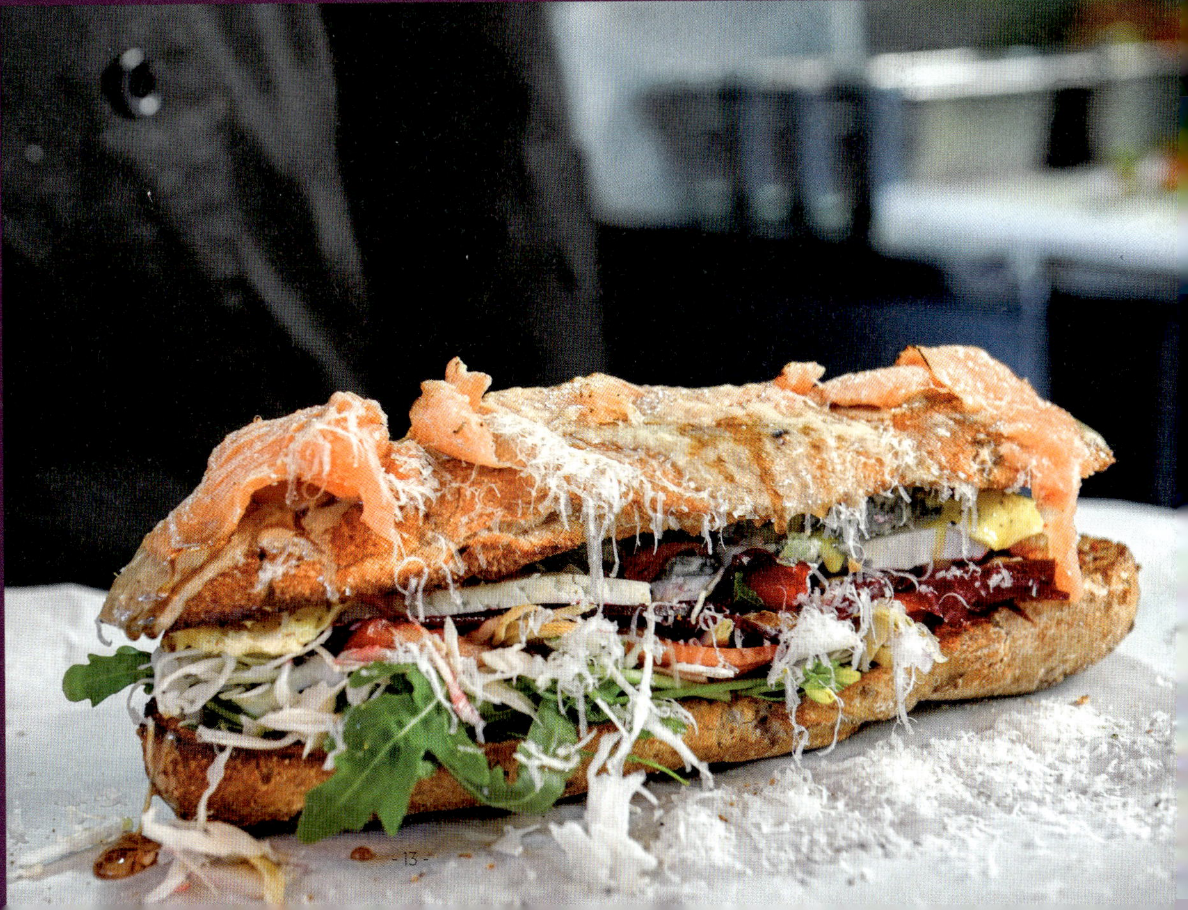

Interkulturell inspiriertes Sandwich mit Sellerie, Rucola, Lachs, Zitronenblüten, Sesampaste, Camembert, Oliven und Thunfisch

Südkorea

Kochen ist Nächstenliebe

Gibt es einen fürsorglicheren Akt als das Bereiten einer Mahlzeit? In nahezu jeder Religion hat die Bewirtung von Gästen, das gemeinsame Brechen des Brotes eine symbolische Bedeutung. Jeong Kwan ist Nonne im Baegyangsa-Tempel in Jangseong. Dort kocht die Autodidaktin auf dem Niveau einer Spitzenköchin für Nonnen, Mönche und Gäste vegane Gerichte aus Pflanzen, die sie selbst anbaut, nach Prinzipien, die sie sich selbst beigebracht hat. Ihre Bestimmung: Essen zuzubereiten, das innere Ruhe schenkt – und Leichtigkeit.

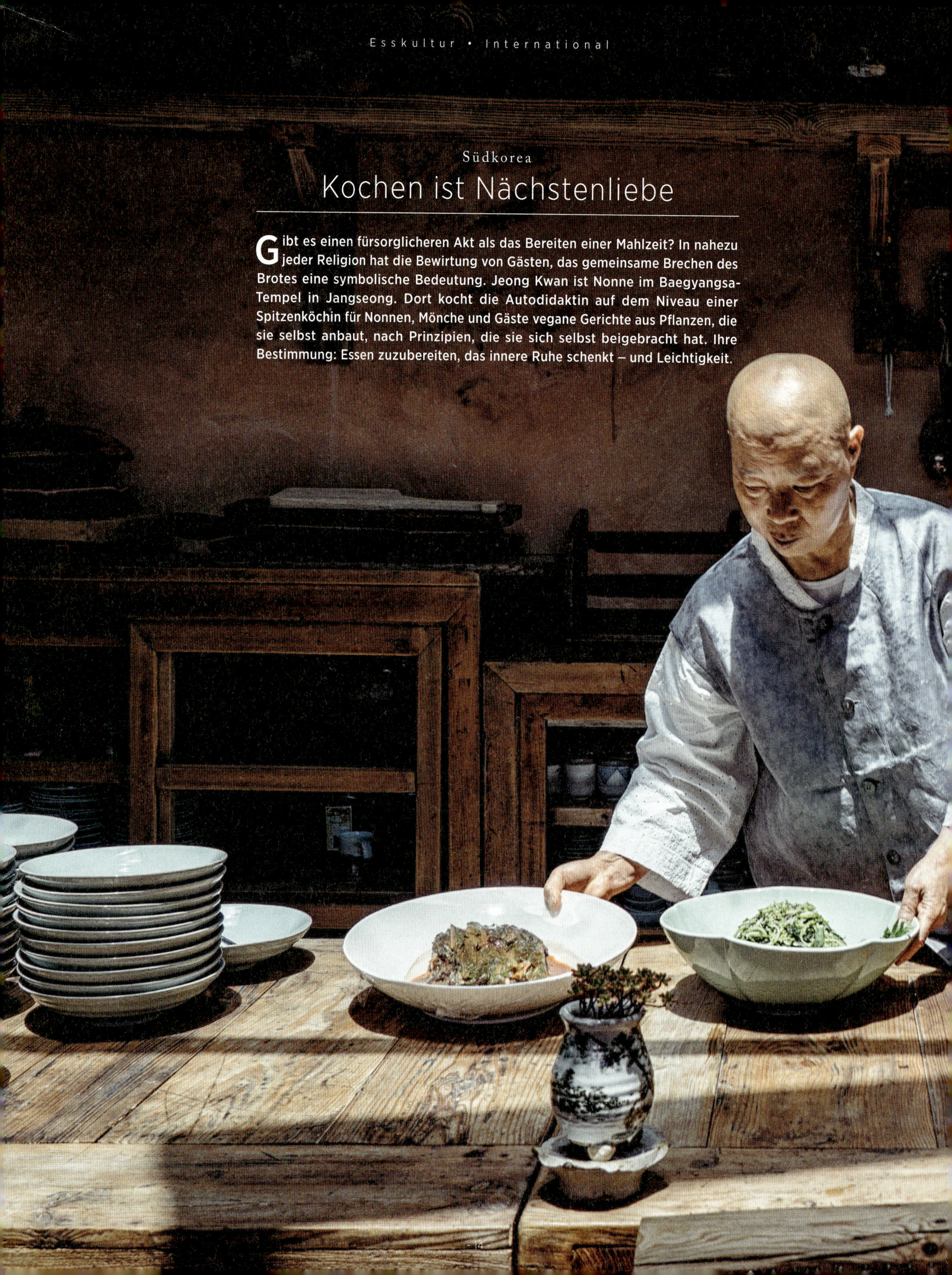

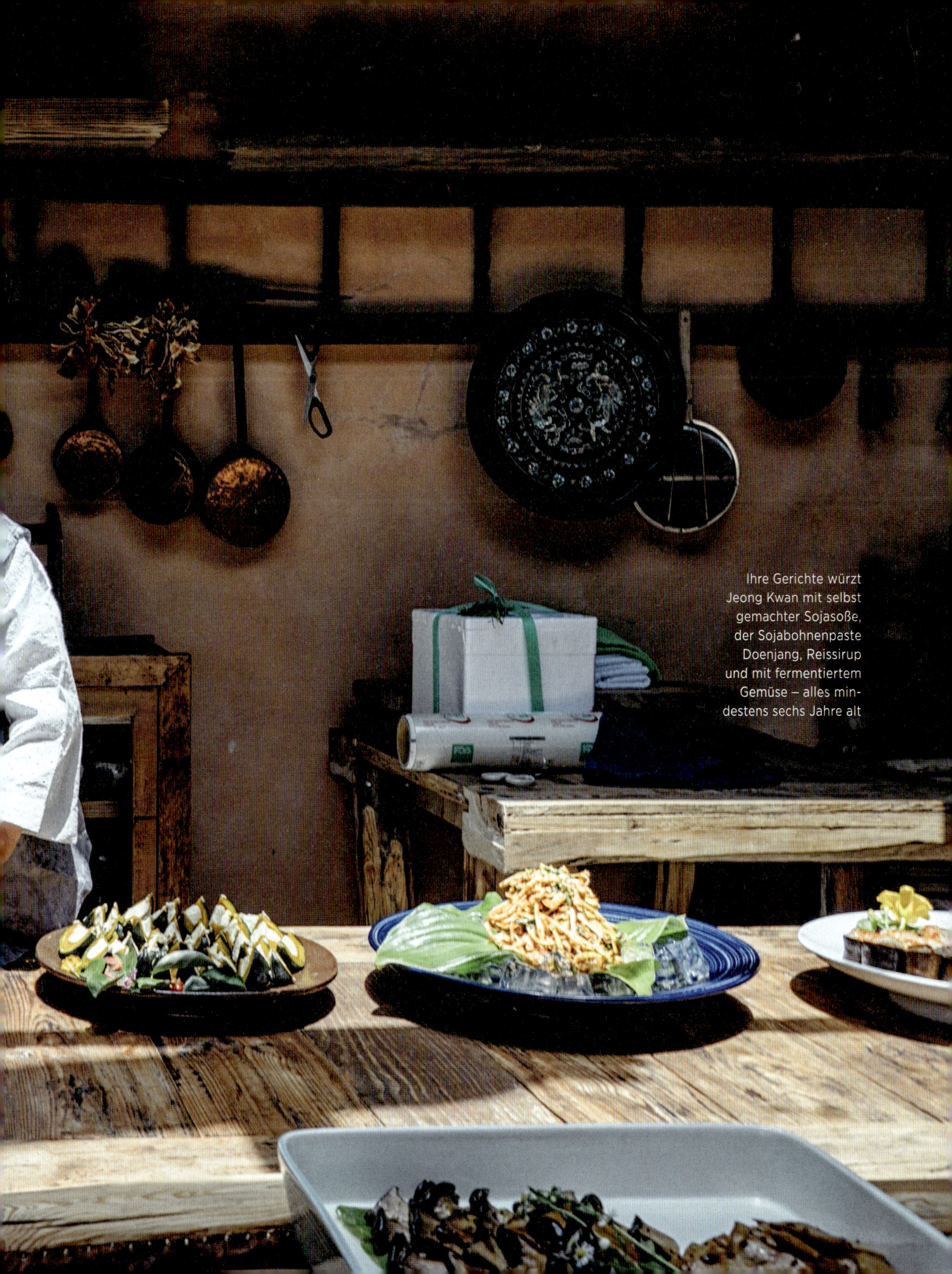

Ihre Gerichte würzt Jeong Kwan mit selbst gemachter Sojasoße, der Sojabohnenpaste Doenjang, Reissirup und mit fermentiertem Gemüse – alles mindestens sechs Jahre alt

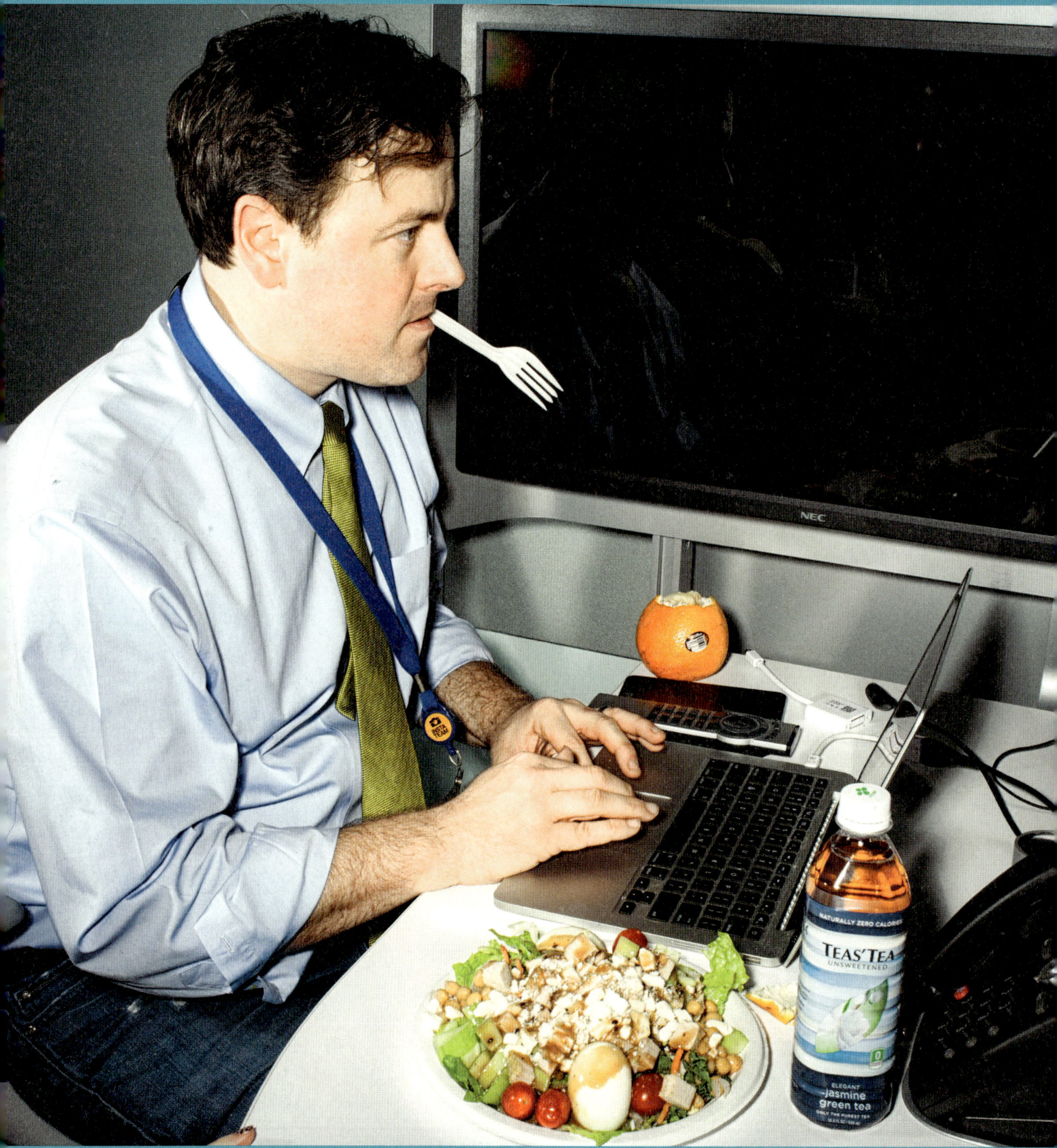

Immerhin Salat, dennoch gilt Essen vor dem Bildschirm als ungesund:
Die Ablenkung beeinträchtigt das Sättigungsgefühl

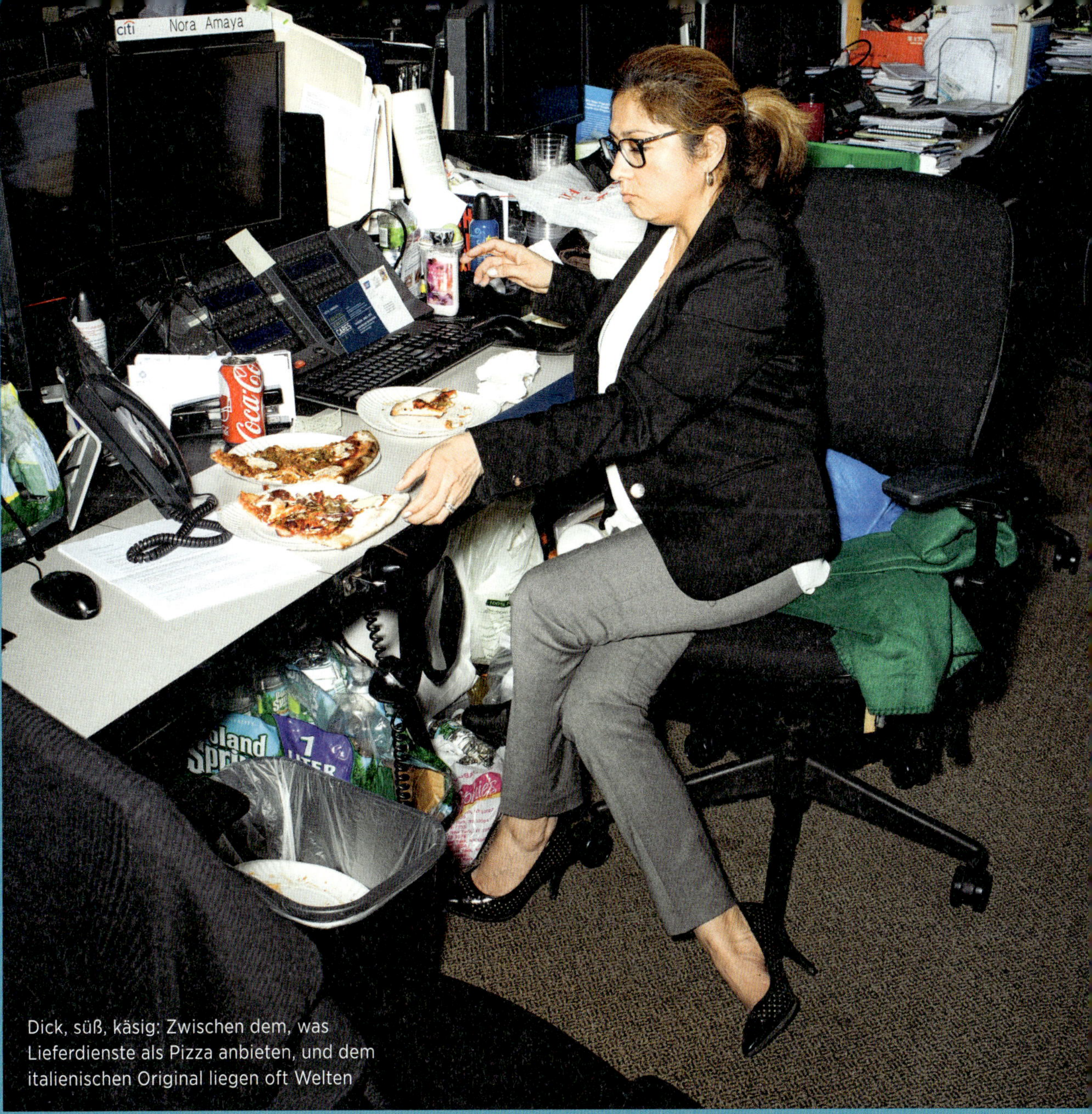

Dick, süß, käsig: Zwischen dem, was Lieferdienste als Pizza anbieten, und dem italienischen Original liegen oft Welten

USA

Auf die Schnelle

Oft hat sich im Büroalltag eine ganz eigene Esskultur herausgebildet: Fast Food, hastig am Bildschirm verschlungen, soll im stressigen Job Zeit sparen. Und Zeit ist gemäß amerikanischem Leitsatz schließlich Geld. Kein Wunder, dass in den USA mit knapp 300 Milliarden Euro die größte Fast-Food-Industrie der Welt heranwuchs. McDonald's und Co exportieren die billigen, kalorienreichen Einheitssnacks in mehr als 100 Länder. Und mit Ihnen: Fettleibigkeit, Diabetes und Herz-Kreislauf-Erkrankungen.

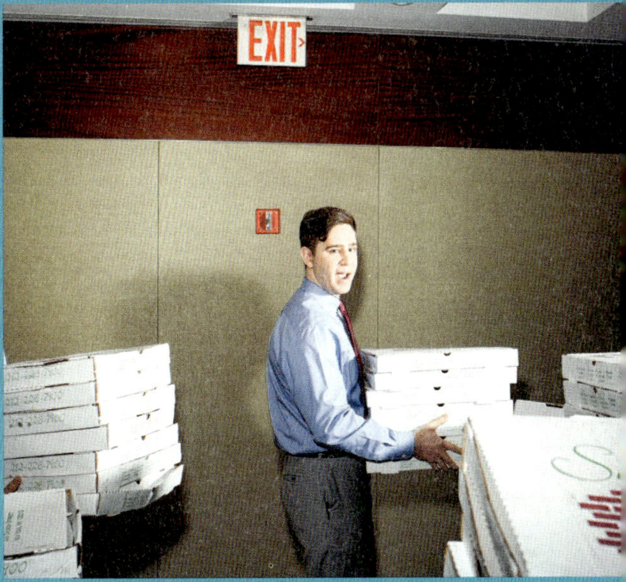

Pizza ist eines der beliebtesten Fast-Food-Gerichte in den USA

Frankreich

Deftige Bergwelt

Knapp 1000 Meter über dem Meeresspiegel geht es herzhaft zu: Dominique Peythieu serviert in ihrem Restaurant „Le Garage" in der Auvergne Aufläufe und Pachade, eine lokale Pfannkuchenspezialität, die gern mit Speck und Käse gegessen wird. Denn Bergarbeit ist Schwerstarbeit und die Küche in luftiger Höhe traditionell reichhaltig und üppig, nicht nur in Frankreich. Man denke etwa an den sättigenden österreichischen Almklassiker Kaiserschmarren, der das Ende manch stundenlanger Bergtour versüßt.

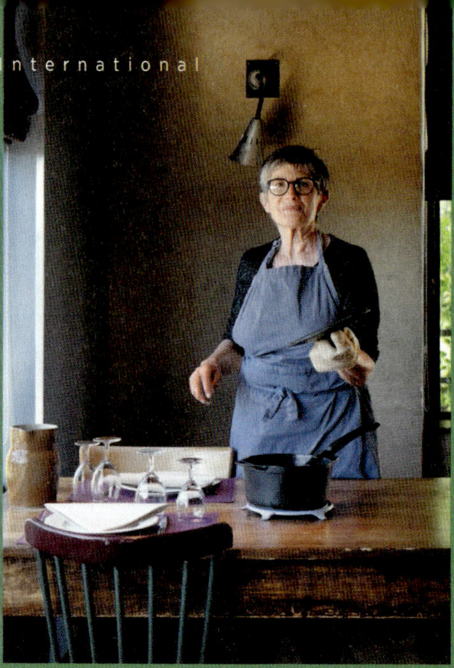

Dominique Peythieu verwendet in ihrem Restaurant in Trizac nur regionale, frische Zutaten. Hier gibt es noch die gute alte Bergküche

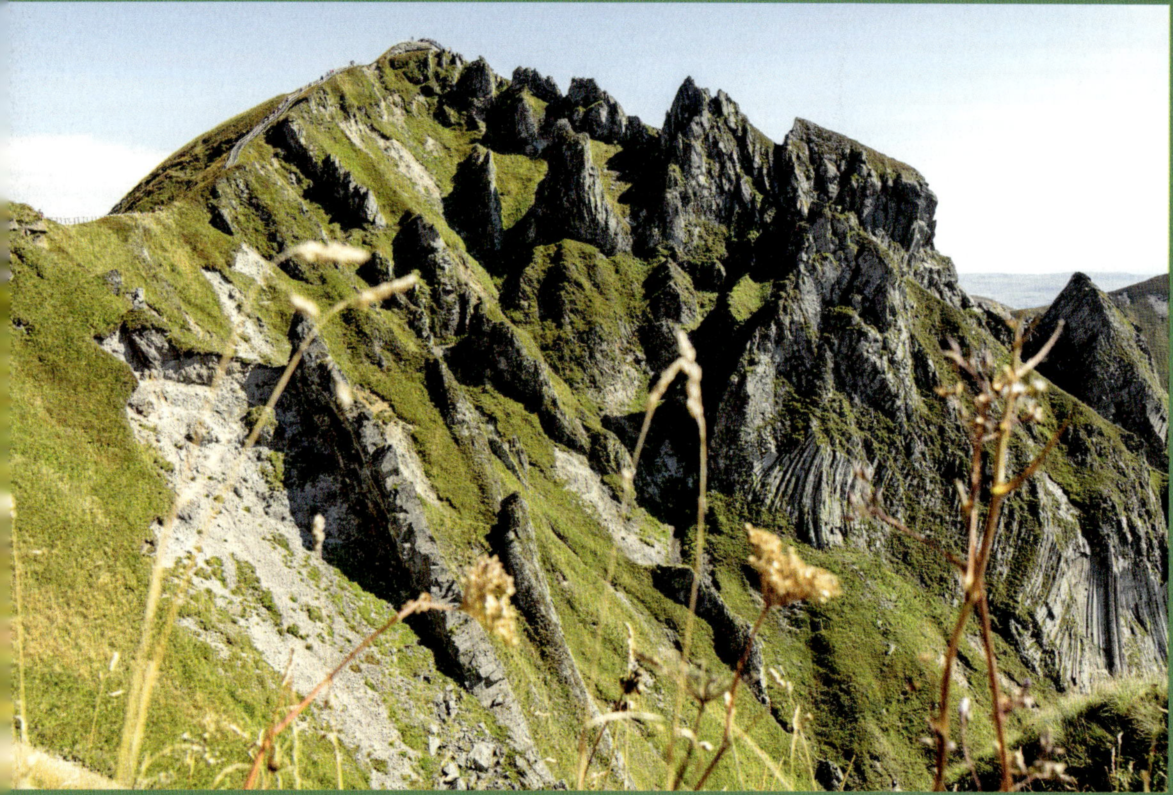

Vulkane wie der Puy de Sancy verleihen der dünn besiedelten Auvergne ihre zerklüftete, wilde, malerische Landschaft

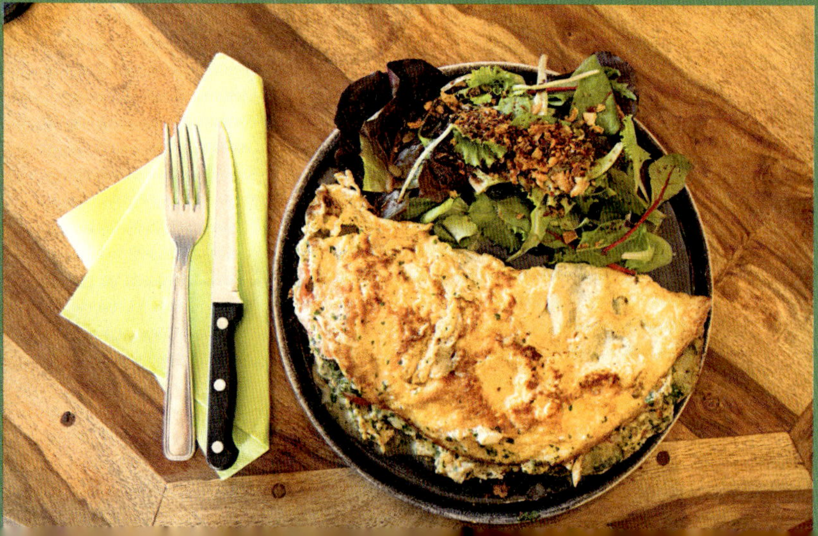

Auf 1400 Meter Höhe wird im Restaurant »Buron du Col de la Croix-Morand« deftiges Omelette serviert – mit sehr gehaltvoller Füllung

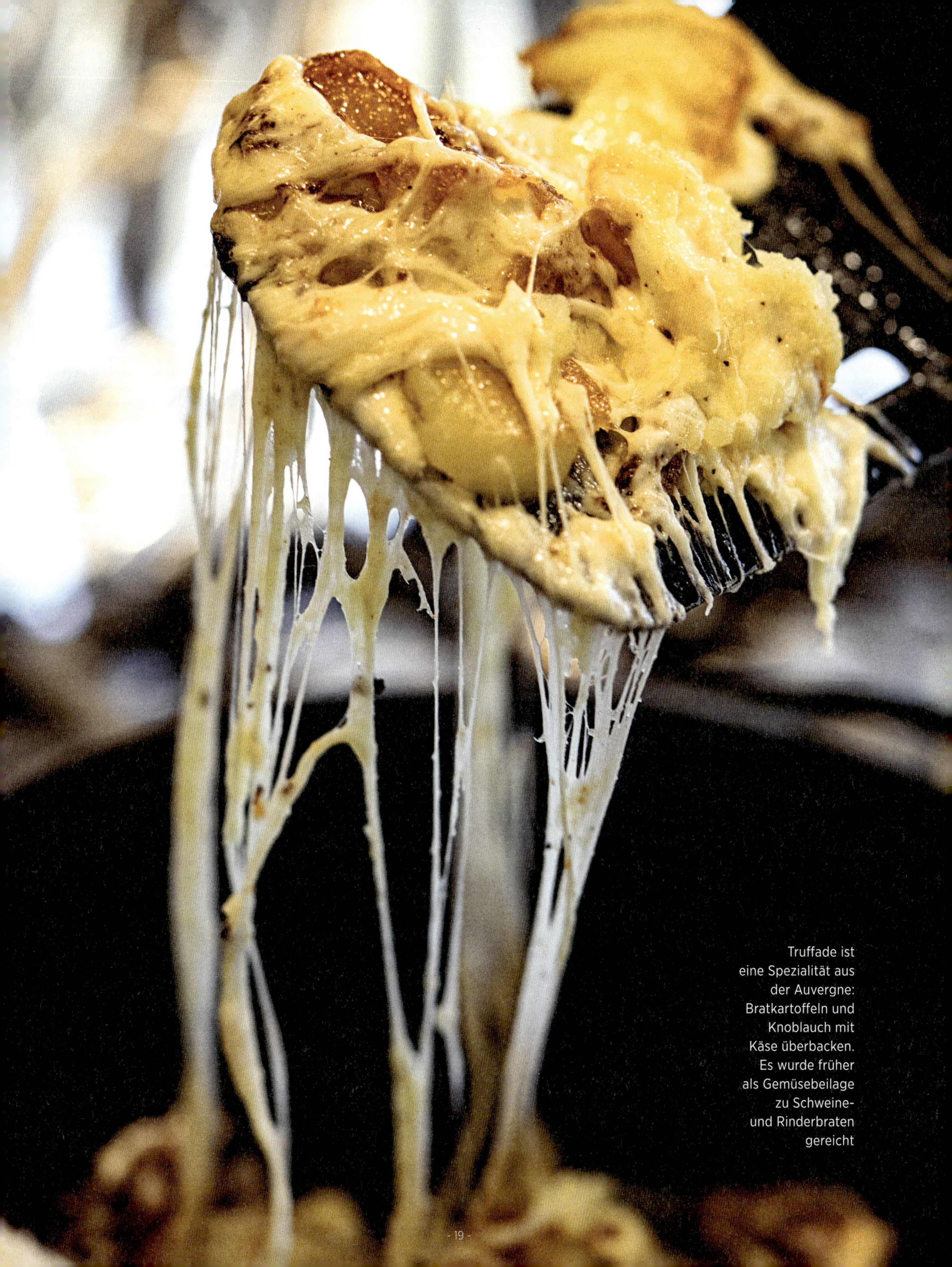

Truffade ist eine Spezialität aus der Auvergne: Bratkartoffeln und Knoblauch mit Käse überbacken. Es wurde früher als Gemüsebeilage zu Schweine- und Rinderbraten gereicht

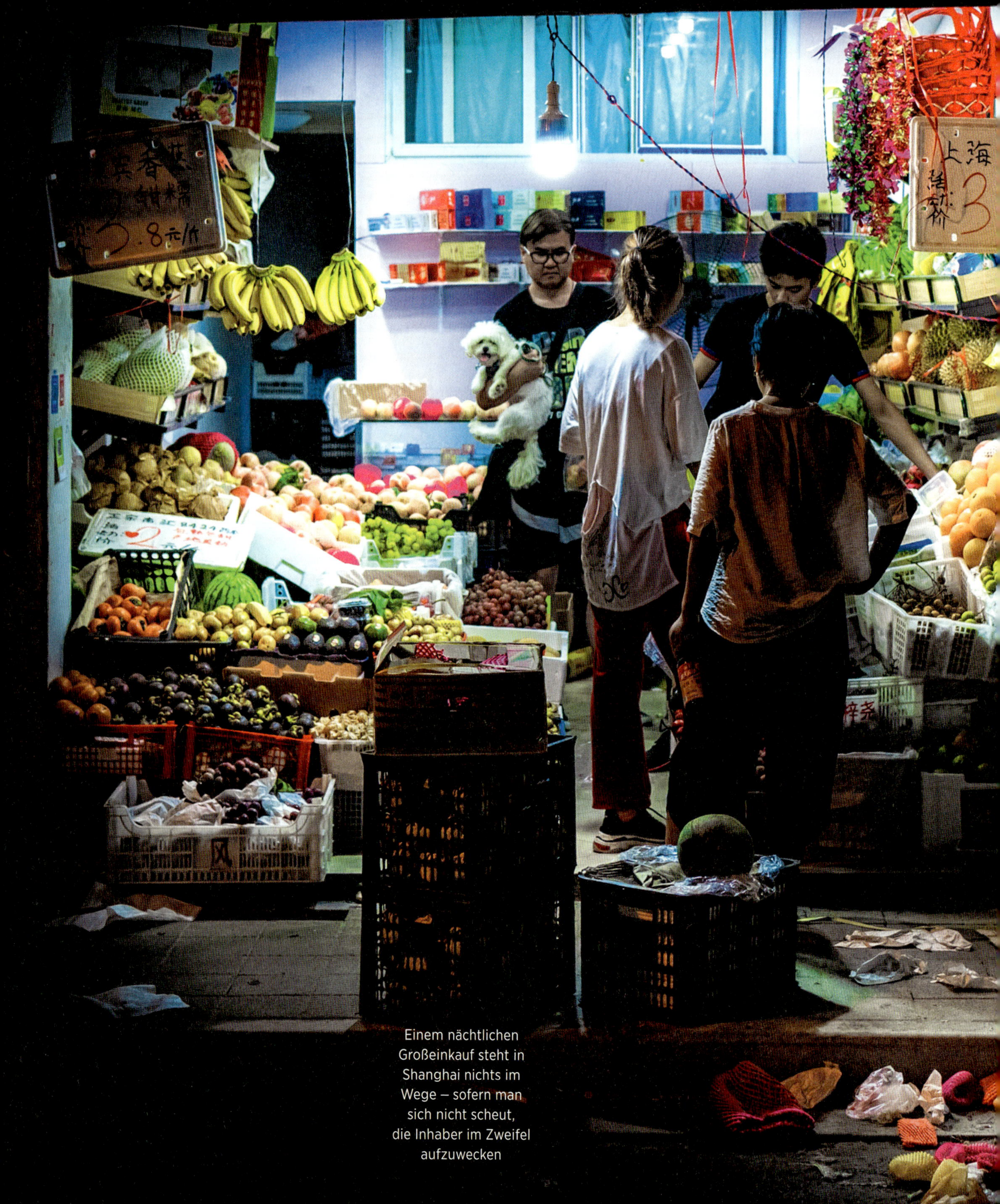

Einem nächtlichen Großeinkauf steht in Shanghai nichts im Wege – sofern man sich nicht scheut, die Inhaber im Zweifel aufzuwecken

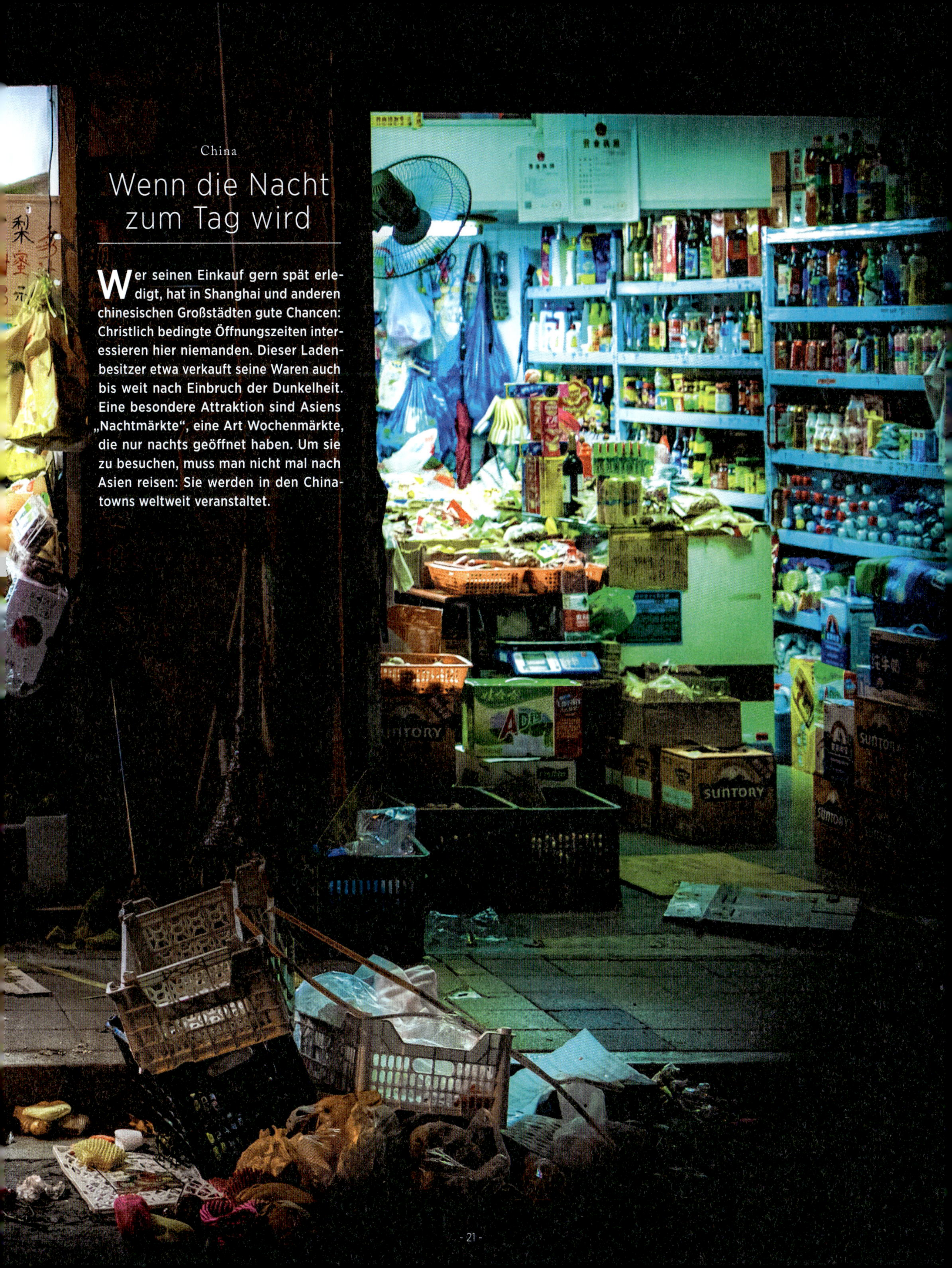

China

Wenn die Nacht zum Tag wird

Wer seinen Einkauf gern spät erledigt, hat in Shanghai und anderen chinesischen Großstädten gute Chancen: Christlich bedingte Öffnungszeiten interessieren hier niemanden. Dieser Ladenbesitzer etwa verkauft seine Waren auch bis weit nach Einbruch der Dunkelheit. Eine besondere Attraktion sind Asiens „Nachtmärkte", eine Art Wochenmärkte, die nur nachts geöffnet haben. Um sie zu besuchen, muss man nicht mal nach Asien reisen: Sie werden in den Chinatowns weltweit veranstaltet.

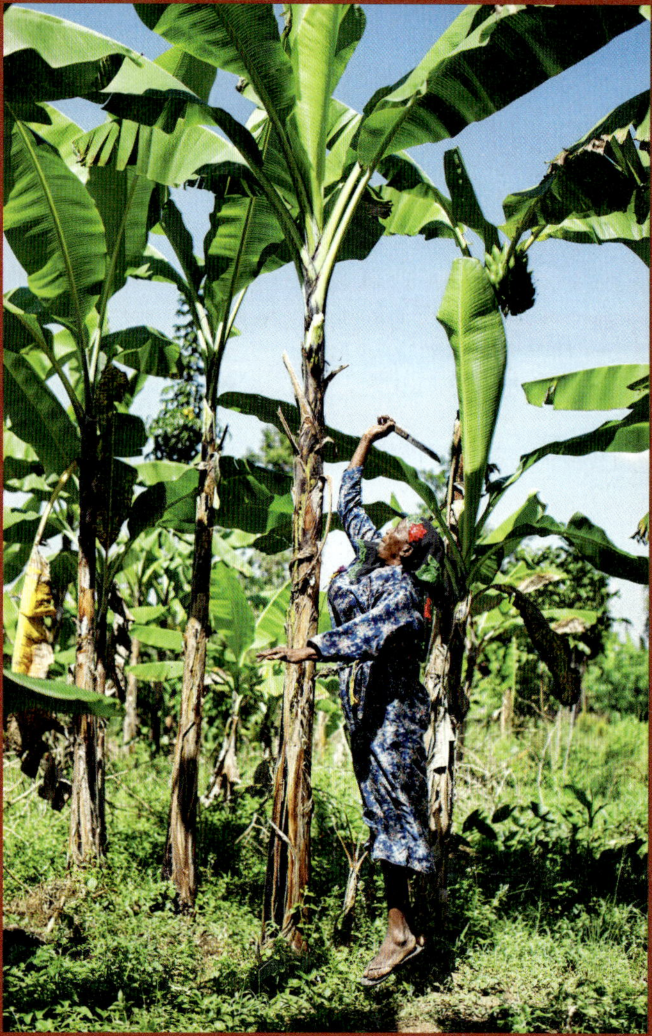

Stärkehaltige Kochbananen, »Plantain«, sind Grundnahrungsmittel in West- und Zentralafrika. Selbst die Blätter leisten in der Küche gute Dienste

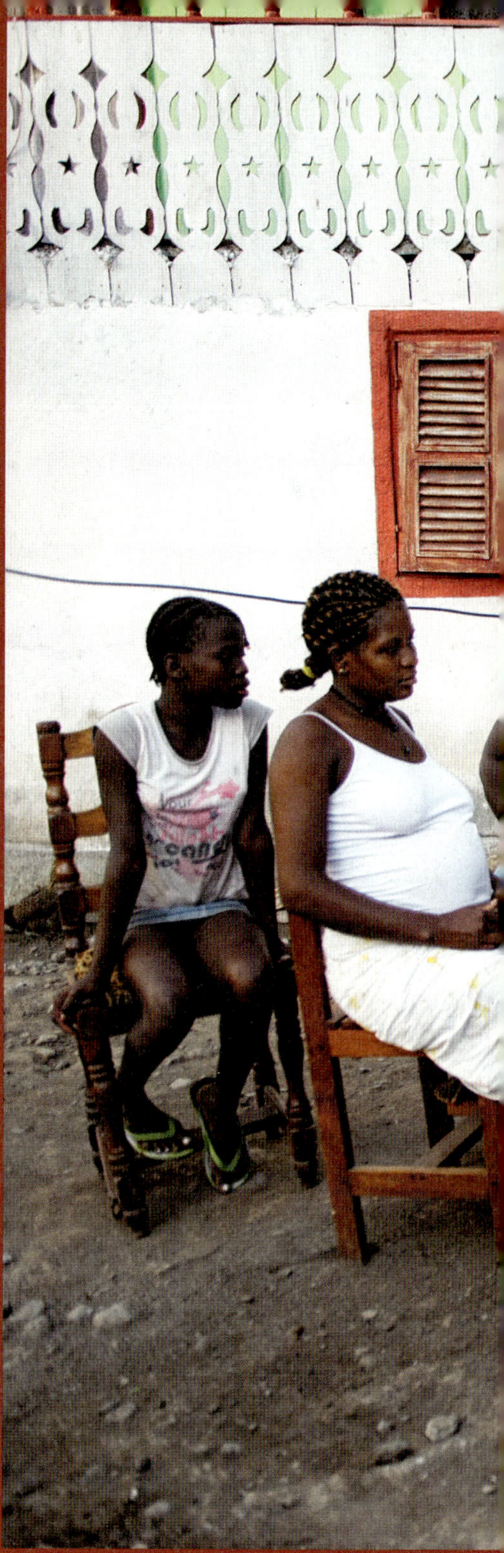

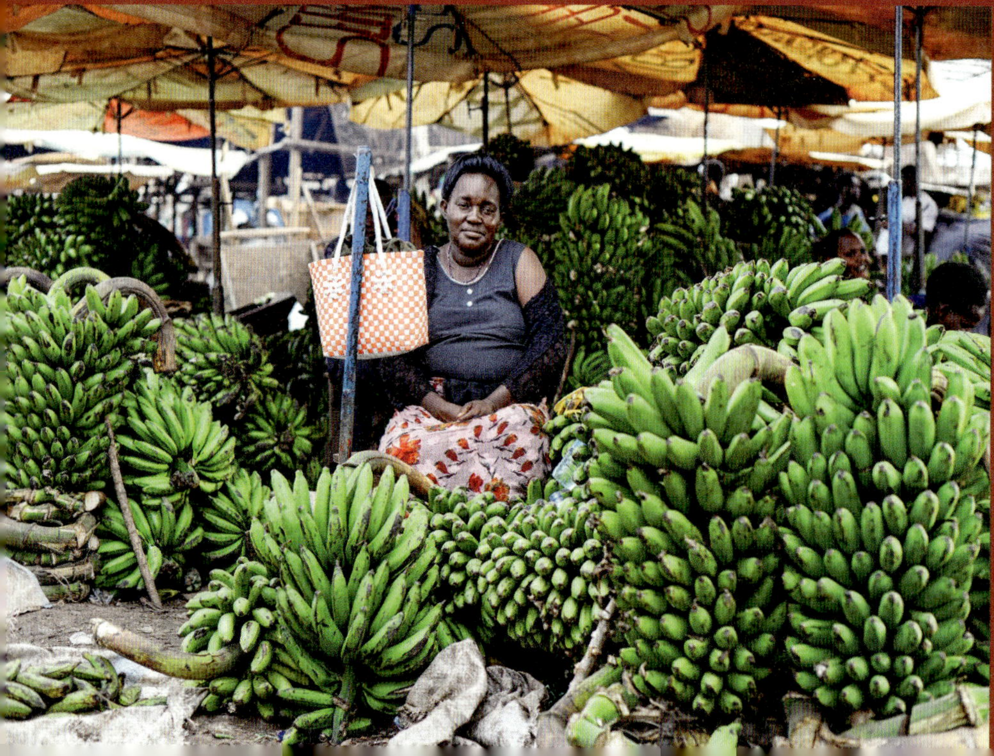

Kochbananen werden das ganze Jahr über frisch geerntet und feilgeboten. Im Gegensatz zu den bei uns beliebten Dessertbananen ist ihr Anbau weniger stark kommerzialisiert

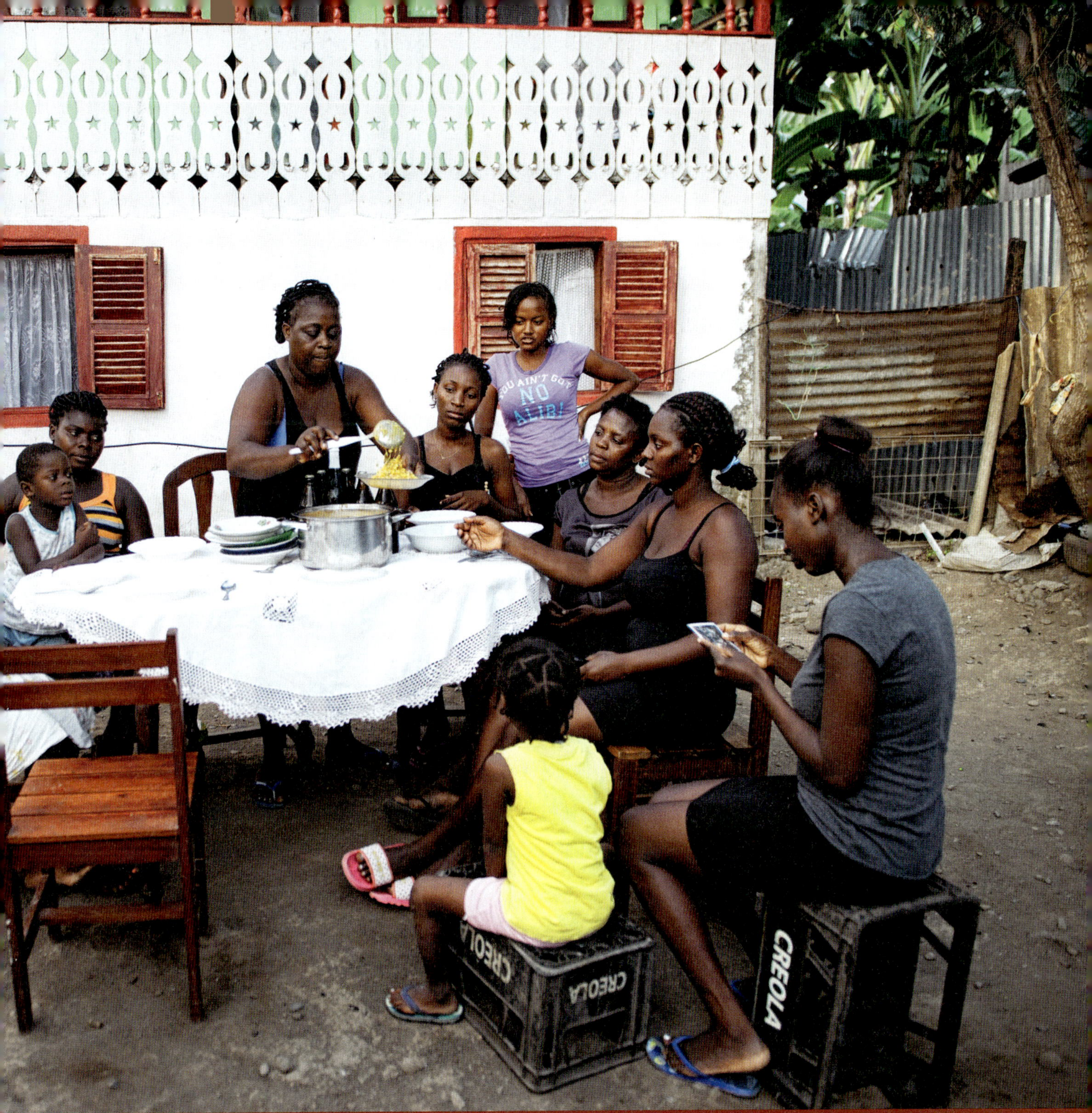

Zum Abendessen dieser Frau in São Tomé und Príncipe kommen Kinder, Enkelkinder und Nachbarinnen zusammen

São Tomé und Príncipe

Gemeinsam statt einsam

Dort, wo es noch Großfamilien und Dorfgemeinschaften gibt, zählt das gemeinsame Mahl zu den wichtigsten Alltagsritualen – sei es in São Tomé und Príncipe, Frankreich oder Indien. Oft basieren die aufgetragenen Gerichte auf einem preisgünstigen, stärkehaltigen Grundnahrungsmittel, das gut sättigt. Was in Europa die Kartoffel, ist in weiten Teilen Afrikas die Kochbanane. Wobei Letztere weitaus schwieriger zu schälen ist – eine mühsame Arbeit, die meist Frauen erledigen.

England

Haute Cuisine

England gilt gemeinhin nicht als Heimstatt raffinierter Kochkünste. London ist da eine Ausnahme. Wie in vielen Großstädten hat sich hier eine Spitzenküche von Weltrang etabliert. 2022 erhielten 71 Restaurants mindestens einen Stern des bekannten Gourmetführers »Guide Michelin«. Die Stadt liegt damit weltweit auf Rang 6. Tokio führt die Rangliste mit 203 Sternelokalen an. Hochwertig bedeutet dabei nicht immer exorbitant teuer: Der Trend geht eher zu saisonalen Gerichten, die sich auch Normalverdienende leisten können.

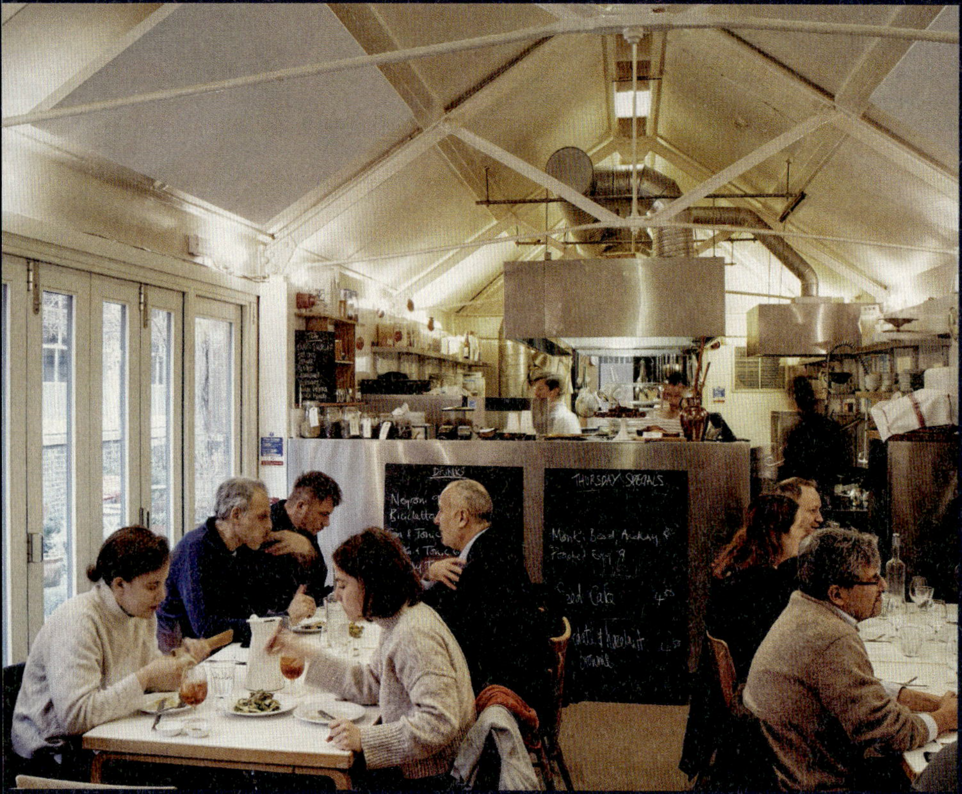

Die »Rochelle Canteen« serviert neue britische Küche im hippen Londoner Viertel Shoreditch. Das Menü richtet sich nach dem Wetter

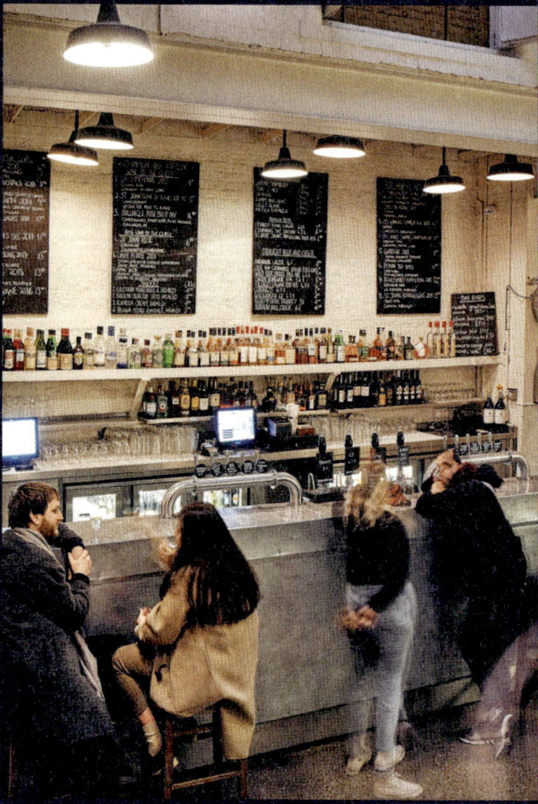

Industrieller Chic: Im Londoner Trendrestaurant »St. John« wechselt bis zu zweimal am Tag die Karte

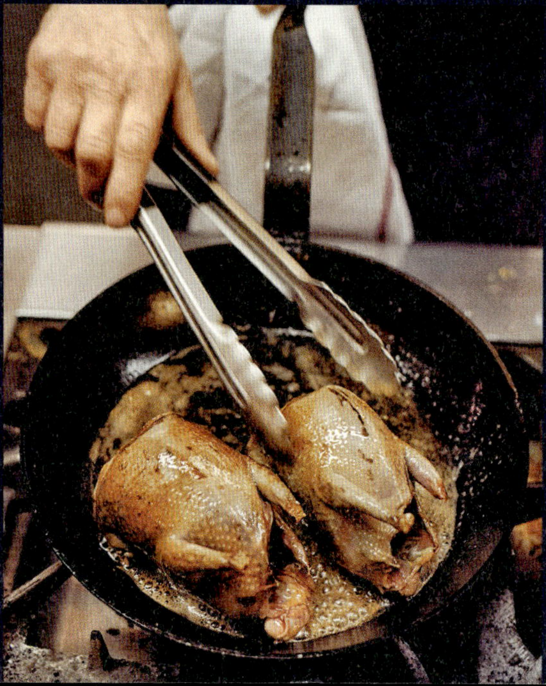

Tauben, hier knusprig gebraten, sind kulinarisch wieder im Kommen. Zumindest in der jungen britischen Gastroszene

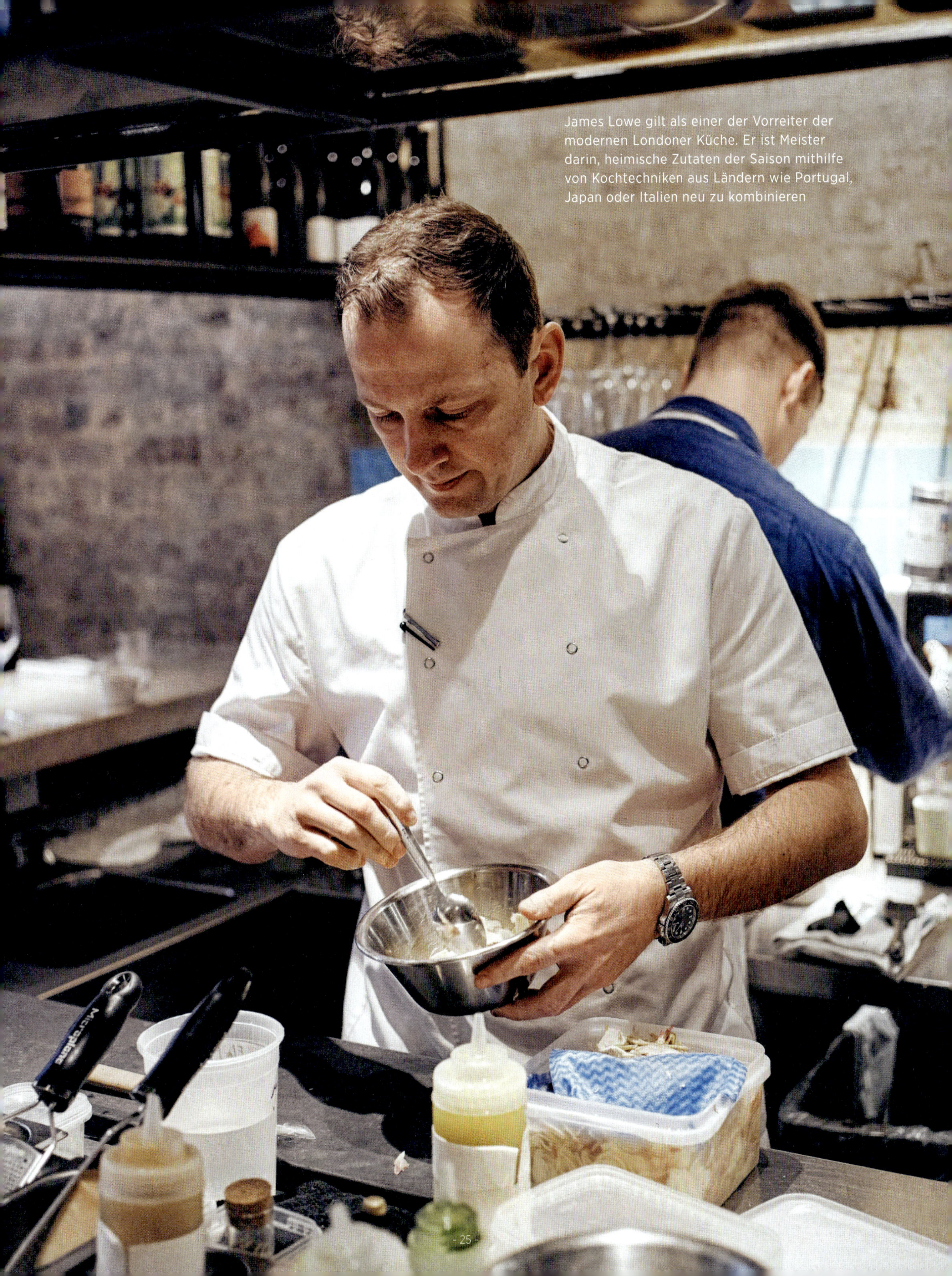

James Lowe gilt als einer der Vorreiter der modernen Londoner Küche. Er ist Meister darin, heimische Zutaten der Saison mithilfe von Kochtechniken aus Ländern wie Portugal, Japan oder Italien neu zu kombinieren

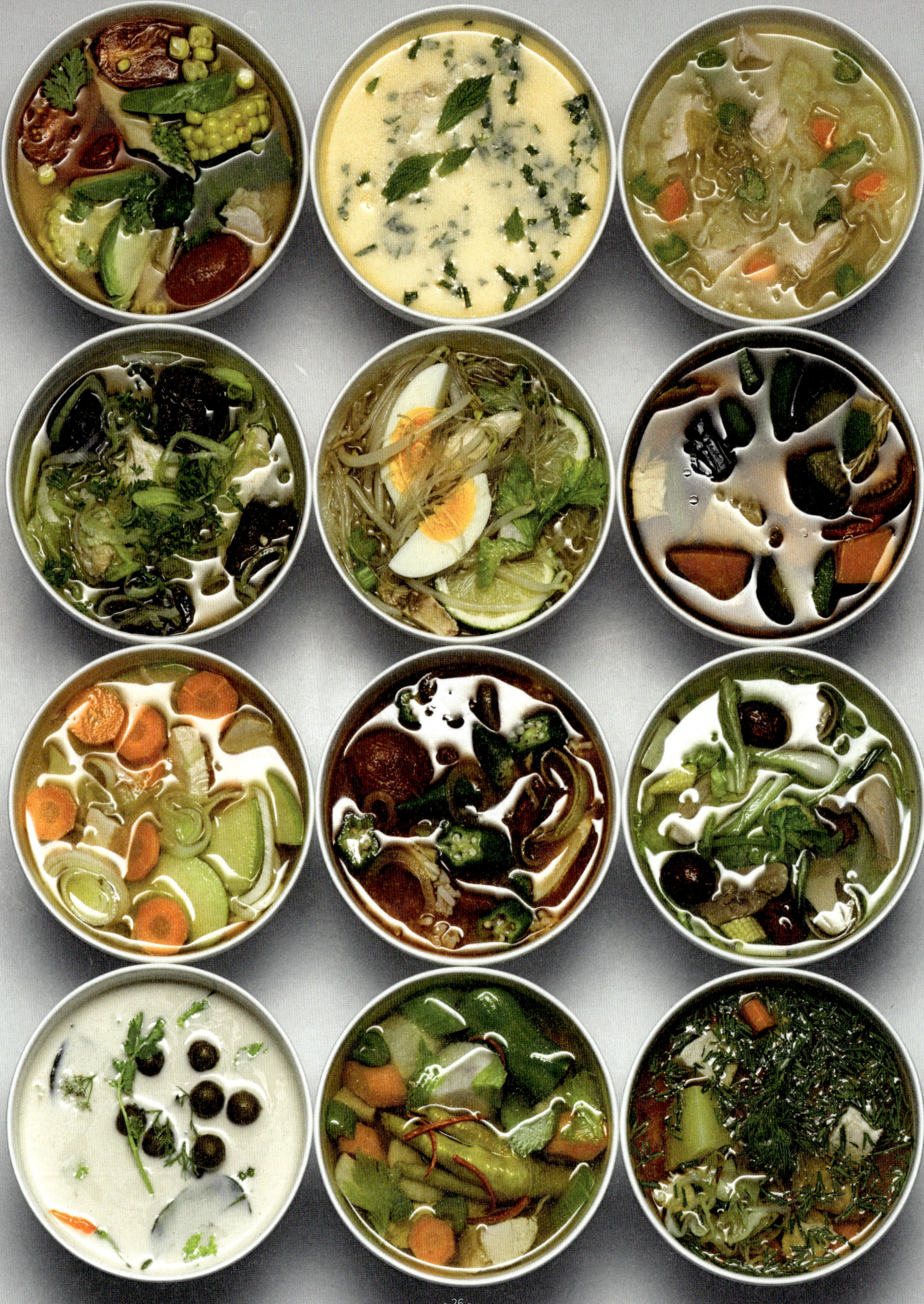

Das Weltgericht

Alle essen irgendwas nicht. Manchmal weil sie 's nicht mögen. Oder weil sie 's nicht kriegen. Aber **Hühnersuppe**, die mögen alle. Auch weil es das Huhn einfach überall gibt. Ein Lobgesang

Text: Vera Görgen
Fotos: Hans Hansen

Hühnersuppe, in zwölf landestypischen Variationen: Zum Beispiel in Mexiko (o. l.) mit Mais und Avocado, in Indonesien (2. Reihe Mitte) mit Ei und Currypaste, in Norwegen (3. Reihe links) mit Möhren, Lauch und Apfel, in der Karibik (4. Reihe Mitte) mit Hühnerfüßen und Chili

A

Am Freitagabend, wenn der Sabbat beginnt, bestellen 99 Prozent seiner Kundinnen und Kunden Hühnersuppe, sagt Abraham (Avi) Toubiana. „Das ist keine religiöse Vorgabe, sondern einfach Brauch bei jüdischen Familien." Toubiana betreibt in Berlin das Unternehmen „Elfenbein Kosher Catering" und beliefert Veranstaltungen wie Bar Mitzwa, Kongresse und Hochzeiten.

„Ich bin auch damit aufgewachsen und habe es beibehalten." Vor einem Teller Hühnersuppe kommen Bilder von seinen verstorbenen Tanten und von seiner Kindheit hoch, sagt er. „Ich gebe diese Tradition auch an meine Kinder weiter und sie lieben es genauso."

Seine Frau bereitet die Suppe nach einem alten Rezept seiner Tante zu. Zum Huhn kommen Karotte, Porree, Petersilie, Knollensellerie, Zwiebel und Kartoffeln, gewürzt mit Kurkuma. „Für mich bedeutet Hühnersuppe Nachhausekommen", sagt Toubiana. „Wenn ich am Freitag nach der Arbeit durch die Tür trete, den Duft einatme, das feine Gedeck sehe und die Suppe – das ist für mich der Inbegriff von Familie."

Am jüdischen Feiertag wurde früher Fleisch gegessen, etwas Feineres als das, was man unter der Woche aß. Hühnerfleisch war am günstigsten, das konnte man sich leisten, vermutet Avi Toubiana, so sei eine Tradition daraus entstanden.

Mit dem Hang zur „Goldenen Joich" sind die Jüdinnen und Juden nicht allein. „Hühnersuppe? Ist mein Leibgericht", bekannte der ehemalige Palästinenserpräsident Jassir Arafat einmal. „Die esse ich jeden Tag!" Ausgerechnet das „jüdische Penizillin"! Wenn sie auch viele Konflikte haben, eines eint Juden und Araber offenbar – die Liebe zu Hühnersuppe.

Aber man liebt sie nicht nur im Nahen Osten, sondern geradezu global. Es ist wohl das einzige Universalgericht der Welt! Fisch gibt es nicht überall, und Gemüse variiert regional sehr stark. Rindfleisch essen

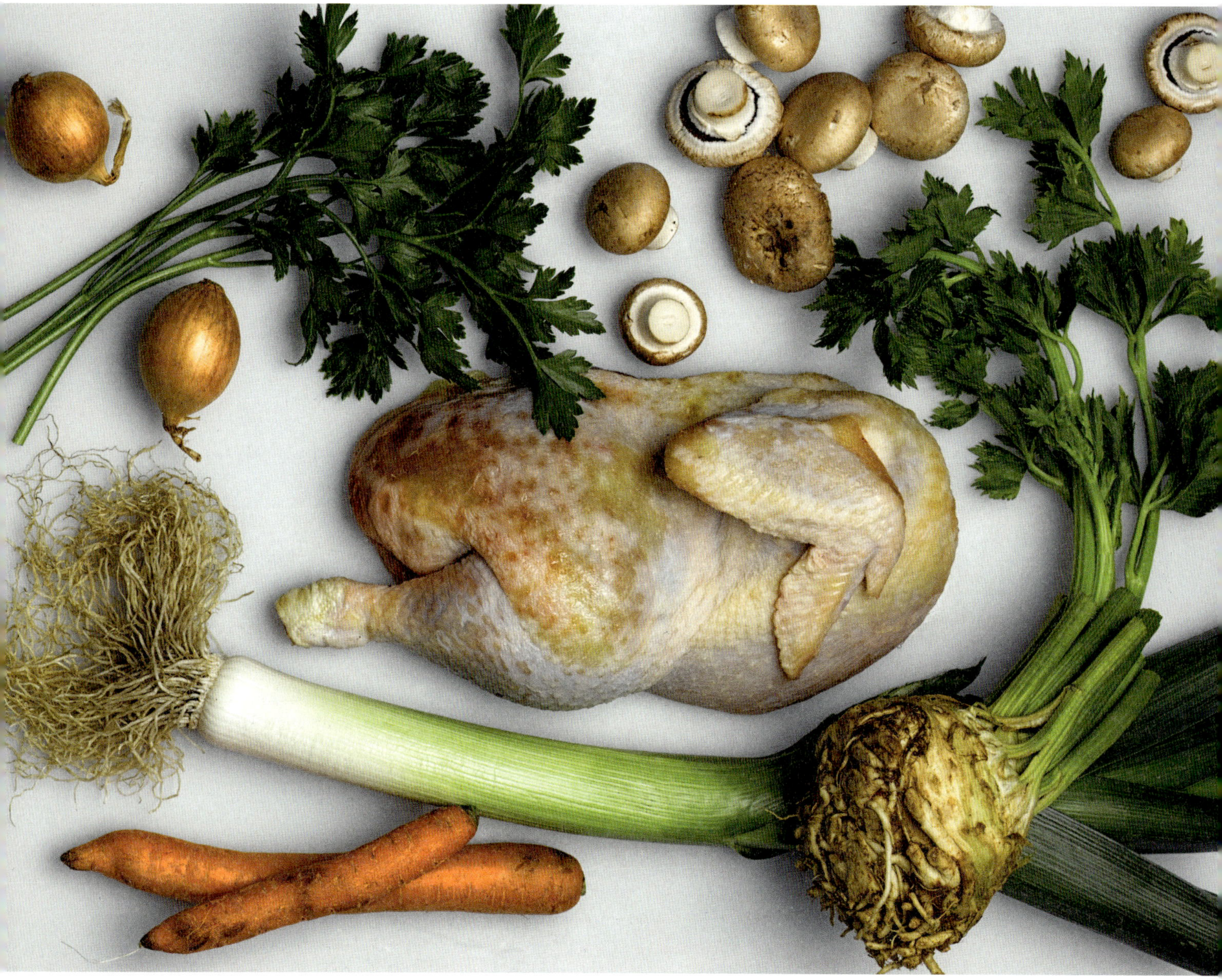

Die Zutaten einer Hühnersuppe deutscher Art: mit Sellerie, Lauch, Möhren, Pilzen, Zwiebeln und Petersilie

viele Menschen in Indien nicht, und das Schwein kommt auch im Islam nicht an. Huhn aber mögen alle. Juden, Christen oder Muslime, Afrikaner, Amerikaner oder Asiaten: Welche Differenzen sie auch trennen – für eine Hühnersuppe setzen sich alle an den Tisch oder auf den Teppich.

Der ehemalige Bürgermeister von New York, Rudolph Giuliani, pries seine Stadt gar als „Welthauptstadt der Hühnersuppe". Ethnohühnersuppen sämtlicher fünf Kontinente finde man in den fünf Bezirken der Metropole.

In der goldenen Suppe schimmert stets auch der Charakter der Regional- und Nationalküchen auf. Denn jedes Volk, jede Region kocht ihr Hühnersüppchen anders. Wie kein zweites offenbart dieses Gericht in der Einheit auch die Vielfalt dieser Erde: die Geschmäcker, die Vorlieben, die Gewürze, die Zutaten, die Zubereitungsweisen.

Lassen die Deutschen ihre Hühnersuppe gerne mal ein paar Stunden vor sich hin köcheln, ist sie in der Küche des „Mao Thai" im Bezirk Prenzlauer Berg ruck, zuck fertig: Es zischt kurz auf, wenn Koch Thawee Sroivo frisch geschnittenes Zitronengras in den Wok wirft, Tomaten, Galgant-Wurzel, Champignons und Hühnerfleisch folgen. Dazu schöpft er Brühe aus einem riesigen Kochtopf, in dem acht Suppenhühner ihre Kraft verausgaben. Das Ganze rundet er mit Chili, Zitrone, Fischsoße und einem Schuss Kokosmilch ab. Obendrauf streut er frisch gehackten Koriander – fertig ist Tom Kha Gai, die Lieblingssuppe des Landes.

Die Chinesen nennen ihre Suppe „beste Brühe" und verfeinern sie mit Ingwer, Frühlingszwiebeln und Sesamöl, mit Ginseng oder Jujube – chinesischen Datteln. An der Elfenbeinküste genießen die Ansässigen sie mit Erdnusscreme oder Okra, während sie in der Türkei mit Harissa gewürzt und mit Joghurt abgeschmeckt wird. In Indonesien schlürft man „Soto Ayam" mit Kurkuma, der Garnelenpaste Terasi, halbierten hart gekochten Eiern und Kemirinüssen.

Bei der Kombination mit Knoblauch, trockenem Weißwein und Thymian sind wir kulinarisch in Frankreich und löffeln „Poule au pot".

Daikon-Rettich, Kamaboko-Fischkuchen und Tamarisoße wiederum versetzen uns nach Japan, während wir uns bei „Chicken Mulligatawny" mit Curry und Joghurt in Indien wähnen. In Mexiko bekommt das Huhn Gesellschaft von Mais und Jalapeños, Tomaten, Avocado und Tortillastreifen. Und auf Jamaika, Haiti oder Trinidad schwimmen neben scharfen Chilis Hühnerfüße in der Suppe.

Das **Haushuhn,** ursprünglich aus Asien, war schon ein Global Player, bevor das Wort Globalisierung erfunden wurde.

Nur: Wie hat es das Huhn überhaupt geschafft, zum Völkerverständiger zu werden, sich auf alle Speisekarten der Welt zu setzen?

Wie konnte ausgerechnet dieses etwas schwerfällig flatternde Federvieh es von allen Vögeln am weitesten bringen – geografisch wie auch kulinarisch? Das kommt daher, dass es überall glücklich werden kann. Es gackert in Sibirien und Alaska im Hinterhof und scharrt mit seinen Krallen im Staub der Wüsten. Außer in der eisbedeckten Arktis und der Antarktis pickt es überall auf der Erde nach Körnern. Mit seinem Kleid trotzt das Barthuhn der Kälte. Über den kleinen Kehllappen lässt es sich einen Federbart stehen. Das Nackthalshuhn würde selbst in den Tropen nicht schlappmachen, es trägt wenig Federn und den Hals ganz frei.

Das Huhn ist problemlos in der Haltung, vielerorts läuft es noch frei auf der Straße herum. Es lässt sich leicht vermehren und einfach transportieren. In Mexiko oder Peru hängen sich die Landfrauen ihre Hühner oft einfach nur um, wenn sie sie auf dem Markt verkaufen wollen. Außerdem ist das Huhn sehr genügsam, man muss ihm nur täglich ein paar Körner hinwerfen – die es hervorragend verwertet: Für ein Kilo Gewicht braucht eine Ente etwa 3,5 Kilo Futter, dem Huhn reichen 1,6 Kilo. Deswegen gackern in den Entwicklungsländern so viele Hühner im Hinterhof – sie versorgen die ganze Familie mit Eiweiß.

»Die Brühe vom Huhn gilt vielerorts als Luxusmahl. Und als bekömmlich: Die Suppe umweht eine Aura der Heilkraft«

Auch **wenn das Huhn oft** das einzige Fleisch ist, das in den Armenküchen auf den Tisch kommt, ist die Hühnersuppe kein Arme-Leute-Gericht. Im Gegenteil: Die Brühe vom Huhn gilt als die feinste, und in vielen Kulturen gibt sie die Festtagssuppe, nicht nur für Jüdinnen und Juden. In der chinesischen Küche etwa ist Schwalbennestersuppe auf Hühnerbasis der Höhepunkt eines Luxusmahls.

Darüber hinaus umweht die Hühnersuppe in vielen Kulturen eine Aura der Heilkraft. Nichts ist fürsorglicher, als Kranken eine Hühnersuppe zu kochen. Leicht bekömmlich, richtet sie bleiche Mütter im Wochenbett wieder auf.

„Eine frische Hühnersuppe hat Vitamin C und Vitamin E. Das hat einen positiven Effekt", sagte der Bonner Virologe Hendrik Streeck kürzlich in einem Interview. Zudem rege sie die Schleimbildung im Rachen an, so würden Erreger dann leichter herausgespült. Außerdem: „Wenn sich ein Immunsystem neu formt, braucht es dafür Bausteine, bestimmte Aminosäuren", erklärt der Virologe. „Die findet es ebenfalls in der Hühnersuppe."

Und nicht zuletzt ist das Huhn auch deshalb allseits begehrt, weil sein Fleisch besonders einfach zuzubereiten ist. Es ist genauso anpassungsfähig wie das Haushuhn selbst. Geschmacklich dominiert es nicht, es verfeinert, es sorgt für Harmonie im Topf. Das Brustfleisch, zart und mild wie Kalb, ist weniger aromatisch als das von der Ente, aber wer es intensiver mag, der greift dann halt zur Keule.

So erzählt die Eroberungsgeschichte des Huhns auch vom Erfolg friedlicher Koexistenz. Die Geschmäcker dieser Welt mögen verschieden sein, das Huhn aber verträgt sich mit allen. •

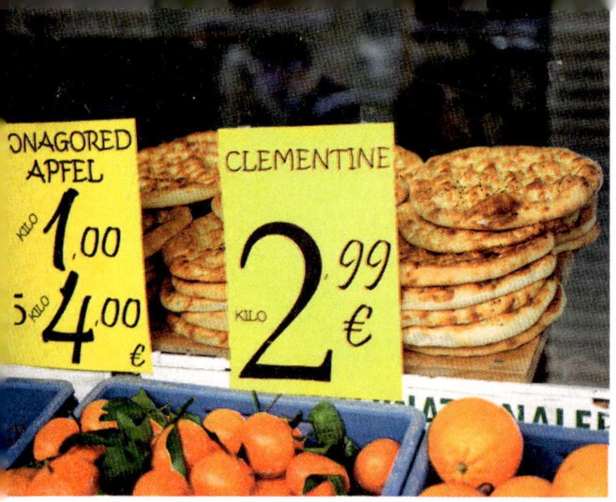

»Kolumbus bewirkte eine kulinarische Revolution«

Wann wurde die Kartoffel zum deutschen Klassiker? Wieso isst man in Asien scharf? Und weshalb sind ausländische Küchen bei uns so beliebt? Der Ethnologe **Sebastian Schellhaas** erklärt, wie die Globalisierung der Esskultur die Welt veränderte

Interview: Maria Kirady   Fotos: Lêmrich

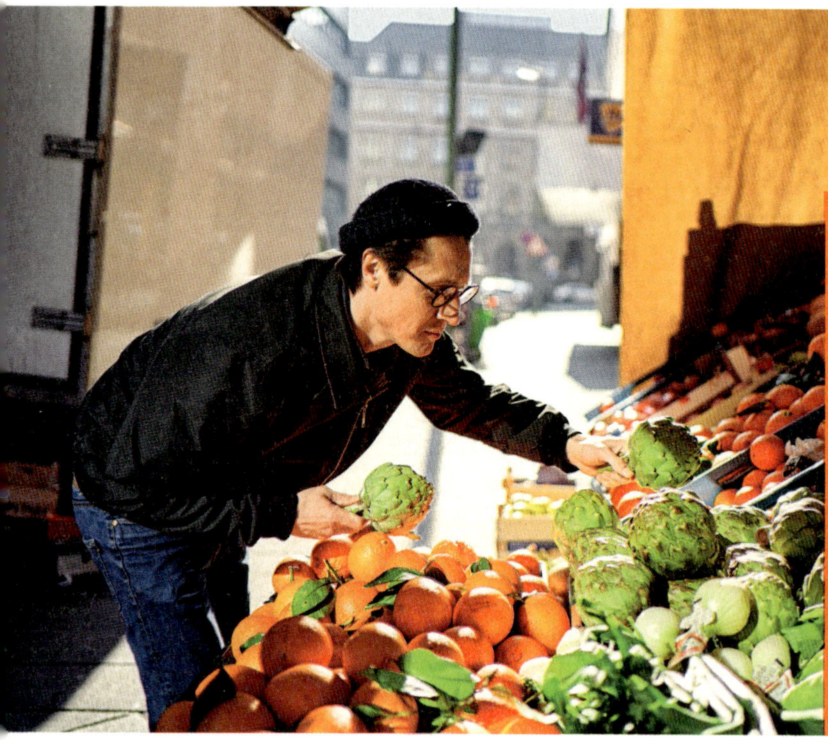

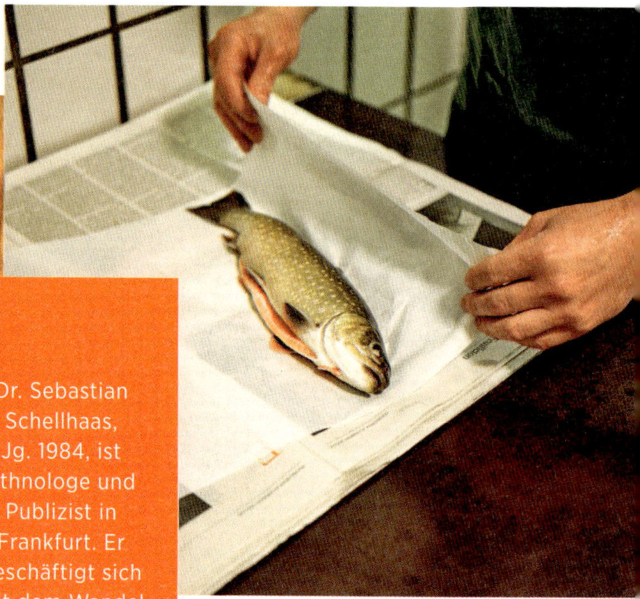

Dr. Sebastian Schellhaas, Jg. 1984, ist Ethnologe und Publizist in Frankfurt. Er beschäftigt sich mit dem Wandel der Esskultur – hier auf einem Streifzug durch die Main-Metropole

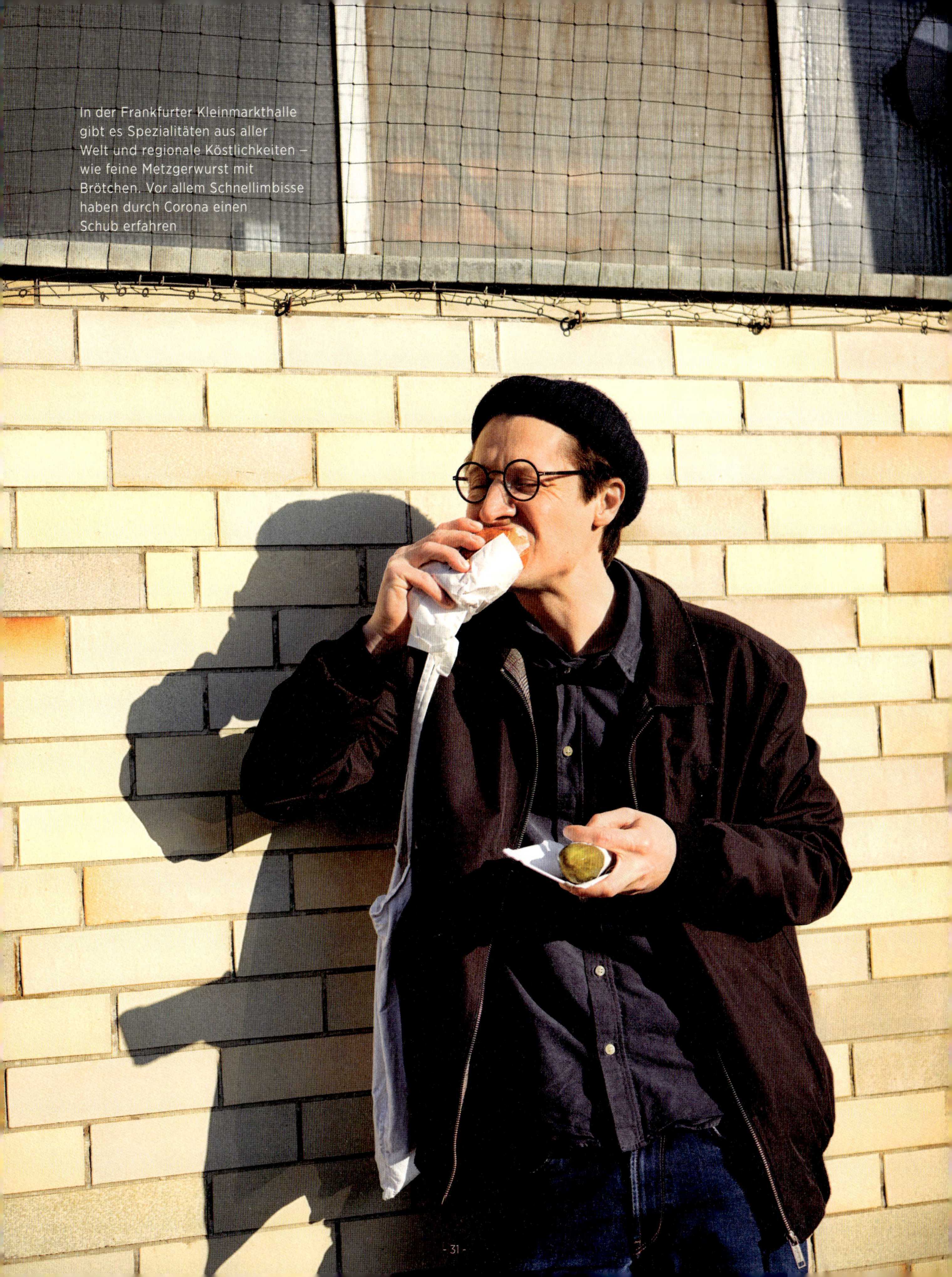

In der Frankfurter Kleinmarkthalle gibt es Spezialitäten aus aller Welt und regionale Köstlichkeiten – wie feine Metzgerwurst mit Brötchen. Vor allem Schnellimbisse haben durch Corona einen Schub erfahren

GEO WISSEN: ***Herr Schellhaas, was macht ein Ethnologe, dessen Spezialgebiet die Kulinarik ferner Länder ist, während einer Pandemie?***

SEBASTIAN SCHELLHAAS: Ich habe es da eigentlich ganz gut getroffen. Ich finde meine Themen vor der Haustür: Frankfurt hat eine internationale Gastroszene. Hier kann ich die Globalisierung der Esskultur live erleben. Durch den coronabedingten Leerstand etwa haben zuletzt Unmengen an Pizzerien aufgemacht. Aber auch viele türkische oder im weiten Sinne asiatische Imbisse, die Essen zum Mitnehmen anbieten.

Seit Jahren ist der Trend zu ethnischen Restaurants ungebrochen. Woher kommt die Begeisterung für ausländische Küchen?

Da gibt es zum einen den biologischen Grund: Wir sind als Allesfresser immer auf der Suche nach Abwechslung, um unseren Nährstoffbedarf zu decken. Im Gegensatz zum Koala, der nur von Eukalyptus leben kann, ist der *Homo sapiens* auf eine breite Nahrungspalette angewiesen. Zugleich besteht die Gefahr, sich mit Unbekanntem zu vergiften. Darum sind wir kulinarisch ständig zwischen Neugier und Angst, zwischen Neophilie und Neophobie, hin- und hergerissen. Der Kulturpsychologe Paul Rozin nannte das „Omnivoren-Dilemma".

Und der andere Grund?

Der Besuch in solchen Restaurants ist für viele eine kontrollier- und bezahlbare Form von Exotik. Man ersetzt den Südostasien-Urlaub dadurch, dass man ein möglichst authentisches vietnamesisches Restaurant in der Umgebung aufsucht. Oft wird mit dem asiatischen Lebensgefühl geworben, das Restaurant im Lokalkolorit eingerichtet. So lässt sich die Welt bereisen, wird man zum Kosmopoliten, ohne eine Großstadt wie Frankfurt je verlassen zu müssen.

Kann man in einem deutschen Vietnam-Restaurant tatsächlich authentisch vietnamesisch essen?

Nein. Aber man kann auch in Vietnam nicht authentisch vietnamesisch essen, weil es so etwas wie die ursprüngliche vietnamesische Küche nicht gibt. Selbst Nationalgerichte wie Pho, ein würziger Eintopf mit Nudeln, werden in jeder Region, jeder Stadt, jedem Haushalt anders gekocht. Und natürlich unterliegt auch die vietnamesische Küche Trends, die Verfügbarkeit der Produkte ändert sich, die soziokulturellen Umstände. Das, was wir vietnamesische Küche nennen, ist also nur ein Konstrukt, eine Momentaufnahme einer komplexen Gemengelage.

In Vietnam sind ohnehin andere Produkte frisch erhältlich als bei uns.

Auch zwischen der Fischsoße, die ich hier im Asiamarkt bekomme, und der lokal produzierten, die ich in Vietnam gegessen habe, liegen Welten. Ein vietnamesischer Koch in Deutschland muss also schauen, wie er unter den vorhandenen Gegebenheiten und mit dem eigenen Können ein tolles Gericht hinbekommt; das auch noch den Geschmack der Gäste trifft. In Deutschland heißt das vor allem: Allzu scharf sollte es nicht sein.

Das wollen viele Gäste vermutlich nicht wahrhaben.

Weil sie eine idealisierte Vorstellung von „Authentizität" haben. Das geht oft mit der Idee einher, dass Länderküchen monolithische Blöcke seien, die man vor jeglichen Einflüssen bewahren müsse. Dabei haben sie sich immer schon verändert, sogar innerhalb eines Landes. Schauen Sie bloß nach Italien: Die Küchen in Südtirol und am Golf von Neapel könnten unterschiedlicher kaum sein.

Der französischen Küche sagt man allerdings nach, dass sie sehr formell und einheitlich sei.

Das ist tatsächlich eine der wenigen Ausnahmen. Der Meisterkoch Georges Auguste Escoffier hat 1903 in seinem Standardwerk „Le Guide Culinaire" die vielfältigen Kochtechniken, die sich seit der Französischen Revolution entwickelt hatten, zusammengefasst und reformiert. Das Buch bildet den Kern der französischen Haute Cuisine und ihres guten Rufs. Deshalb legen wir im französischen Restaurant mehr Geld auf den Tisch als im äthiopischen. Aber selbst in Frankreich haben sich unterschiedlichste Regionalküchen gebildet.

Für uns Deutsche ist die Kartoffel das Urlebensmittel schlechthin. Dabei kam sie erst mit Kolumbus aus Südamerika zu uns. Manche sagen sogar, das sei für Europa so eine Art kulinarischer Urknall gewesen.

Nicht nur für Europa, für die ganze Welt! Ein Beispiel: Als Kolumbus 1492 in Richtung Amerika aufbrach, hoffte er über einen neuen Seeweg nach Asien eine günstige Quelle für Pfeffer zu finden. Stattdessen brachte er aus Amerika Chili mit. Den wollte in Europa aber niemand haben. Die harte Schärfe passte einfach nicht zur hiesigen Kochkultur. Ganz anders in Südasien, der Heimat des Pfeffers, dort wurde Chili begeistert aufgegriffen, bis heute prägt er die Küchen im gesamten asiatischen und vor allem südostasiatischen Raum.

Was hatte Kolumbus noch alles im Gepäck?

Italien hat er die Tomate gebracht, großen Teilen Afrikas Maniok und Mais. Außerdem Schokolade, Avocados, Papayas, Ananas, Erdnüsse, Kürbisse,

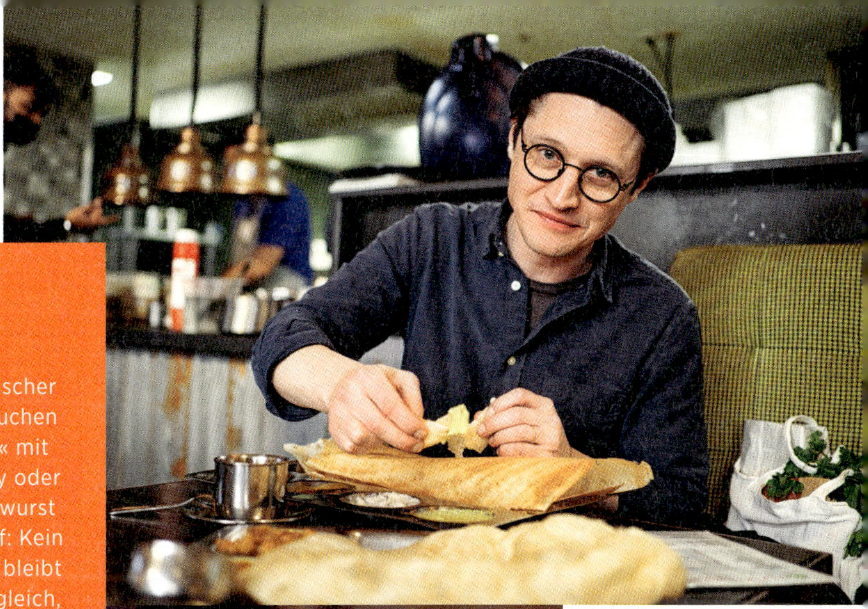

Ob indischer Pfannkuchen »Dosa« mit Chutney oder Fleischwurst mit Senf: Kein Gericht bleibt immer gleich, die Kochkultur, so Schellhaas, ist ständig im Wandel

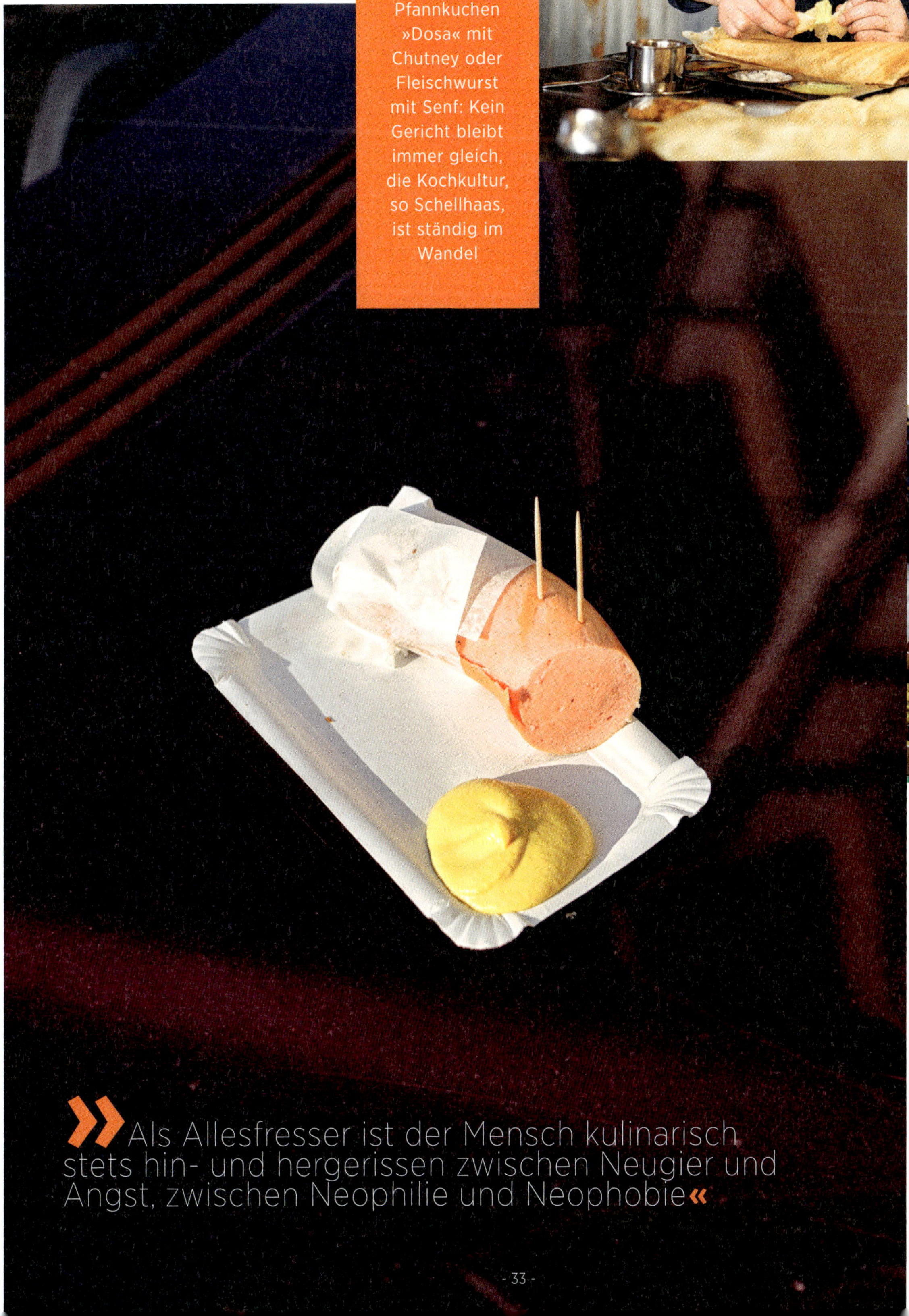

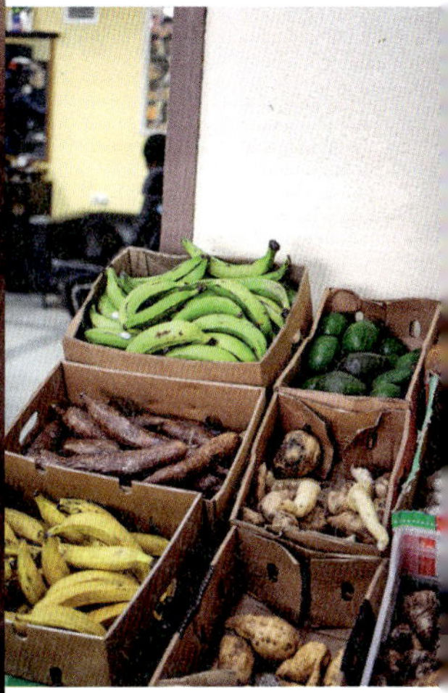

» Als Allesfresser ist der Mensch kulinarisch stets hin- und hergerissen zwischen Neugier und Angst, zwischen Neophilie und Neophobie «

»Kolumbus brachte aus Südamerika Kartoffeln, Tomaten und mehr als ein Dutzend weiterer Kulturpflanzen mit – der Beginn der Globalisierung«

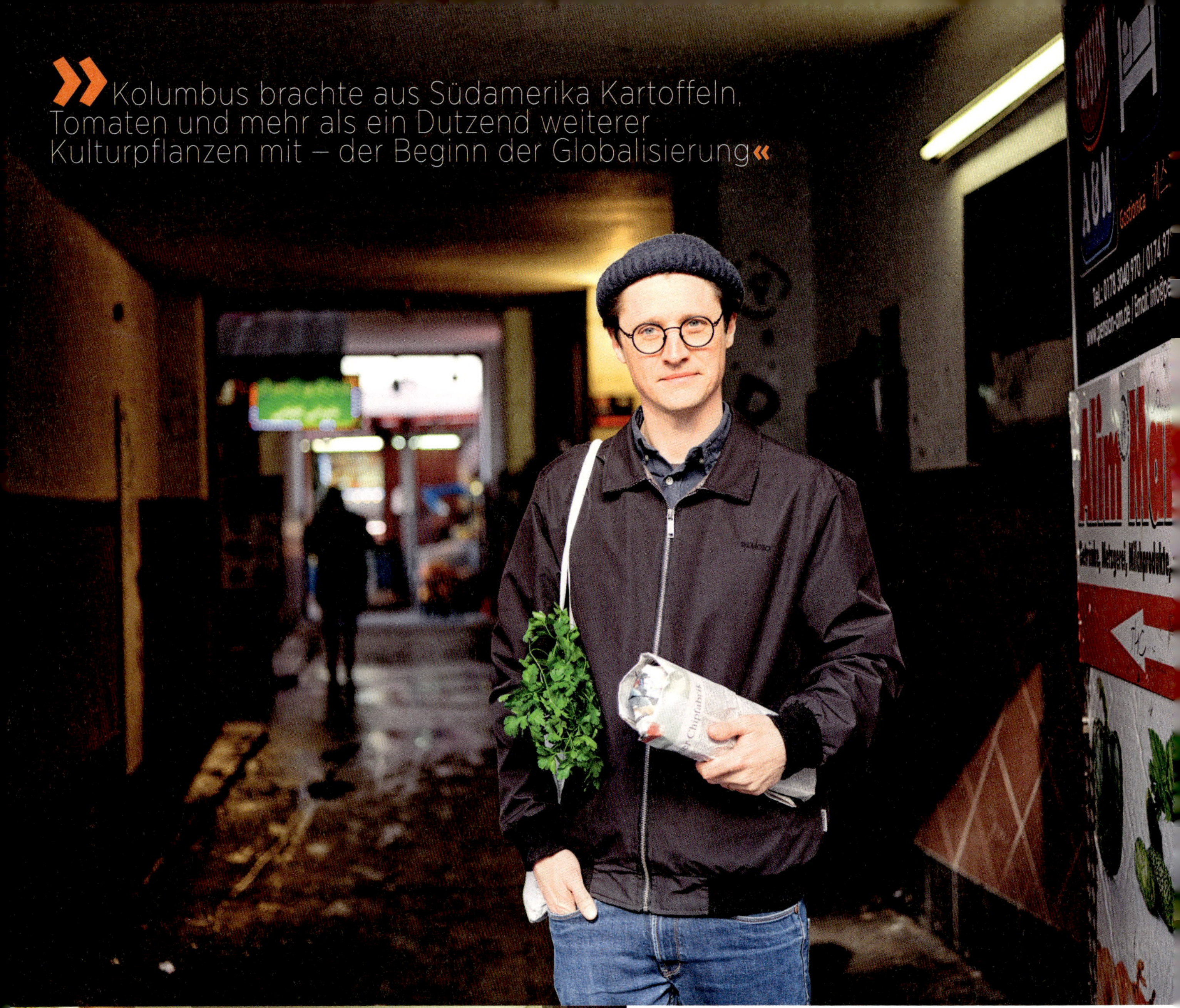

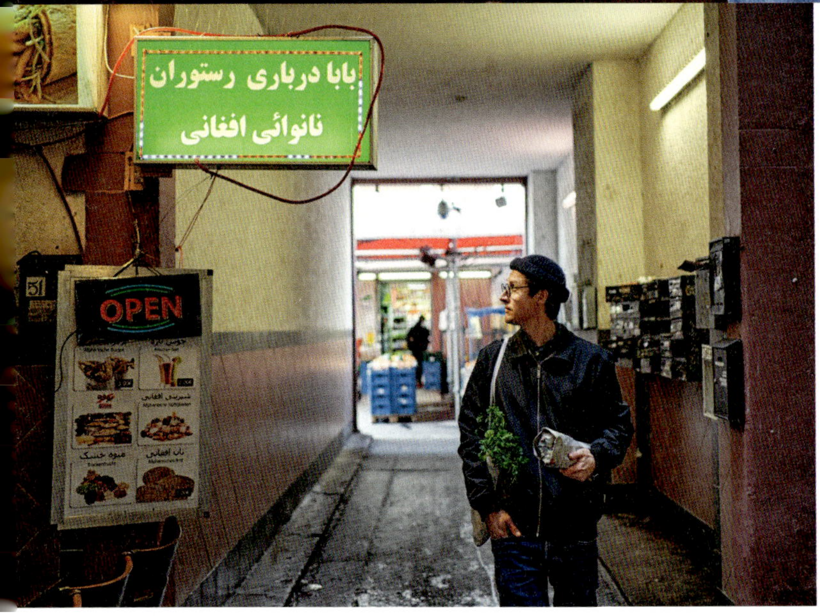

Paprika, Bohnen und noch einiges mehr. Alles Pflanzen, die die indigenen Gesellschaften Amerikas zuvor über Jahrtausende kultiviert hatten. In der Ethnologie bezeichnen wir diesen Punkt als die kolumbische Wende. Hier beginnt die erste von drei Globalisierungswellen: Die Rohstoffe reisten um die Welt.

Sind Rohstoffe nicht schon immer gereist? Man denke nur an den Gewürzhandel auf der antiken Seidenstraße.

Klar, Austausch von Lebensmitteln gab es schon immer. Zuckerrohr aus Neuguinea etwa ist über viele Tausend Jahre bis in europäische Küchen gelangt. Aber dass auf einen Schlag mehr als ein Dutzend neue, hochertragreiche Nutzpflanzen die kulinarische Welt erobern, das hat es so vorher nicht gegeben.

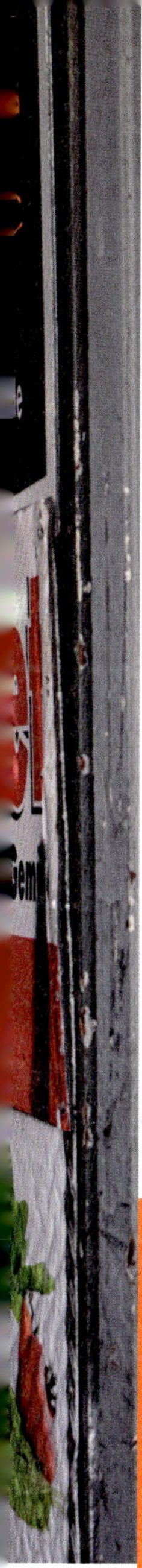

Wobei die Kartoffel nicht sofort überall angenommen wurde. Ihr Siegeszug hat ein paar Jahrhunderte gedauert.

Das war natürlich ein Prozess. Zuerst bauten reiche Adlige die Kartoffel in ihren Gärten als Zierpflanze an, sie blüht recht hübsch. Dass die Knollen essbar sind, kapierte zunächst niemand. Irgendwann wurde dann aber klar, dass die Kartoffel nicht nur deutlich robuster gegenüber Wetterschwankungen ist als Weizen, sondern auch einen vielfach höheren Ertrag pro Hektar bringt. In deutschen Rezeptbüchern taucht sie erstmals ab dem 17. Jahrhundert auf.

Friedrich der Große soll die Verbreitung der Kartoffel im 18. Jahrhundert per Dekret befördert haben.

Ja, die sogenannten Kartoffel-Befehle. Da zogen Knollen-Prediger wie Handelsvertreter über die Dörfer und erklärten den Menschen, wie man Kartoffeln anbaut und zu Suppe, Knödeln, Püree, Bratkartoffeln oder Brot verarbeitet. Es geht sogar die Legende, dass der Alte Fritz, quasi als Werbemaßnahme, ein Feld von Soldaten bewachen ließ, auf dem angeblich Kartoffeln wuchsen, die der königlichen Tafel vorbehalten waren. Bauersleute kriegten das spitz, stahlen nachts heimlich die begehrten königlichen Knollen und brachten sie unter die Leute, während die Soldaten großzügig wegsahen.

Wenn Eingewanderte eigene Restaurants eröffnen, verändern sie die Esskultur vor Ort, sagt Schellhaas. Wie hier im Frankfurter Bahnhofsviertel

Wenn in der ersten Welle Rohstoffe wie Kartoffeln um die Welt gingen, was reiste in der zweiten Welle?

Gerichte – im Gepäck von Menschen, die sich im Zuge der Kolonisation längere Zeit an einem fremden Ort aufhielten. Die Engländer schickten etwa Kolonialbeamte nach Indien. Die Besatzer kamen vor Ort in Kontakt mit der Bevölkerung, ließen sich von indischen Hausangestellten bekochen, viele hatten auch indische Frauen. In diesem Umfeld bildete sich dann eine indisch-englische Küche heraus, mit ganz neuen Gerichten.

Zum Beispiel?

Mulligatawny-Suppe, eine Art Eintopf, den es in Indien so nicht gab. Die Kolonialherren verlangten immer eine Suppe vor jeder Mahlzeit. Und dann haben die Küchenangestellten eben ein bisschen Gemüse in eine verwässerte, scharfe Soße geschnippelt. Auf ähnliche Weise ist dann auch das Curry entstanden: So nannten die Kolonialherren jede Form würziger Soße mit Fleisch oder Gemüse. Diese Kreationen brachten sie wieder mit zurück nach England.

Was geschah in der dritten Welle?

Da haben sich im Zuge von Migrationsbewegungen ganze Länderküchen auf Reisen begeben. Ende des 19. Jahrhunderts beispielsweise wanderten Menschen in großer Zahl aus Süditalien nach Amerika aus. Ein anderes Beispiel sind die Gastarbeiterküchen im Nachkriegsdeutschland. Die italienischen, türkischen oder griechischen Arbeitskräfte gründeten eigene Restaurants. Ihre Esskultur fand Eingang in den deutschen Lebensalltag, natürlich angepasst an die hiesigen Gegebenheiten und Geschmäcker. So kamen Pizza, Döner, Gyros zu uns.

Sind mit der Kolonisation auch Lebensmittel von der Alten in die Neue Welt gelangt?

Allerdings. Die kanadische Künstlerin KC Adams hat das in einer Installation treffend als „Five gifts of the white man" bezeichnet, übersetzt die „fünf Geschenke des weißen Mannes". Wobei „Geschenk" eher zynisch gemeint ist.

Was waren das für Geschenke?

Mehl, Zucker, Schweinefett, Milch und Salz. In meiner Dissertation habe ich unter anderem untersucht, welchen Einfluss diese Nahrungsmittel auf die Kultur der First Nations hatten, so nennt man die indigene Bevölkerung Kanadas. Die Menschen in British Columbia aßen bis in die zweite Hälfte des 18. Jahrhunderts so gut wie keine Kohlenhydrate. Sie lebten von Jagd, Fischfang, Beeren, Baumrinde und kleinen Wurzeln, die sie kultivierten.

Bis die Kolonisatoren kamen.

Die schoben die Menschen in Reservate ab. Sie konnten sich nicht mehr selbst versorgen und bekamen als Ausgleich von der Regierung Rationen zugeteilt. Sie passten sich an, aßen auf einmal kohlenhydratreich, brieten mit Fett, tranken Milch. Für die Kultur und die Gesundheit der Indigenen war das fatal. Interessant finde ich aber, dass sie sich dennoch manches bewahrt haben. Bei Volksfesten und Zeremonien rund um Geburt und Tod spielt der Verzehr der ursprünglichen Lebensmittel eine sehr große Rolle. Auch manche Restaurants versuchen heute, die alte Küche in moderner Form wieder aufleben zu lassen. Andererseits wird wie überall auch viel Fast Food gegessen.

»Neuerdings gehen Küchen auch unabhängig von Menschen auf Reisen – durch Kochbücher oder Franchise-Unternehmen«

Gutbürgerliche Küche findet man in Städten immer weniger. Bei Ilse Schreiber in der Kleinmarkthalle gibt es noch Rindswurst und Krakauer wie zu Großmutters Zeiten

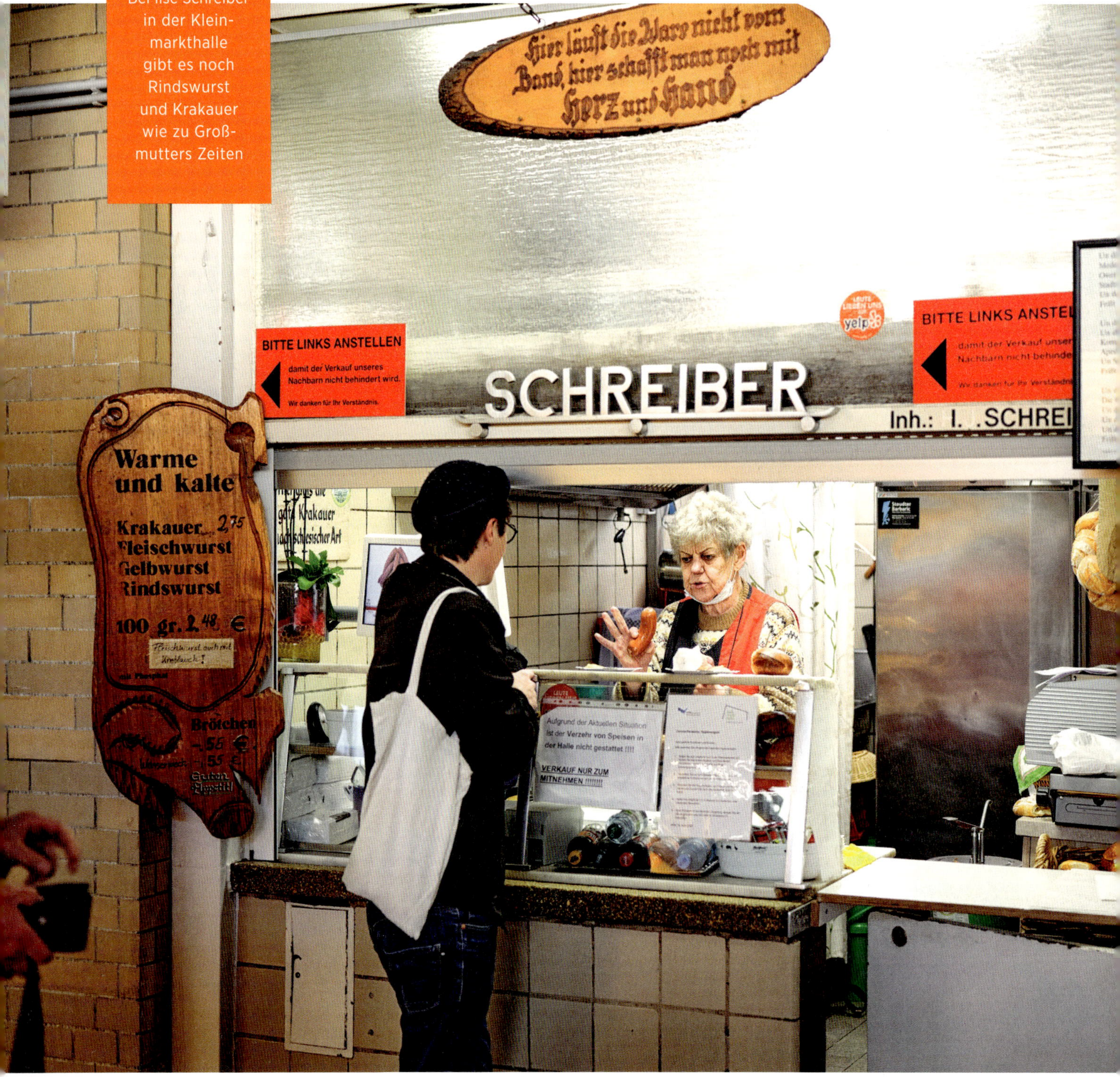

Ist der Siegeszug des standardisierten Fast Food so etwas wie eine vierte Welle?

Nein. Fast Food an sich ist ja nicht neu. Billiges Essen zum Mitnehmen gab es schon in der römischen Antike. Es ist auch keineswegs so, dass McDonald's in Mexiko das Gleiche anbietet wie in Indien. Dort gibt es zum Beispiel keine Rindfleischburger. Auch die Cola schmeckt in jedem Land anders. Selbst Fast Food muss sich den lokalen Gegebenheiten anpassen. Gleichwohl ist es ein neues Phänomen, dass Gerichte und Küchen unabhängig von Menschen auf Reisen gehen – sei es durch Franchise-Unternehmen oder Kochbücher.

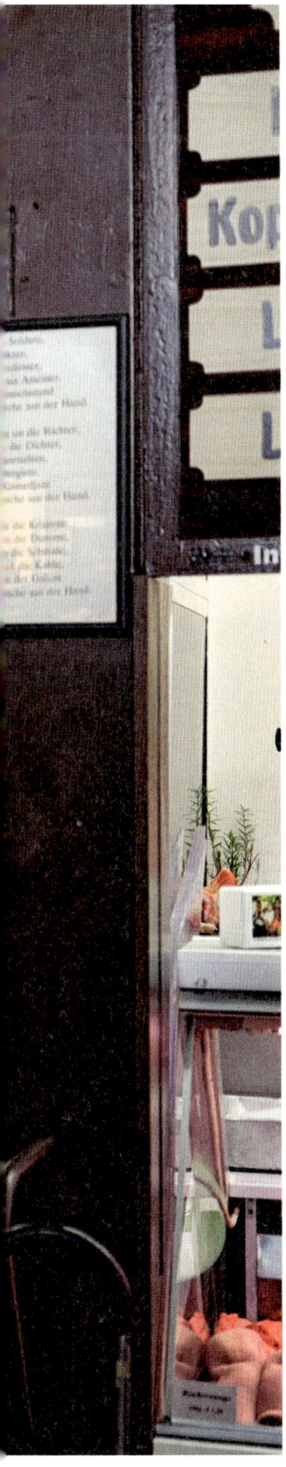

Fast Food lässt sich ja auch ganz praktisch mit den Fingern essen, man braucht gar kein Besteck mehr.

In großen Teilen der Welt ist das ohnehin völlig normal. Vor einigen Jahren verbrachte ich einige Monate zu Feldforschungen in Westkenia. Dort isst man traditionell mit der Hand. Bei den Luo etwa besteht eine Hauptmahlzeit aus einer Art Polenta aus Mais und Getreide, Bohnen und einer Soße. Zum Essen wird aus der Polenta eine kleine Portion zu einer Kugel geformt und mit dem Daumen eine Kuhle hineingedrückt. Damit nimmt man dann die Bohnen und die Soße auf.

Das klingt nach einer verkleckerten Angelegenheit.

Überhaupt nicht. Wenn man es richtig beherrscht, bleiben die Finger sauber. Natürlich wäscht man sich vor dem Essen die Hände. Es war für mich persönlich ein unglaublicher Erfolgsmoment, als ich nach ein paar Wochen des Übens das erste Mal nach dem Essen nicht komplett eingesaut war.

Würde das Gericht genauso schmecken, wenn man es mit Besteck äße?

Auf keinen Fall. Das Essen mit den Händen, das Kneten der Klößchen ist einfach viel sinnlicher.

Der Soziologe Norbert Elias hat die Tatsache, dass wir nicht mehr alle aus einem Topf essen, sondern jeder sein eigenes Besteck, seinen eigenen Teller hat, als Ergebnis einer fortschreitenden Individualisierung erkannt. War die Erfindung des Bestecks ein Fehler?

Nein. Für bestimmte Gerichte braucht man einfach Löffel, Messer und Gabel. In Europa haben wir eine lange Tradition von Schmorgerichten und großen Fleischlappen, die am Stück gebraten werden – im Gegensatz zu Südostasien, wo Fleisch und Gemüse vor dem Kochen geschnitten und dann nur kurz gebraten und mit Stäbchen gegessen wird. Ein Frankfurter Schnitzel mit grüner Soße und Kartoffeln kann und möchte ich nicht mit den Fingern essen. Ich finde es eher bedauerlich, dass immer weniger Menschen den richtigen Umgang mit Besteck beherrschen.

Warum ist das so wichtig?

Ich bin der Ansicht, Fisch schmeckt anders, wenn ich ihn mit einem richtigen Fischmesser auf eine bestimmte Art zerteile. Und da sind wir bei der Frage: Was ist Kochen? Der Filmemacher Peter Kubelka hat sich intensiv damit auseinandergesetzt und kam zu dem Schluss, dass Kochen nicht im Topf anfängt und auch nicht dort aufhört.

Sondern?

Es beginnt schon auf dem Feld. Unter welchen Bedingungen wächst eine Pflanze heran, wie wird sie geerntet, gelagert? Und genauso die Art des Essens. Gibt es eine Vorspeise? Gibt es Beilagen? In welcher Reihenfolge esse ich die? Nehme ich immer von allem etwas oder spare ich mir das Beste zum Schluss auf? Welches Besteck benutze ich? Wie gründlich kaue ich? Trinke ich Wein dazu? All das ist Teil eines großen Zubereitungsprozesses und der wird in jeder Esskultur anders gehandhabt.

Sie zitieren gern den französischen Ethnologen Marcel Mauss, der gesagt hat, Essen sei eine »fait social total«, ein soziales Totalphänomen. Was meinte er damit?

Dass im Kochen und Essen immer alle Institutionen einer Gesellschaft gleichzeitig und auf einen Schlag zum Ausdruck kommen: Unsere Ökonomie, unsere Vorstellung von Ökologie, Sexualität, Moral, Ästhetik. Nehmen wir zum Beispiel die Idee, dass es gut und richtig ist, gemeinsam zu essen. Das ist ein rein kulturell geprägtes Ideal.

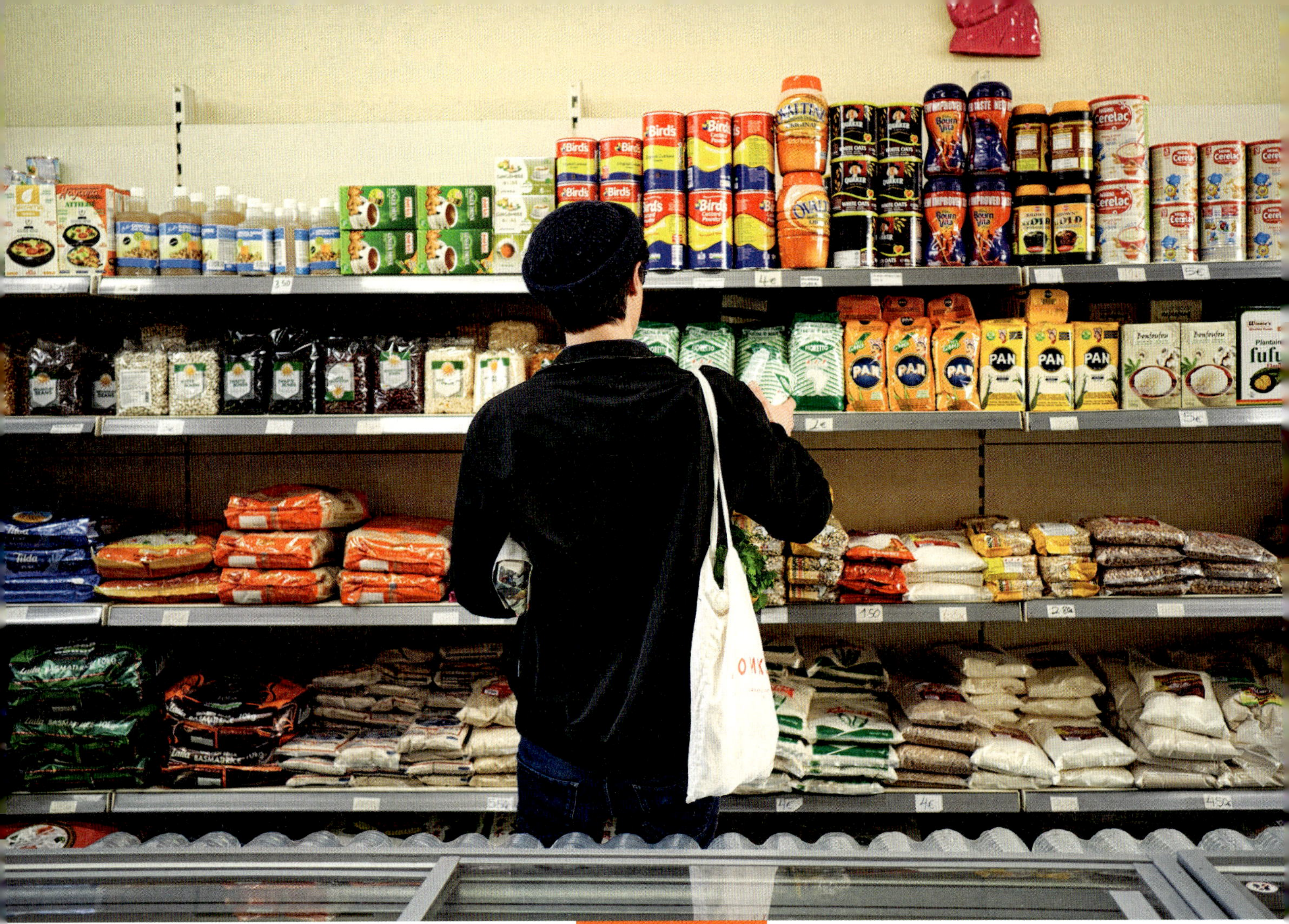

Gibt es etwa Gesellschaften, in denen nicht gern gemeinsam gegessen wird?

Die gibt es. In Ostafrika leben die Samburu, für die das lange nicht galt. Traditionell hüteten dort die Männer das Vieh und ernährten sich hauptsächlich von Blut mit Milch. Sie speisten von den Frauen und meist auch von anderen, vor allem den jüngeren, Männern getrennt, wann immer es ihnen beliebte. Im Zuge der Kolonisation verloren die Samburu aber ihre Weidegründe und wurden zur Agrargesellschaft. Die Frauen begannen zu kochen und ihre eigene Nahrung anzubauen. Waren sie zuvor vollkommen abhängig vom Vieh der Männer gewesen, übernahmen sie nun Verantwortung für die Felder und gewannen zunehmend an Einfluss.

Im African Bazaar gibt es allerhand Exotisches, etwa Kochbananenbrei. Die Pflanze ist ein Grundnahrungsmittel auf dem afrikanischen Kontinent, dabei stammt sie ursprünglich aus Asien

Das gefiel den Männern nicht.

Nein. Die ganze Gesellschaftsstruktur veränderte sich. Wenn die Frauen kochten, setzten sich nun alle gemeinsam hin und aßen, wenn das Essen fertig war. Geschlechter, Altersgruppen, alles vermischte sich auf einmal. Für die Männer war das der totale Zusammenbruch ihrer Kultur und Gesellschaft. Sie kannten das nicht. Der Anthropologe Jon Holtzman zitiert in seinem Bericht die Aussage eines Stammesältesten: „The world is dead and cooking has killed it." Übersetzt: Die Welt ist tot und das Kochen hat sie getötet.

Heutzutage spaltet Fleisch ähnlich die Gemüter. Dürfen wir Tiere für den Genuss quälen und töten?

Wir sollten nicht vergessen, dass es eine soziale Errungenschaft ist, dass sich überhaupt alle regelmäßig Fleisch leisten können. Nicht wenige begreifen es als Teil ihrer kulturellen Identität, täglich sehr viel Fleisch zu essen. Wenn Politiker nun fordern: Das Fleisch muss teurer werden, bedeutet das letztlich, dass es für Geringverdienende wieder unerschwinglich wird. Und wenn ich plötzlich nicht mal mehr die Freiheit habe, zu essen, was ich von klein auf kenne, dann läuft gewaltig etwas schief, dann gerät – wie bei den Samburu – die Welt ins Wanken.

Was ist also die Lösung? Laborfleisch?

Ich kann nicht beurteilen, wie gesund oder ökologisch das ist. Aber aus ethischer Perspektive wäre das eine Möglichkeit. Den meisten ist wahrscheinlich egal, woher das Fleisch im Burgerpattie oder der Wurst kommt, solange es schmeckt.

Fleisch und Fisch werden ohnehin meist bis zur Unkenntlichkeit verarbeitet. Warum?

Das liegt wohl daran, dass der Tod in unserer Gesellschaft tabuisiert ist. Wenn ich davon ausgehe, dass jedes Tier wiedergeboren wird, habe ich weniger Probleme damit, Fleisch zu essen, als wenn ich annehmen muss, dass der Tod, auch mein eigener, das Ende jeglicher Existenz bedeutet. Deshalb essen wir kaum noch Augen, Zungen, Hirne, Innereien. Denn die verbergen nicht, was sie sind, auch geschmacklich nicht. Mein Doktorvater Marin Trenk hat immer gesagt: Gehen Sie mal in eine Metzgerei und versuchen aus der Auslage ein ganzes Tier zusammenzusetzen.

Das war aber auch in Deutschland nicht immer so.

Nein. Als die Menschen noch überwiegend auf dem Land lebten, verspeiste man selbstverständlich das ganze Tier. Man hatte aber auch eine ganz andere Beziehung zum Tier, das ja Versorger war, und zur eigenen Endlichkeit. Da war weniger Verdrängung im Spiel. Genauso bei indigenen Völkern. Die Inuit etwa fangen eine bestimmte Vogelart, stecken sie in einen Sack aus Robbenhaut, bis er prall gefüllt ist und vergraben ihn. Nach drei Monaten wird daraus „Kiviak“. Man muss aber höllisch aufpassen, dass man es richtig macht. Sonst wird es lebensgefährlich. Bei uns kommen traditionelle Spezialitäten wie Kutteln oder Nierchen fast nur noch auf dem Land auf den Teller. Auch hier muss man wissen, wie man sie gut zubereitet, sonst schmeckt es scheußlich.

Bei Insekten wird auch automatisch das ganze Lebewesen ersichtlich. Kein Wunder, dass wir die hier nicht essen.

Als Pulver ginge es vielleicht. Aber ich sehe weder Petrischalen- noch Insektenburger in naher Zukunft.

Sondern? Was ist der nächste große Trend?

Die Trendforscherin Hanni Rützler berichtet in ihrem aktuellen Food-Report, wohin sich die Esskultur in Europa seit Beginn der Coronapandemie entwickelt. Demnach achten Konsumierende vermehrt auf Gesundheit, Nachhaltigkeit, Regionalität und Fair Trade. Das gemeinsame Kochen wird stärker zelebriert, und viele bauen jetzt Radieschen oder Salat auf dem Balkon selbst an. Außerdem: Snacks, über den Tag verteilt, ersetzen immer mehr die großen Hauptmahlzeiten. Fingerfood wird also in Zukunft noch beliebter werden. •

Wie ernähren

M i l l i a r

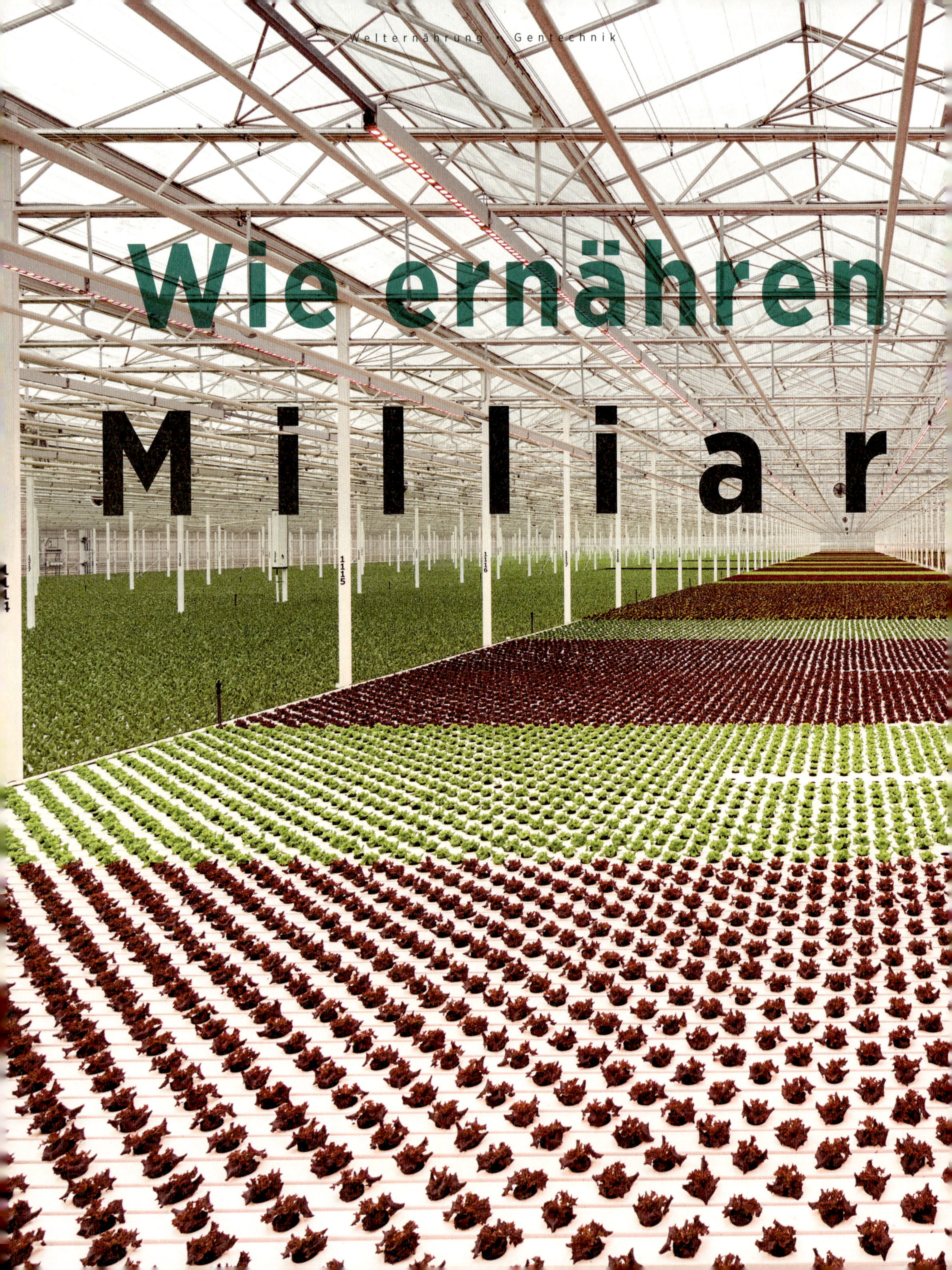

wir zehn
d e n ?

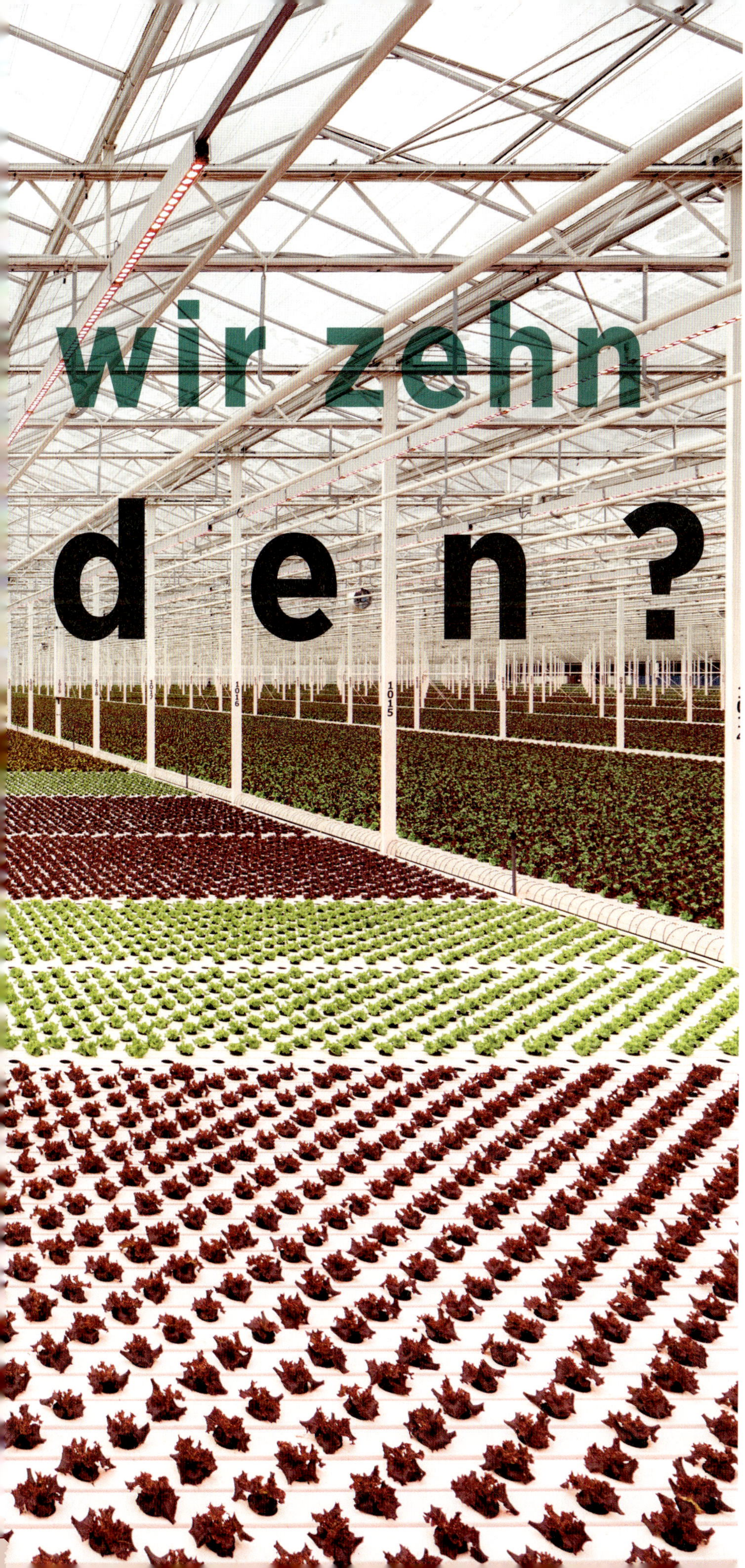

Die Menschheit wird immer hungriger – und die industrielle Landwirtschaft zerstört schon heute die Natur. Jetzt schlägt die Stunde einer hierzulande noch oft verkannten Technologie: **Grüne Gentechnik**

Text:
Katharina von Ruschkowski

Fotos:
Luca Locatelli

Um den wachsenden Bedarf zu decken, müssen immer mehr Lebensmittel auf wenig Raum erzeugt werden. Fotograf Luca Locatelli zeigt auf seinen Bildern die Zukunft einer hocheffizienten Landwirtschaft: In diesem niederländischen Treibhaus etwa werden auf 90 000 Quadratmetern Salate und andere Blattgemüse gezogen – der Ertrag liegt dabei etwa zehnmal höher als im Freiland, der Einsatz von Chemikalien reduziert sich um 97 Prozent

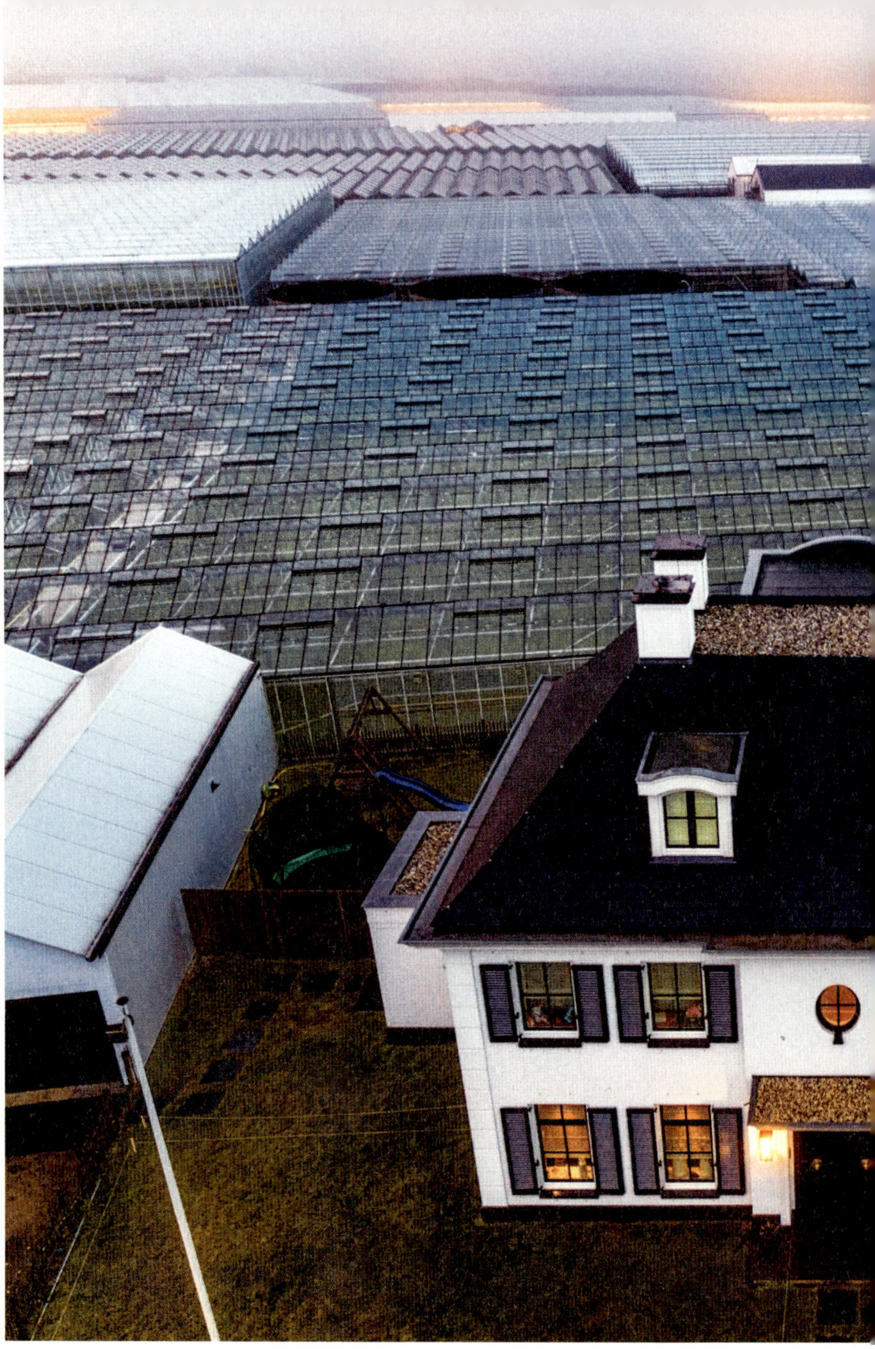

D

Der Ort, an dem Furcht und Hoffnung kollidieren, liegt im fruchtbaren Norden Indiens: weites, ebenes Land, aufgeteilt in kleine Felder; von oben gleicht der Bundesstaat Haryana einem Mosaik aus Grün- und Brauntönen. Es ist ein heißer Morgen im Mai 2019, als Bedienstete der Landwirtschaftsbehörde eines dieser Felder umstellen. Sie haben starke Traktoren dabei. Sogleich beginnen sie damit, den halbhektargroßen Acker zu zerstören.

Dabei hat der Bauer dort keine Drogen kultiviert, auch keine Waffen vergraben. Er hat getan, was in dieser Gegend eigentlich selbstverständlich ist: Auberginen gepflanzt. Die Früchte, hier *brinjal* genannt, sind ein wichtiges Nahrungsmittel in Indien. Ihr Anbau jedoch gleicht einem Vabanquespiel: Regelmäßig fallen Insekten über die Pflanzen her, bohren sich in die Blätter und durch das weiche Fleisch.

Um das zu verhindern, bringen die Bäuerinnen und Bauern Insektizide aus; mit Rückenspritzen, ohne Schutzkleidung, 70-, 80-mal pro Saison. In schlechten Jahren zerstört der Auberginenfruchtbohrer trotzdem bis zu 70 Prozent ihrer Ernte.

Längst hat sich in Haryana herumgesprochen, dass auf Zehntausenden Äckern im benachbarten Bangladesch eine Auberginensorte wächst, deren Früchte den Schädlingen widerstehen. Geschichten von Rekordernten machen die Runde; Schädlingsgifte sollen überflüssig geworden sein.

Indiens Regierung sind die Vorteile der Auberginensorte bekannt, ihr Nutzen wurde offiziell bestätigt. Ihre Aussaat ist dennoch verboten. Denn die Sorte hat – jedenfalls aus Sicht der Regierungspolitik – einen Makel: Die Saaten enthalten künstlich eingeschleuste Gene des Bakteriums *Bacillus thuringensis*. Dieses erzeugt Eiweiße, die für Insekten toxisch sind. Durch den Gentransfer produziert die Aubergine ihre eigene Insektenabwehr.

Bt-Proteine wirken, verglichen mit üblichen Insektiziden, gezielt auf bestimmte Schädlinge. Für die allermeisten anderen Insekten- und Säugerarten, auch für den Menschen, sind sie ungiftig. Im Biolandbau kommen Präparate aus den Bakterien darum seit Jahrzehnten zum Einsatz.

2002 stimmte Indien dem Anbau genveränderter Bt-Baumwolle zu –

Schon jetzt sind **40 Prozent der weltweiten Fläche** landwirtschaftlich genutzt. Oft nehmen die Böden **Gülle und Dünger** kaum mehr auf

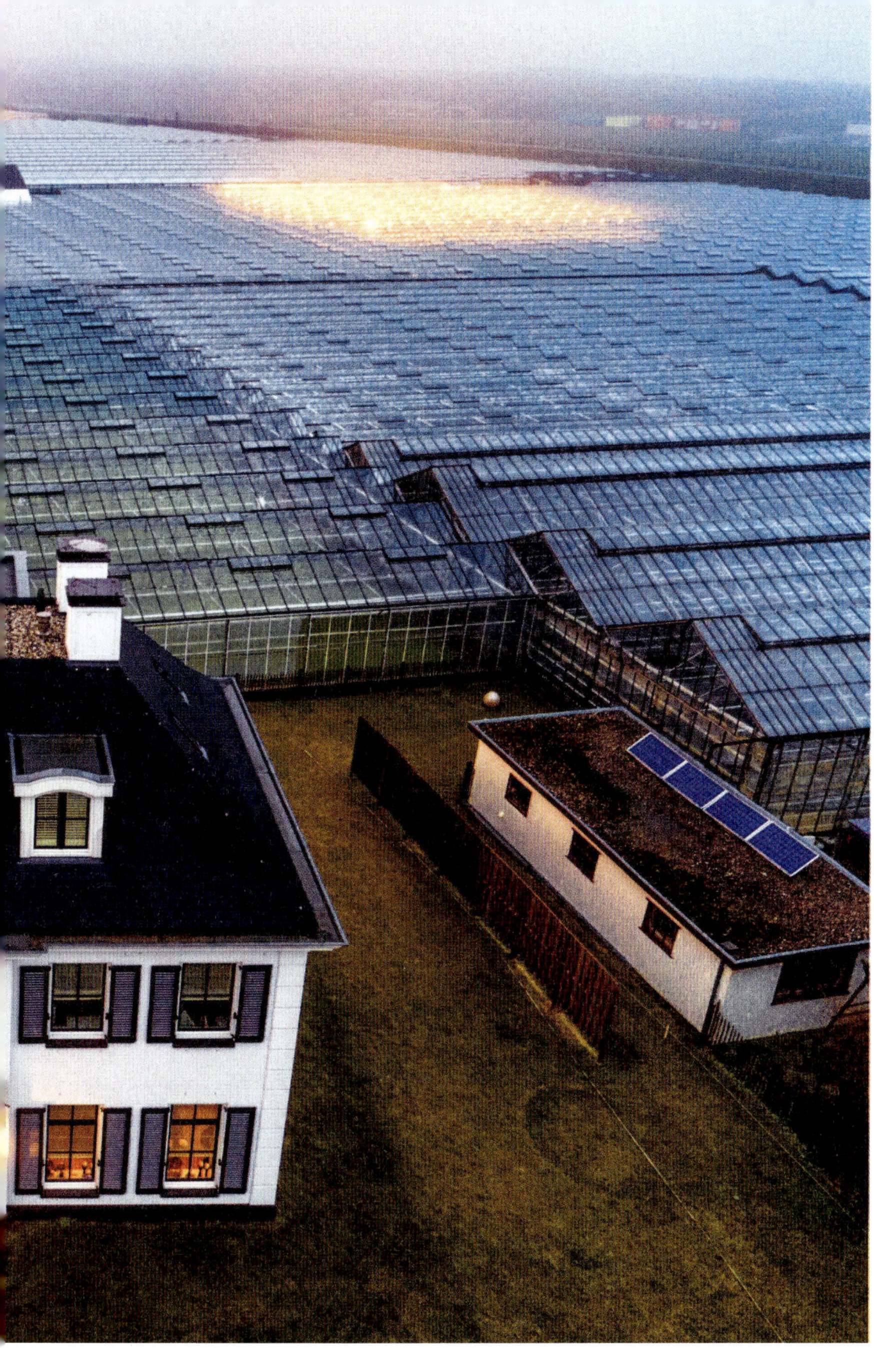

Felder bis an den Horizont – sämtlich unter Glas. So sieht Landwirtschaft in Westland aus, dem größten Treibhauskulturgebiet der Niederlande

gegen Bt-Auberginen aber sperrt sich die Regierung: Die Gewächse seien ein unkalkulierbares Risiko für Mensch und Natur.

In Haryana haben Umweltaktivist*innen die Behörden im Frühjahr 2019 auf die Spur des Kleinbauern gebracht. Nur Tage später zerfurchen die Traktoren sein Feld und verscharren die Auberginensträucher, an denen fette Früchte hängen, in tiefen Gräben. Im Internet wird der Bauer als Krimineller beschimpft. Die Beamt*innen nehmen ihn ins Verhör, wollen von ihm wissen, woher die illegalen Samen stammen.

Der Bauer begreift die Aufregung nicht. Tage später wird er einem Zeitungsreporter erzählen, er habe einfach nach einer Sorte gesucht, die dem Auberginenfruchtbohrer widersteht.

Der indische Acker ist an jenem Maitag zum Brennglas eines Konflikts geworden, dessen Ausgang entscheidend sein könnte für die zukünftige Ernährungssicherung. Denn die Frage, wie wir zur Mitte des Jahrhunderts zehn Milliarden Menschen ernähren, ohne dabei unseren Planeten zu zerstören, ist eine der größten Herausforderungen unserer Zeit – vielleicht die größte überhaupt. Bis 2050, so Schätzungen der FAO, der Ernährungs- und Landwirtschaftsorganisation der Vereinten Nationen, müssen die Erträge um knapp 70 Prozent steigen.

In den Jahrtausenden zuvor bedeutete dies, einfach immer mehr Land unter den Pflug zu nehmen. Doch diese Option gibt es im Grunde nicht mehr. Schon jetzt sind fast 40 Prozent der Landoberfläche landwirtschaftlich genutzt. Oft können die Böden den Dünger und die Gülle, die bei der Viehzucht entsteht und auf den Feldern ausgebracht wird, kaum mehr aufnehmen. Und Pestizide belasten viele Ökosysteme.

Tausende Arten sind bedroht. Über die vergangenen vier Jahrzehnte brachen die Populationen vieler Säuger, Vögel, Insekten, Amphibien, Reptilien um fast 70 Prozent ein.

Die Landwirtschaft konsequent auf biologischen Anbau umzustellen, würde einige Probleme lösen, andere allerdings verschärfen. Denn die Erträge im Biolandbau sind niedriger als im konventionellen. Um die wachsende Weltbevölkerung allein mit „Bio" sattzubekommen, müssten also weitere Wälder gerodet, Moore trockengelegt und die Areale in Ackerland verwandelt werden.

Wie also kann es gelingen, diese Mammutaufgabe zu stemmen: mehr Nahrung auf weniger Fläche anbauen – und dabei zugleich weniger Wasser, Dünger und Pestizide verbrauchen?

Viele Forschende sind überzeugt: Gentechnik wird ein entscheidender Schlüssel zum Erfolg sein. Etliche bezeichnen vor allem neue Methoden wie CRISPR/Cas9 als Gamechanger, als großen, alles verändernden Wurf. Denn die Techniken ermöglichen es, Pflanzen rasch und präzise an die Welt von morgen anzupassen; Sorten zu entwickeln, die höhere Erträge bescheren, Schädlingen und Trockenheit trotzen, gar auf salzigen Krumen gedeihen.

Viele Regierungen und Nichtregierungsorganisationen aber lehnen die „Grüne Gentechnik" („grün" steht hier für „Pflanzen“) strikt ab. Eingriffe ins Erbgut von Organismen seien unverantwortbar und von der Bevölkerung unerwünscht.

Was also sind Gentechnik-Saaten? Segen für Mensch und Umwelt? Das kleinere Übel? Oder ein Fluch? Es gibt nur wenige Fragen, bei deren Beantwortung Wissenschaft und Politik so weit auseinanderliegen wie hier.

I. Glauben und Wissen

Der Gentechnikbefürworter: Matin Qaim

Matin Qaim, Agrarökonom und Professor für Ökonomischen und Technologischen Wandel an der Universität Bonn, beschäftigt seit Jahrzehnten die Frage, welche Entwicklungen Kleinbäuerinnen und Kleinbauern voranbringen und so den Hunger in der Welt beenden könnten. So ist er zu einer Überzeugung gelangt, die viele furchtbar finden: dass Gentechnik dabei von großem Nutzen sein kann. Wenn Laien dieser Erkenntnis skeptisch gegenüberstehen, sie auch ablehnen, könne er dies gut verstehen, räumt Qaim ein. „Es ging mir anfangs ja genauso.“

Mitte der 1990er-Jahre sucht er eine Fragestellung für seine Doktorarbeit. Befass dich doch mit Gentechnik, schlägt Qaims Mentor vor. Damals beginnen Freiburger Forschende „Goldenen“, mit Provitamin A angereicherten Reis zu entwickeln, der Mangelerkrankungen verhindern soll; Klonschaf Dolly wird geboren. Qaim schüttelt den Kopf. Er hat an der Uni Umweltaktivist*innen kennengelernt, die sich gegen Gentechnik engagieren. Ihre Thesen leuchten ihm ein: Niemand wisse, wie genmanipulierte Organismen im Körper oder in der Umwelt wirken. Sie befürchten Allergien und in der Natur unkontrollierbare Kettenreaktionen, gar den Kollaps ganzer Ökosysteme. Und dass Megakonzerne wie Monsanto – 2018 von Bayer übernommen – Gentechnik propagieren, macht die Verfahren umso verdächtiger.

Qaim beschließt am Ende trotzdem, seine Doktorarbeit dem Thema zu widmen – um aufzuzeigen, wie sehr die Gentechnik für Mensch und Umwelt von Nachteil ist. Als er nach Kenia, auf die Philippinen, später auch immer wieder nach Indien reist, bietet sich ihm ein anderes Bild: Die meisten Bauersleute sind froh über ein Saatgut, das sie vor vernichtenden Schädlingsplagen bewahrt. Beinahe jeder kann ihm Geschichten über Insektizidvergiftungen in der Familie erzählen.

Ab 2002 sammelt Qaim in Indien jahrelang Daten von Farmen, die insektenresistente Bt-Baumwolle anbauen; er will ihre Erfahrungsberichte bilanzieren. Sein Ergebnis: Setzen Bauersleute auf Bt-Baumwollsorten statt auf herkömmliche, steigen Erträge und Einkommen erheblich – obwohl die Saaten teurer sind. Denn die Betreffenden können den Einsatz kostspieliger Pestizide um die Hälfte reduzieren. Die Daten haben sich mittlerweile mehrmals bestätigt, auch für Nahrungspflanzen wie

Moderne Milchwirtschaft: An der niederländischen Universität Wageningen überwachen Melkroboter die Effizienz der Tiere – und ihre Gesundheit

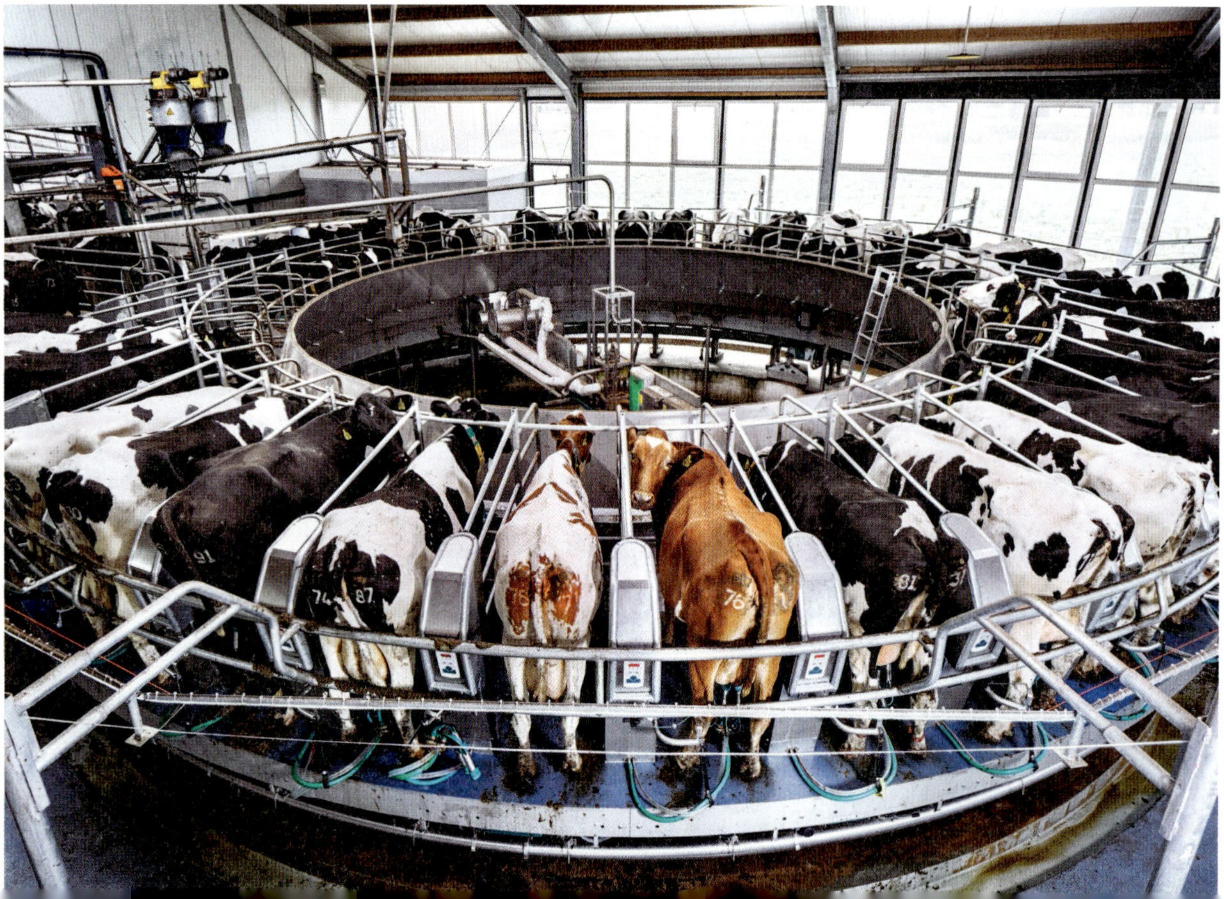

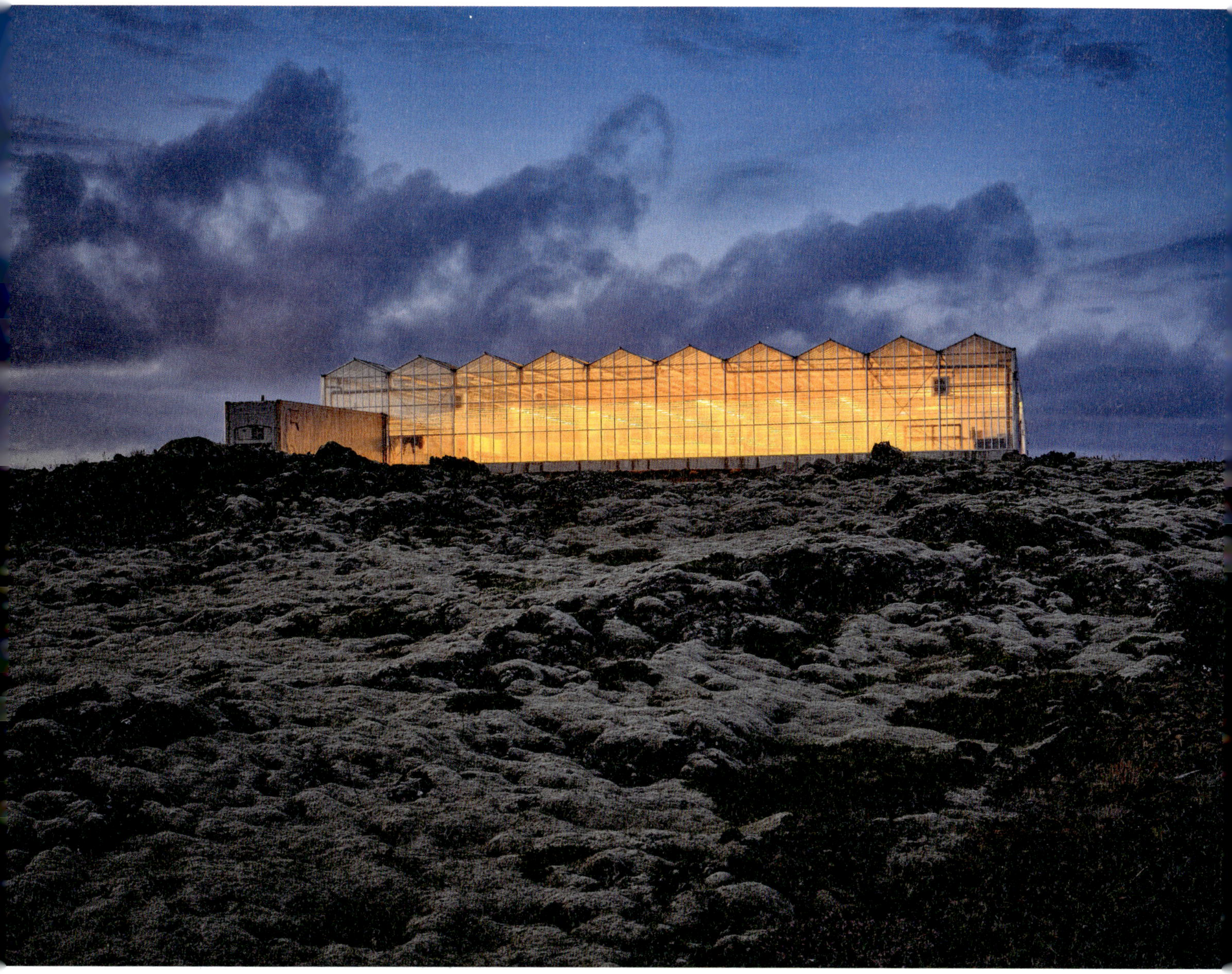

Andere Industrien konkurrieren um Anbaufläche: Inmitten dieses isländischen Lavafeldes werden aus Gerste Wachstumsfaktorproteine für Kosmetika gewonnen

Gentechnik-Saaten – **Segen für Mensch und Umwelt?** Das kleinere Übel? **Oder doch ein Fluch?**

Bt-Mais in Südafrika oder die Bt-Auberginen in Bangladesch. Für deren Anbau ermittelten Forschende unlängst ein Ernteplus von 50 Prozent – beim Rückgang des Pestizideinsatzes um 76 Prozent.

Qaim würde Gentechnik trotzdem nie als „Allheilmittel" bezeichnen. Hohe Erträge garantieren nicht automatisch ein gutes Einkommen und einen reich gedeckten Tisch. In Afrika und Asien verderben unzählige Tonnen Nahrungsmittel bei Lagerung oder Transport. Gut ausgebaute Straßen zum Großmarkt bringen vielerorts mehr für die Ernährung als jede gentechnisch modifizierte Pflanze. „Aber daraus nun den schlichten Schluss zu ziehen, Gentechnik sei überflüssig, halte ich für falsch und kurzsichtig", sagt Qaim.

II.
Versuch und Irrtum

Eine kleine Geschichte der Pflanzenzucht

Seit Jahrtausenden nutzen Menschen die Möglichkeiten ihrer Zeit, um Pflanzen so zu formen, dass sie ihnen zugutekommen: höhere Erträge

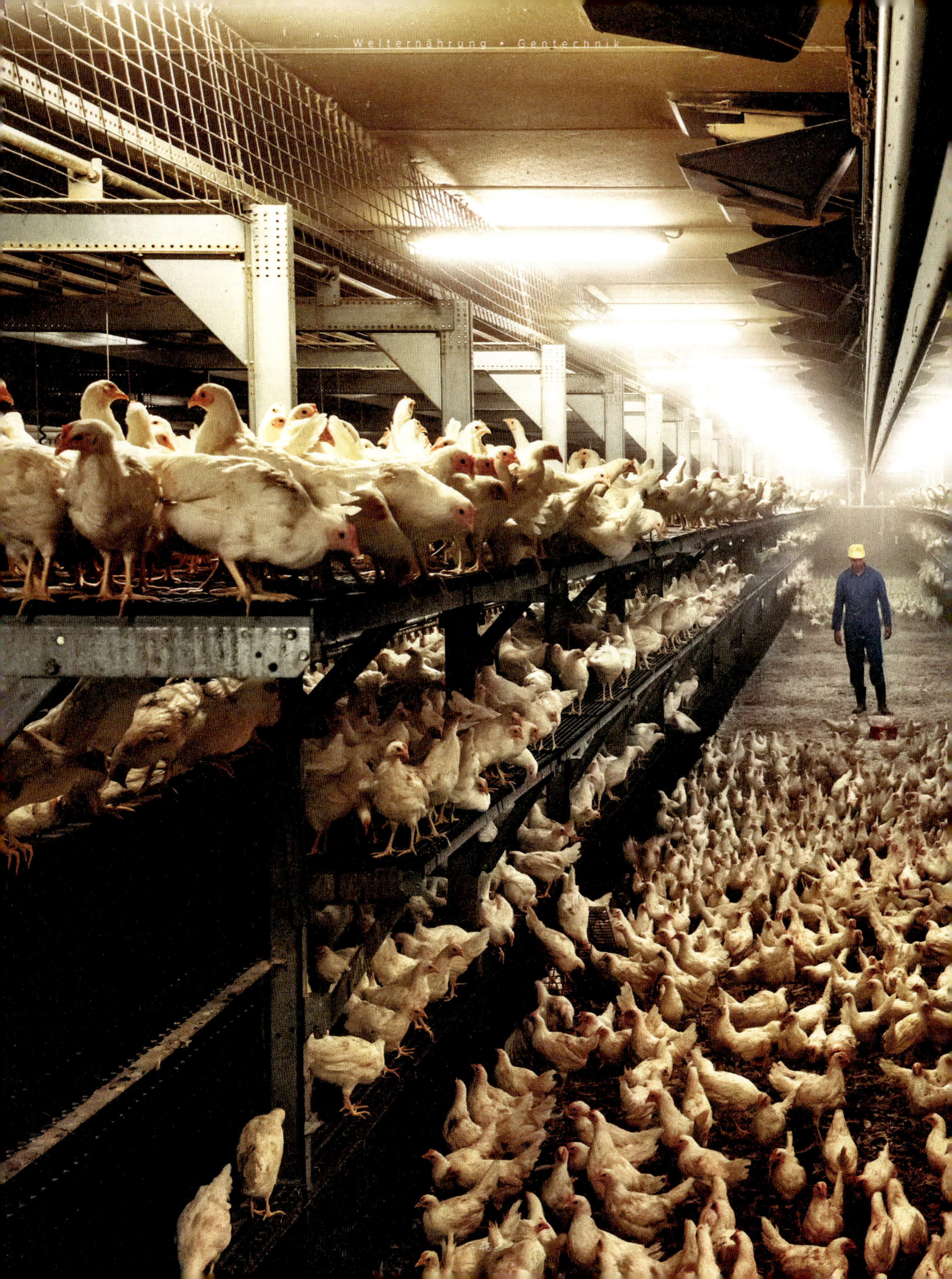

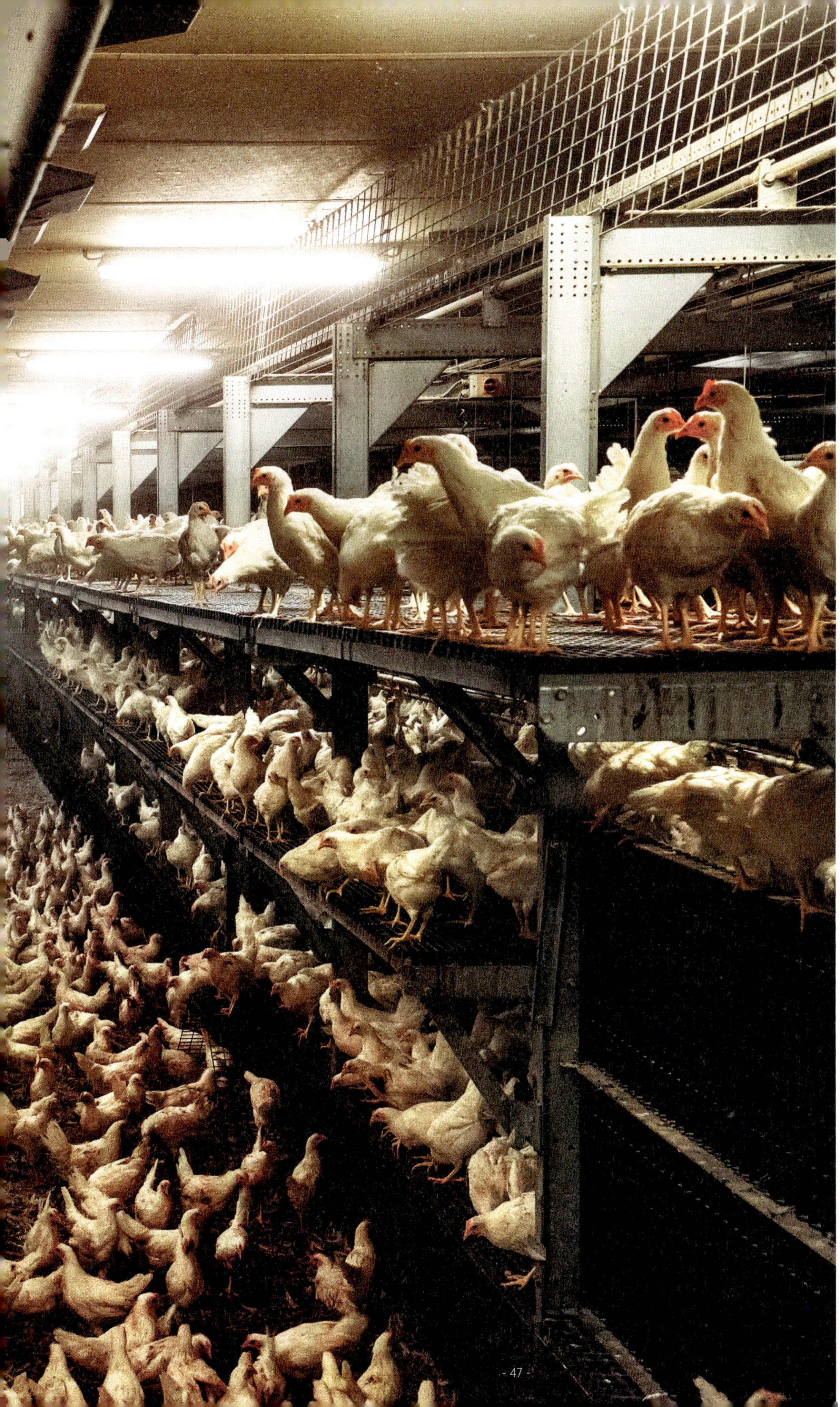

Massentierhaltung gleich Tierquälerei? Nicht immer: Dieser Hühnerzüchter in Südholland konzipierte seinen Stall gemeinsam mit Tierrechtsorganisationen. Die Tiere haben mehr Platz als üblich, bleiben vitaler und der Einsatz von Antibiotika sowie das Risiko von Vogelgrippe sind auf ein Minimum reduziert liefern, schöner aussehen, auf dürren Böden gedeihen.

Die längste Zeit der Geschichte ist Pflanzenzucht allerdings ein Geschäft, das auf dem Prinzip von Versuch und Irrtum basiert. Die Bauersleute kreuzen und vermehren Sorten so lange, bis die gewünschten Eigenschaften hervortreten.

Es waren zuletzt vor allem solche züchterischen Innovationen, die Ernten explodieren ließen. Vielleicht zählt es zu den großen Errungenschaften der Landwirtschaft, dass seit den 1960er-Jahren die globale Ackerfläche kaum mehr vergrößert werden musste, um statt drei nahezu acht Milliarden Menschen zu ernähren. Dass heute, anders als zu Beginn des 20. Jahrhunderts, nicht mehr die Hälfte, sondern etwa ein Zehntel der Weltbevölkerung hungert.

Bloß: Die Erfolgsgeschichte dieser Grünen Revolution ist keine nachhaltige. Denn die Ertragssteigerungen beruhen neben neuen Hochleistungssorten auch auf dem massiven Einsatz von Chemie: von Düngern und Pestiziden. Darüber hinaus setzen die Landwirtschaftsbetriebe seither auf wenige, ertragreiche Kulturarten und Sorten. Knapp die Hälfte der täglich verspeisten Kalorien stammt heute aus nur drei Feldfrüchten: Reis, Weizen, Mais. Konzerne wie Monsanto oder Syngenta, die den Saatgutmarkt beherrschen, kümmern sich kaum um Hirse, Maniok, Kochbananen, Grundnahrungsmittel in vielen Ländern Asiens, Afrikas und Lateinamerikas. Das Wissen um und die Weiterentwicklung regional angepasster Nahrungspflanzen ist auf der Strecke geblieben.

In den 1980er-Jahren bahnt sich dann erneut eine Revolution an: Erstmals gelingt es Forschenden, ein fremdes Gen direkt ins Erbgut einer anderen Pflanze einzuschleusen. Doch diese „frühe" Gentechnik hat Tücken. Die Verantwortlichen wissen nicht si-

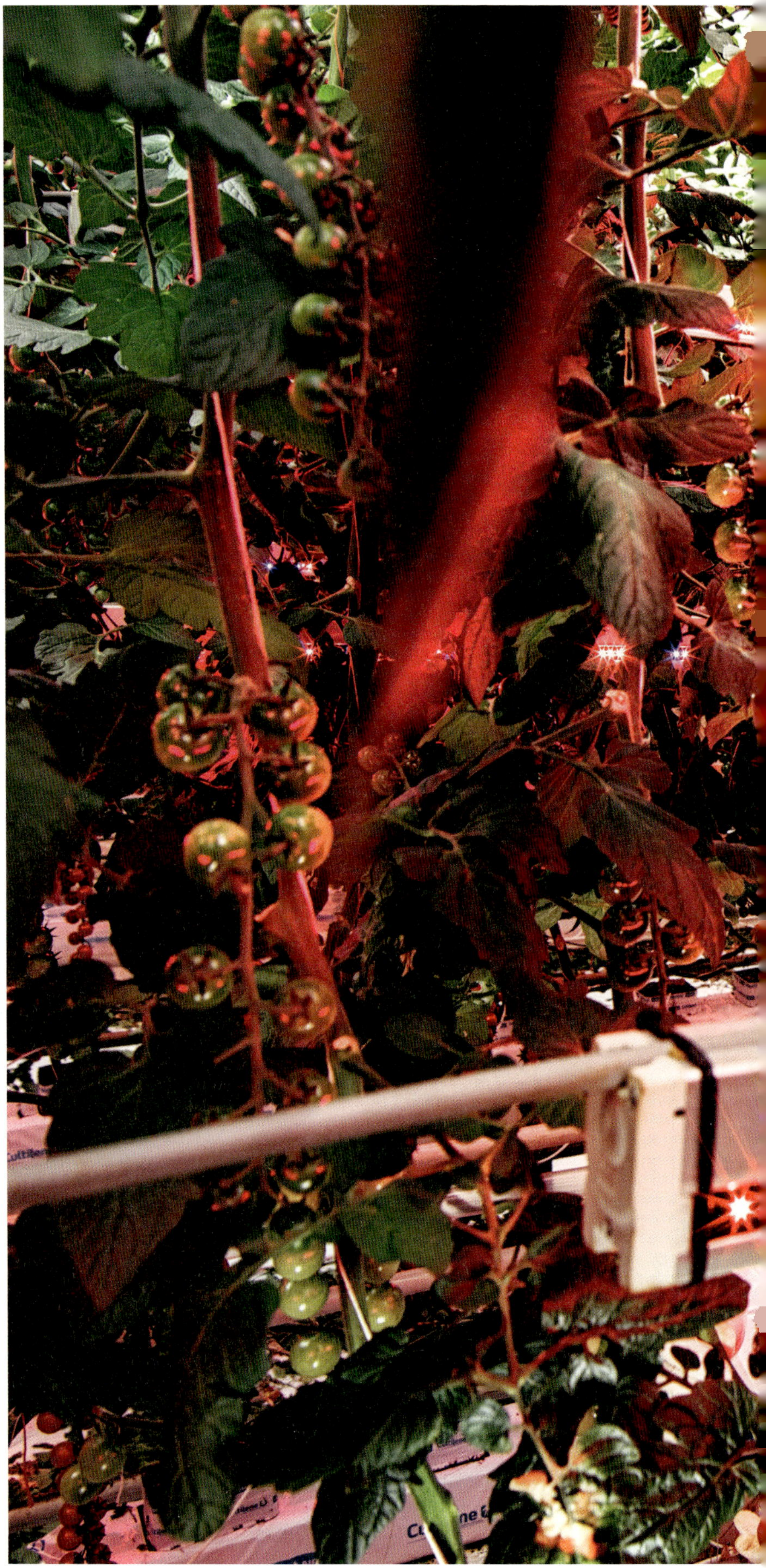

Sonnenersatz: Im niederländischen Forschungszentrum Delphy überprüft ein Forscher die Wirkung von LED-Licht auf das Wachstum von Tomaten

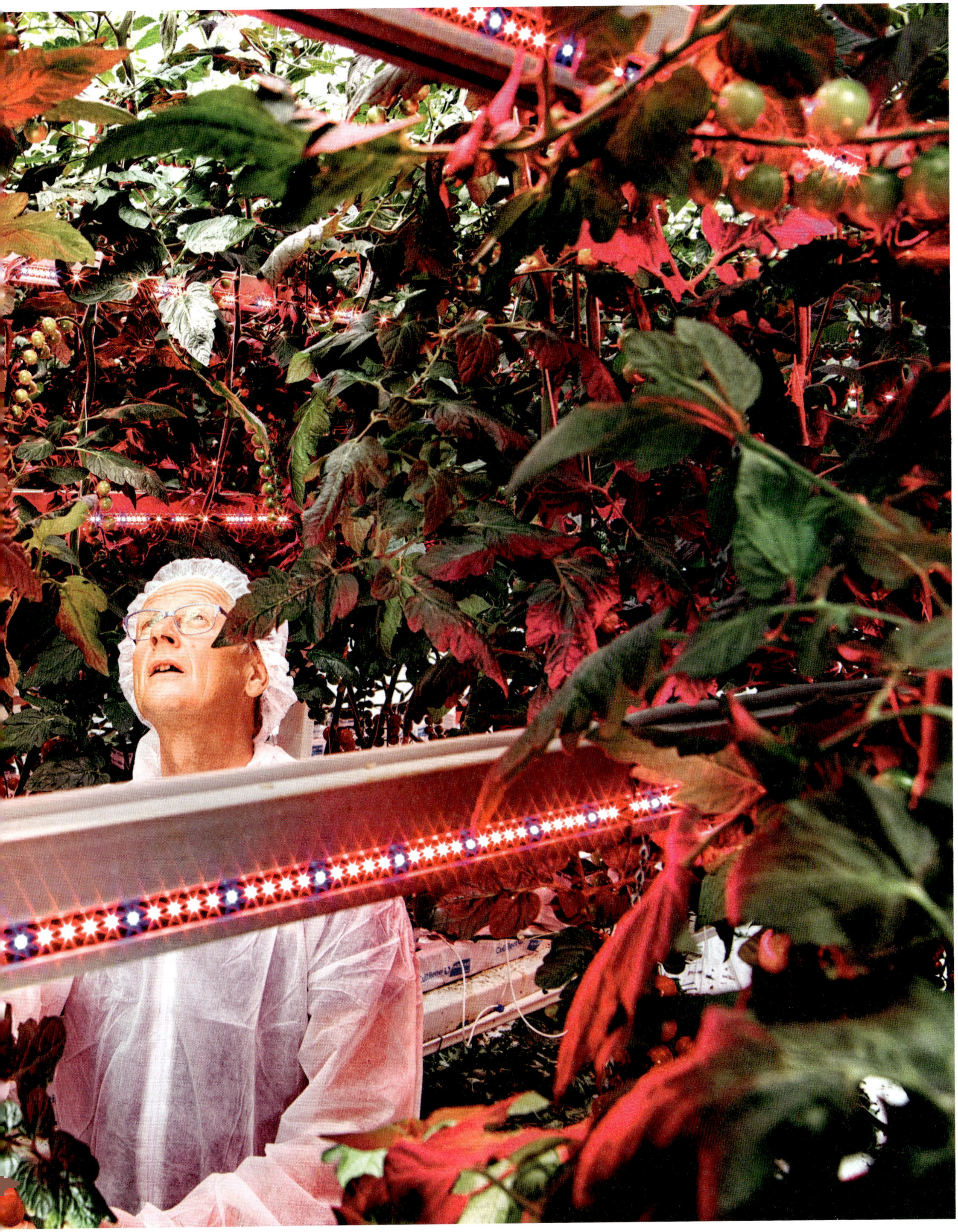

cher, ob und wo im Erbgut der Pflanze die neuen Eigenschaften eingebaut werden. Die Folgen: unbekannt.

Während in den 1990er-Jahren in den USA trotz solcher Unwägbarkeiten erste genveränderte Pflanzen zum Verzehr zugelassen werden, ist ihr Anbau in fast allen europäischen Staaten bis heute strikt reglementiert. Ihre Aussaat darf selbst auf Versuchsfeldern praktisch nicht stattfindet. Es gilt das Vorsorgeprinzip: bloß kein Risiko. Insbesondere in Nord- und Südamerika aber sieht es inzwischen ganz anders aus. In den USA etwa wächst heute kaum noch eine Mais- oder Sojapflanze, deren Erbgut nicht im Labor verändert worden ist.

Außerdem haben sich die Verfahren zur gentechnischen Veränderung immer weiter entwickelt. Heute vermögen Forscherinnen und Forscher dank neuer „geneditorischer" Verfahren wie CRISPR/Cas9 rasch und präzise wie nie Erbmaterial zu bearbeiten. Verpflanzten sie bislang fremde Gene, können sie nun die Erbinformation in sich editieren wie Buchstaben in einem Text. Sie können Teile löschen oder umschreiben.

Wenn sich Organismen vermehren, kommt es ständig zu solchen Veränderungen im Erbgut: Auf einem ein Hektar großen Weizenfeld finden im Jahr 20 Milliarden solcher Mutationen statt. Geneditierung erschafft Pflanzen, die auch in der Natur entstanden sein könnten.

Oder durch klassische Mutationszucht: In ihr wird Saatgut mit Giften oder radioaktiven Strahlen bombardiert. Die Folge: Zufallsmutationen. Nur wenige führen zu den gewünschten Eigenschaften, zu süßeren Äpfeln etwa oder zu dickeren Ähren. Schäden, die durch den Beschuss entstehen, müssen mühsam wieder herausgekreuzt werden. Trotz massiver Erbgutveränderungen fällt diese Form des Züchtens jedoch nicht unter das Gentechnikgesetz.

Im Vergleich dazu arbeiten die Verfahren der Geneditierung viel gezielter und kürzen die Zucht neuer Sorten um Jahre ab. Außerdem sind sie vergleichsweise günstig, auch kleine und staatliche Labors können sie sich leisten. Und dennoch: Im Sommer 2018 entschied der Europäische Gerichtshof, dass die „neue" Gentechnik mittels Geneditierung genauso rigoros reguliert werden müsse wie die „alte", bei der noch ganze Gene eingeschleust wurden. Die Risiken seien „vergleichbar". In Europa bevorzuge man die klassische Zucht: die Bombardierung.

Matin Qaim bezeichnet das EuGH-Urteil als „töricht". Man blockiere damit in Europa und darüber hinaus dringend benötigte Vielfalt – auf den Feldern und auf dem Markt. Tatsächlich verläuft die Entwicklung von Nutzpflanzen durch die neuen Labormethoden mittlerweile im Eiltempo – auf anderen Erdteilen.

Das Julius-Kühn-Institut, Bundesforschungsinstitut für Kulturpflanzen, bilanzierte, dass bereits an mehr als 40 Pflanzenarten Veränderungen mittels Genomedition vorgenommen worden sind. Zur Wahrheit gehört auch: Bei längst nicht allen handelt es sich um Verbesserungen im Sinne der Nachhaltigkeit.

In dieser futuristischen Anlage in den Niederlanden werden jeden Monat 150 000 Hühnereier ausgebrütet – auf möglichst schonende Weise

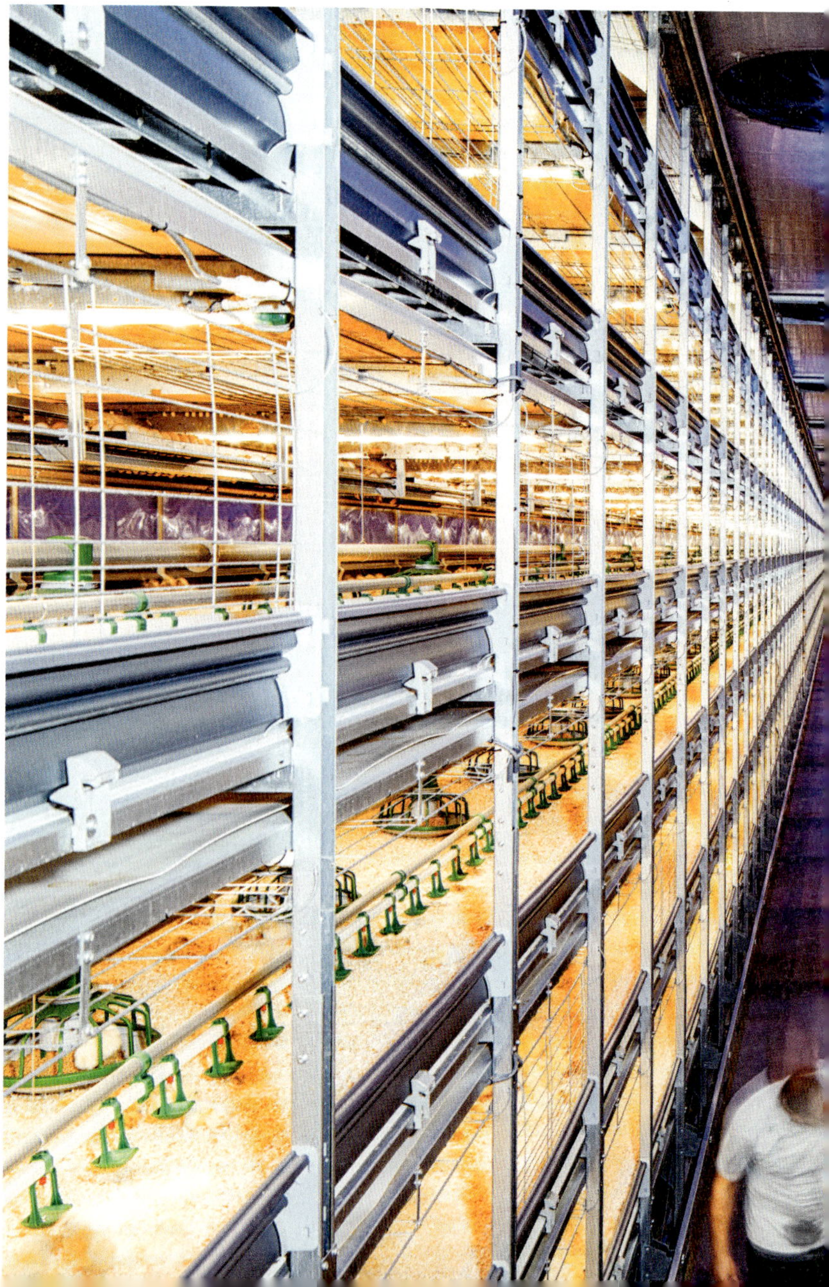

Der Anbau genveränderter Pflanzen ist **in Europa streng reglementiert**. Andernorts werden rasant **Nutzpflanzen** im Labor entwickelt

Pflanzenzüchter erschufen etwa Kartoffeln, die bei der Verarbeitung zu Chips weniger schädliches Acrylamid enthalten, kernlose Tomaten, ewigfrische Pilze.

Doch die Forschenden entwickelten auch: virusresistenten Reis; Weizen, der gegen Mehltau wehrhaft ist; Mais, dem Hitze und Dürre wenig anhaben können. Afrikanische Forschungsstellen präsentierten virusresistente Kochbananen und ebensolche Maniokknollen – allesamt wichtige Nahrungsmittel auf dem Kontinent, die nun robuster sind und mit weniger Chemie gedeihen.

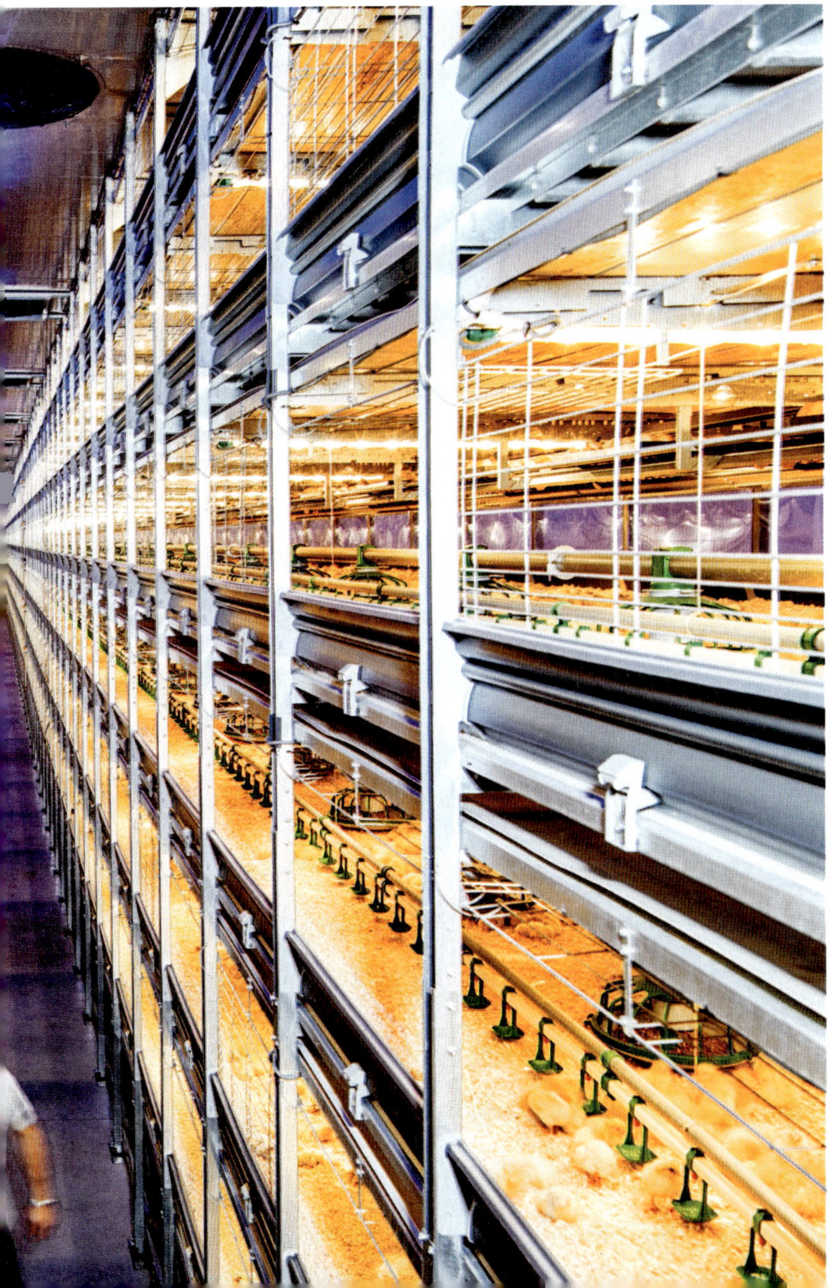

Die neuen Züchtungsmethoden haben auch der Forschung am „Goldenen Reis" – zwischenzeitlich heftig bekämpft und beinahe eingestellt – neuen Schwung gebracht. Im Juli 2021 erlaubten die Philippinen als erstes Land die kommerzielle Vermehrung und den Anbau. Auch in Bangladesch soll der Provitamin-A-reiche Reis bald auf den Feldern gedeihen.

III.
Zorn und Zweifel

Der Gentechnik-Gegner: Dirk Zimmermann

Dirk Zimmermann winkt ab. „All die Heilsversprechen kommen mir bekannt vor." Die frühe Gentechnik habe vor 30 Jahren doch genau das gewollt: die wachsende Weltbevölkerung versorgen, Pflanzen schaffen, die dem Klimawandel trotzen. „Es ist nichts dabei herausgekommen. Und so wird es auch mit der neuen sein – sie ist viel zu komplex."

Zimmermann ist Agrarexperte bei der Umweltorganisation Greenpeace, er ist eine der stärksten Stimmen in der Gegnerschaft der Gentechnik. Spannend erzählt er von landwirtschaftlichen Projekten quer über den Globus und formuliert griffige Thesen: „Die Agro-Gentechnik nutzt zuallererst der Agrarindustrie. Sie hat hinlänglich bewiesen, dass sie auf Kosten von Artenvielfalt und Umwelt, Bevölkerung und letztlich auch der Landwirte geht."

Einmal in die Natur entlassen, könnten die gentechnisch veränderten Pflanzen nicht wieder zurückgeholt werden, wenn das Experiment schiefgehe. Alles in allem – so Zimmermanns Fazit – sei die Gentechnikdebatte eine „Nebelkerze", die nur davon ablenke, das eigentlich Wichtige voranzubringen, nämlich die große Agrarwende, ein Umkrempeln der kompletten Landwirtschaft.

Dirk Zimmermann vermittelt ein klares Bild der Lage. Doch es verschwimmt, je genauer man hinschaut. Etwa nach Indien. Noch immer arbeiten hier rund die Hälfte der Menschen in der Landwirtschaft. Gepflügt wird oft noch mit Ochsen, Ernte ist Handarbeit. Eine Erfindung jedoch hat sich in Haryana durchgesetzt, vielleicht schneller noch als das Handy: die insektenresistente Bt-Baumwolle. Mittlerweile wird sie auf mehr als elf Millionen Hektar Land angebaut. Sie hat Millionen Menschen ein besseres Einkommen beschert.

20 Jahre nach Zulassung der Gentechniksorten aber zeigen sich auch die Nachteile: Mancherorts ist die Baumwoll-Kapseleule resistent geworden gegen die pflanzeneigenen Gifte. Sie wirken nicht mehr. So müssen die Anbauenden dort nun wieder mehr und andere Gifte versprühen.

Ähnlich, doch dramatischer ist die Situation in Südamerika: Seit Jahren marschieren Großagrarier mit Kettensägen und Bulldozern in den brasilianischen Amazonas-Regenwald ein, roden Bäume im Trockenwald Argentiniens, pflanzen in langen Reihen genverändertes Soja oder modifizierten Mais an. Endlose Monotonie, wo sich einst artenreiche Biotope erstreckten.

Der Konzern Monsanto schleuste Resistenzen gegen Unkrautvernichtungsmittel in diese Ackergewächse ein – um den Bauersleuten dann nicht nur das Saatgut, sondern auch die passenden Unkrautvernichtungsmittel verkaufen zu können. Flugzeuge verteilen den giftigen Nebel, Bienen, Schmetterlinge, Vögel sterben. In den Dörfern rund um die Plantagen klagen immer mehr Menschen über Atemwegs-, Schilddrüsen-, gar Krebserkrankungen. Den Unkräutern aber, gegen die sie einmal entwickelt wurden, machen die Pestizide mittlerweile nichts mehr aus. Resistente „Super-Unkräuter“ überwuchern mittlerweile Tausende Hektar Land. Für die Gentechnikgegner*innen werden damit alle Befürchtungen wahr.

Resistenzen aber, und das verschweigen sie, sind keine unmittelbare Folge der Gentechnik. Wenn Landwirte Jahr für Jahr das Gleiche anbauen und ihre Schläge mit immer gleichen Mitteln behandeln, passen sich die Schädlinge oder Unkräuter auch hier an. Es ist gewissermaßen ein Naturgesetz. Genau darum wechselt man von alters her regelmäßig die Früchte. Es schont den Boden, Unkräuter und Schädlinge nehmen nicht überhand. In der industriellen Landwirtschaft jedoch ist diese bäuerliche Tradition untergepflügt worden.

Gewiss: Laborpflanzen sind – wie alle Züchtungen – nicht ohne Risiko. Die Pollen genmodifizierter Gewächse könnten verwehen und neue Eigenschaften auf andere Pflanzen übertragen. Auch die wehrhaft gewordenen Schädlinge könnten sich gegen ihre konventionellen Artgenossen durchsetzen. Langzeitversuche von Forschenden in den USA aber zeigen, dass die Probleme offenbar beherrschbar sind, wenn man die Felder mit den gentechnisch veränderten Pflanzen mit einem „Burggraben“ aus konventionellen Pflanzen umgibt. Das zwingt resistent gewordene Schädlinge, sich mit solchen zu paaren, die es nicht sind.

> An wenigen Orten ist der Widerstand gegen **gentechnisch veränderte Pflanzen** so groß wie hier. Dabei sind sie längst **Teil unseres Alltags**

Großkonzerne haben Gentechnik bislang allzu oft dafür genutzt, zweifelhafte Produkte herzustellen, die sie auf fragwürdige Weise vertreiben. Darf man aber eine Technik grundsätzlich verteufeln, weil sie missbraucht wurde – und weiter missbraucht werden kann? Greenpeace-Experte Zimmermann: „Wir sind auch deswegen gegen Gentechnik, weil wir für etwas ganz anderes sind.“ Das gesamte Agrarsystem müsse neu erfunden werden: die Nutzung der Böden, die Sortenvielfalt, die Anbausysteme, der Handel. Dazu müssten sich Ernährungsgewohnheiten drastisch ändern. „Food first!“, sagt Zimmermann. Auf fruchtbaren Böden sollten künftig nur noch Nahrungsmittel angebaut werden, keine Energiepflanzen für Biogasanlagen, kein Tierfutter. Denn 70 Prozent der Kalorien aus Getreide gehen verloren, verspeist man sie erst als Fleisch oder Eier.

Schweizer Agrarforschende haben berechnet, dass Biolandbau auch 2050 die Welt ernähren kann – wenn Menschen ihren Rindfleischkonsum um etwa 30 Prozent, den von Eiern und Schweinefleisch gar um 60 Prozent reduzieren. Eine Reduzierung tierischer Produkte käme auch Gesundheit und Klima zugute (siehe „Gut für uns und den Planeten“, Seite 54). Doch viele tun sich schwer damit. In Schwellenländern wie China nimmt der Appetit auf Hühnchen und Schwein sogar zu. Selbst manche Fachleute aus der ökologischen Landwirtschaft bezeichneten die Schweizer Prognosen als „Wünsch-dir-was-Szenarien“. Es brauche – neben ökologischen Anbaumethoden und Fleischverzicht – noch andere Ansätze, um die Welt künftig nachhaltig zu ernähren.

Dass Gentechnik einer davon sein könnte, schließt Greenpeace-Experte Zimmermann kategorisch aus. Letztlich, erklärt er, komme man auch am Verbraucher nicht vorbei. „Der will keine gentechnisch veränderten Lebensmittel.“ Knapp zwei von drei Deutschen sprächen sich gegen Gentechnik auf den Feldern aus, was stimmt.

Denn kaum irgendwo auf der Welt ist der Widerstand größer – was auch deshalb bemerkenswert ist, weil hierzulande zugleich gentechnisch veränderte Produkte längst Teil unseres Alltags sind. Das Gros der Tiere, die wir essen, ist mit „Gensoja“ gefüttert worden, „Genbaumwolle“ steckt in vielen Kleidern, sogar in den Euro-Scheinen, und täglich verwenden Millionen Menschen gentechnisch hergestellte Medikamente wie Insulin. Davor ängstigt sich kaum jemand – vor dem Verzehr von genmodifiziertem Gemüse aber sehr wohl.

Kann es tatsächlich die Gesundheit schädigen? Seit den 1990er-Jahren werden gentechnisch modifizierte Pflanzen angebaut, bislang gibt es keinen einzigen dokumentierten Fall einer negativen Wirkung.

Wissenschaft lebt vom Widerstreit der Meinungen. Es gibt kein Gremium, das über richtig und falsch entscheidet. Aber es gibt wissenschaftliche Akademien, die in kniffligen Fragen Stellung beziehen. Und beinahe jede der großen Organisationen kommt zu dem Schluss, dass von Gentechnikpflanzen kein erhöhtes Risiko ausgehe.

Umweltbewusste Menschen gehen freitags auf die Straße und protestieren für eine bessere Klimapolitik, weil die wissenschaftlichen Daten alarmierend sind. Es gibt Volksbegehren für die Artenvielfalt, weil Forschende Alarm schlagen. Wenn Wissenschaft der Maßstab ist, müssten dann nicht auch bei der Gentechnik viele umdenken? Warum driften wissenschaftliche und gefühlte Wahrheit hier so weit auseinander?

IV. Zahlen und Gefühle

Das Problem mit der Debatte

Die Berliner Soziologin Birgit Peuker hat die Gentechnikdebatte genau beleuchtet. Jahrelang hat sie die Argumente beider Seiten analysiert. Mit ernüchterndem Befund: Die öffentliche Diskussion zwischen Befürworter*innen und Gegner*innen erschöpfe sich oft darin, der anderen Seite Vernunft und Moral abzusprechen. Während die einen verpasste Chancen betonen, reiten die anderen auf den unverantwortbaren Risiken herum.

Wie aber kommt es dazu, dass beim Thema Gentechnik ein Großteil der Bevölkerung den skeptischen Argumenten mehr Glauben schenkt? Warum siegt bei zwei von drei Deutschen die Furcht über die Hoffnung – gegen alle wissenschaftliche Erkenntnis? „Weil wir die Wahrheit nicht verkraften“, antwortet der kanadische Agrarökologe Peter Phillips, ebenfalls seit Jahren mit

Unter Glas werden alle Sorten von Kressen angebaut. Die aromatischen Sämlinge werden vor allem an die feine Gastronomie verkauft

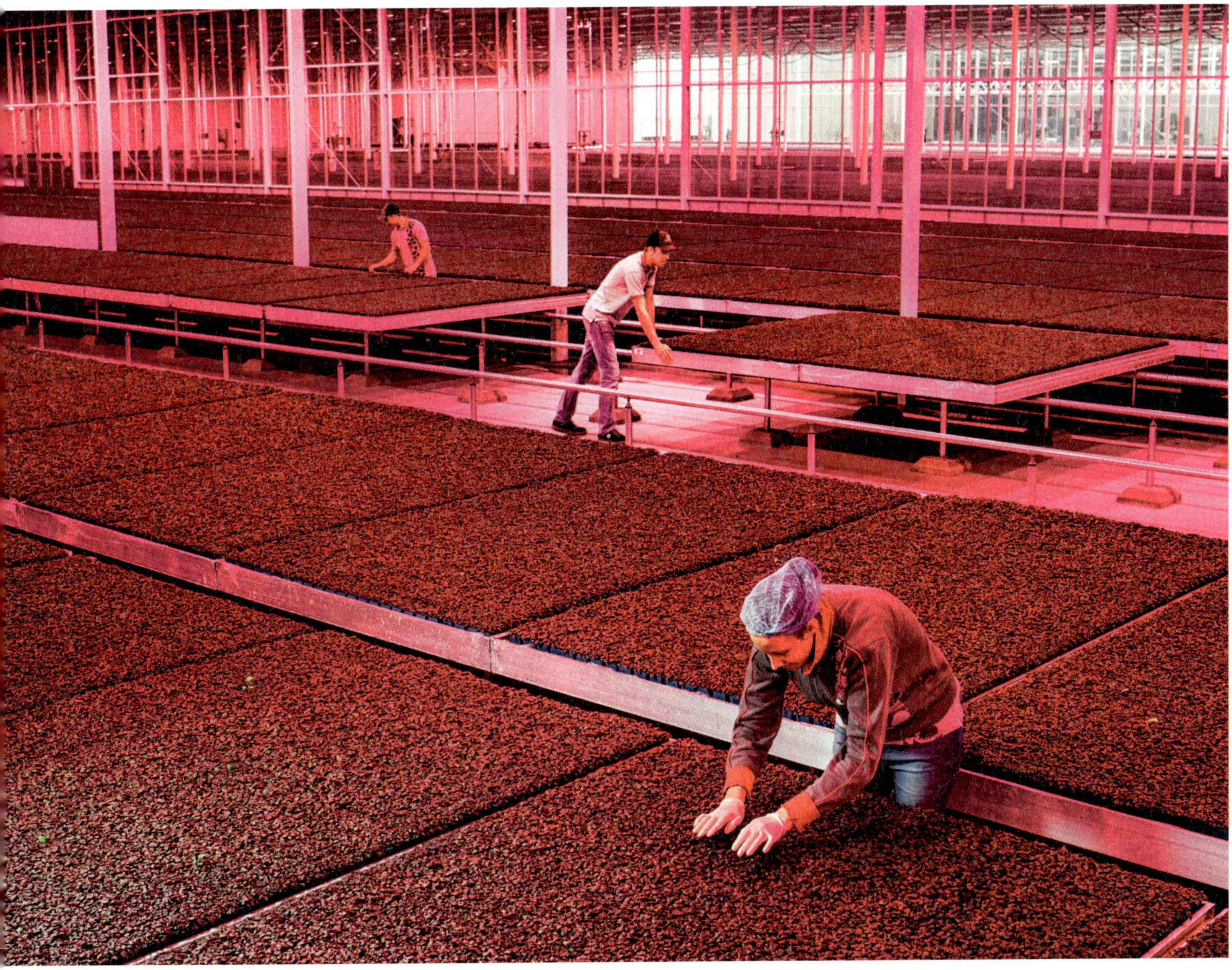

Planetary Health Diet

Gut für uns und den Planeten

Forschende haben einen Speiseplan entwickelt, der sowohl gesund ist als auch die natürlichen Ressourcen des Planeten schont – wenn alle sich daran halten

Lange dominierte in Ernährungsratgebern die Frage: Welches Essen tut mir gut? Doch mit Voranschreiten des Klimawandels wird immer mehr Menschen bewusst, dass die Lebensmittelerzeugung und damit die Ernährung ebenso Einfluss auf die Gesundheit des gesamten Planeten hat. Die Landwirtschaft ist für rund ein Drittel der globalen Treibhausgasemissionen verantwortlich und damit ein wesentlicher Treiber des Klimawandels. Was wir heute essen, kann also morgen schon unsere natürliche Lebensgrundlage gefährden. Deshalb lautet die neue Frage: Welches Essen tut mir und dem Planeten gut?

Um eine Antwort zu finden, hat das britische Fachjournal »The Lancet« eine Kommission aus internationalen Fachleuten unter anderem für Ernährung, Gesundheit, Landwirtschaft und Umweltverträglichkeit mit ins Leben gerufen. Zwei Jahre lang tüftelte das 37-köpfige Kommissionsteam an einem idealen Speiseplan für die gesamte Weltbevölkerung. Heraus kam eine universelle Ernährungsformel: die Planetary Health Diet. Es ist das erste Konzept, das gleichermaßen die Umwelt und die Gesundheit der Menschen berücksichtigt.

Demnach wäre es gut, wenn jeder Mensch auf der Welt täglich – bezogen auf eine Energieaufnahme von 2500 Kilokalorien – etwa 13 Gramm Ei, 14 Gramm rotes Fleisch, 28 Gramm Fisch, 29 Gramm Geflügel, 50 Gramm Nüsse, 75 Gramm Hülsenfrüchte, 200 Gramm Obst, 232 Gramm Vollkornprodukte, 250 Gramm Milchprodukte sowie 300 Gramm Gemüse isst. Konkret bedeutet das beispielsweise 1,5 Eier und ein Stück Hähnchenbrust pro Woche sowie zwei Steaks im Monat. Allerdings sind die Zahlen nur als Richtwert zu verstehen. Je nach individuellem Energieverbrauch muss die Kalorienmenge angepasst werden. Ein Kind etwa braucht weniger Energie als ein Erwachsener, eine Athletin mehr als ein Büroangestellter.

Obwohl klimaschädliche tierische Produkte nach wie vor erlaubt sind, würde die Planetary Health Diet dennoch für die meisten Menschen eine große Umstellung der Essgewohnheiten bedeuten. Im Falle der Industrienationen hieße das vor allem: Wir müssten unseren Fleisch- und Fettkonsum drastisch reduzieren und stattdessen mehr als doppelt so viel Obst, Gemüse, Hülsenfrüchte und Nüsse essen.

Aber die Umstellung lohnt sich: Wie das Forschungsteam berechnet hat, könnte die Diät jährlich elf Millionen Menschen vor einem frühzeitigen Tod bewahren, weil sie nicht wegen falscher Ernährung an den Folgen von Diabetes, Herzinfarkt oder Schlaganfall sterben würden.

Um auch die Gesundheit unseres Planeten maßgeblich zu verbessern, müsste zudem die Lebensmittelproduktion nachhaltiger werden. Der Plan ist darauf ausgerichtet, weniger Treibhausgase auszustoßen, die Artenvielfalt zu erhalten, den Wassermangel zu bekämpfen und möglichst wenig Lebensmittel zu verschwenden. Auf diese Weise soll es der Kommission zufolge möglich sein, im Jahr 2050 rund zehn Milliarden Menschen gesund zu ernähren – und gleichzeitig die natürlichen Ressourcen des Planeten zu schonen.

Juliane Dräger

der Debatte befasst. Westliche Konsumentinnen und Konsumenten hätten noch immer Kinderbuchvorstellungen davon, wie Essen produziert werde. „Wir denken an Misthaufen, suhlende Schweine, an Natürlichkeit." Die Gentechnik habe dieses Wunschbild zerplatzen lassen. Sie sei für viele der Inbegriff von Unnatürlichkeit, von anmaßenden Eingriffen in die Schöpfung. „Gentechnik, das ist für viele Frankenstein", sagt Philipps. „Darum wird sie pauschal abgelehnt."

Das kritisiert auch Agrarökonom Matin Qaim: Die ablehnende europäische Haltung wäre akzeptabel, wenn sie wirklich nur für Europa gälte. „Wir werden auch ohne Gentechnik satt, heute und in 20 Jahren." Doch Europas „Nein!" halle weiter. Viele afrikanische und asiatische Staaten orientieren sich daran. Auch dort sind Laborpflanzen verboten. Denn spräche sich in Europa herum, dass beispielsweise Nigeria genmodifizierte Bohnen kultiviert, würde Europa wohl keinerlei Bohnenlieferungen mehr von dort importieren.

So wird in den USA schon seit Jahren dürreresistenter Mais angebaut, in Afrika ist mit dem Einsatz gerade begonnen worden. In Indien ist bis heute keine gentechnisch veränderte Nahrungspflanze zugelassen; zuletzt wurde die Genehmigung eines Senfgewächses politisch blockiert. Seine Saaten enthalten zahlreiche gesunde Omega-3-Fettsäuren, die auch in einigen Fischarten stecken. Der Senf könnte die Nährstoffversorgung verbessern in einem Land, in dem sich eine halbe Milliarde Menschen fleischlos ernähren.

Bereits 2016 wandten sich mehr als 100 Nobelpreisträger*innen in einem offenen Brief an Greenpeace, die UNO und die Regierungen. Die Kampagne gegen jegliche Form von Gentechnik sei „ein Verbrechen gegen die Menschlichkeit“.

V.
Hoffnung und Zuversicht

Der Ökopionier Urs Niggli

Urs Niggli kam 1990 zum schweizerischen Forschungsinstitut für biologischen Landbau (FibL) und formte es zur weltweit bedeutendsten wissenschaftlichen Einrichtung für Ökolandwirtschaft. Als dessen Direktor kämpfte er anfangs an vorderster Front für ein Verbot gentechnisch veränderter Pflanzen auf Schweizer Äckern. Vor gut fünf Jahren aber bemerkte er in einem Zeitungsinterview: „CRISPR/Cas9 hat großes Potenzial.“

Über Niggli brach daraufhin ein Sturm der Entrüstung los. Ein Ökobauernverband forderte den Forscher zum Rücktritt auf. Weggefährten warfen ihm Verrat vor. Nigglis Stimme senkt sich, blickt er auf jene Zeit zurück. „Dieses Herumreiten auf Teilzitaten, die Häme – das hat mich betroffen gemacht“, sagt der 68-Jährige. Er habe sich damals vorab gründlich informiert, habe auch mit vielen Kolleg*innen aus der Bioszene diskutiert. Darüber, dass Methoden wie CRISPR/Cas9 viele Fehler der alten Gentechnik überwinden. Darüber, dass man durch gezielte Eingriffe Pflanzen nun womöglich wirklich wappnen könne gegen Krankheiten und Klimakalamitäten. Man könne Chemie einsparen, Missernten vorbeugen. „Meist waren wir uns einig: Wir brauchen eine neue Diskussion.“

Am Ende jedoch habe er schmerzlich erkennen müssen, wie verhärtet die Fronten seien. Niggli sagt, er könne das „Dagegen!“ der hiesigen Biobranche sogar gut verstehen. „Biobauern haben immer klare Grenzen gezogen: kein künstlicher Dünger, keine Pestizide, keine Gentechnik. Mit diesem Ansatz haben sie sich das Vertrauen der Verbraucher erarbeitet.“

Bioanbau sei ein vorbildlicher Ansatz, um Menschen nachhaltig zu ernähren. Bloß: Viele Böden in Afrika oder Australien seien arm und sauer, andernorts seien die Schädlingsverluste sehr hoch. Da brauche es eine Kombination aus traditionellen Anbaumethoden und Hightech, um Ökologie und Produktivität zu vereinen.

In Urs Nigglis Vorstellung sehen die Felder der Zukunft darum wieder aus wie die Gärten seiner Kindheit – oder wie jener Flecken Erde, den er und seine Frau hinter dem Haus gestaltet haben: Obstbäume, Sträucher, dazwischen Beete, in denen Salatköpfe direkt neben Kohl und Karotten sprießen. „Wir sollten künftig statt Mono- wieder Mischkulturen anbauen. So kommt die Artenvielfalt zurück aufs Feld.“ Das sei nicht nur gut für die Natur, sondern auch für die Ernte, weil die Arten sich gegenseitig stabilisierten. Gentechnik könne zu einer neuen Vielfalt beitragen, weil sich mit ihr viele alte, robuste Sorten ertragreicher machen ließen – und ertragreiche wieder robuster.

„Keine einzelne Pflanze, kein singulärer Ansatz sorgt dafür, dass wir die Welt künftig nachhaltiger ernähren“, sagt Urs Niggli. „Wir brauchen alle.“

In Europa ist zuletzt manches in Bewegung geraten. Die EU-Kommission hat im Frühjahr 2021 eine Studie herausgebracht, die die Chancen der neuen Gentechnik gerade im Kampf gegen globale Krisen, gegen Hunger und Erderwärmung, unterstreicht. Und die ankündigt: Man wolle dafür sorgen, dass die Technik in Europa künftig leichter zugelassen werde.

Auch hierzulande gibt es selbst unter den Grünen immer mehr Stimmen, die den Einsatz von Genscheren in der Pflanzenzucht nicht mehr kategorisch ausschließen. Bloß: Im jüngsten Koalitionsvertrag der Ampelregierung taucht das Wort „Gentechnik“ nicht auf. Und für zahlreiche Umweltorganisationen ist und bleibt Gentechnik „ein Spiel mit ungewissem Ausgang“. So haben sich die Lager wieder in Stellung gebracht – und poltern gegeneinander mit alten Argumenten.

Auch in Haryana, wo Staatsbedienstete im Frühjahr 2019 das Auberginenfeld zerstörten, schwelt der Konflikt weiter. Die Nachricht von der Strafaktion sprach sich damals unter den Bauersleuten herum, sie organisierten Kundgebungen. Kurz darauf kamen 1500 von ihnen im Bundesstaat Maharastra zum Protest zusammen; das Feld, auf dem sie sich trafen, war von Polizeikräften und Kameraleuten umstellt. Auf deren Aufnahmen hört man Demonstrierende „Wir wollen Fortschritt!“ skandieren. Schließlich ließen sie ihren Worten Taten folgen – und begannen, genmodifizierte Pflanzen auszusäen. Vor aller Augen. Die Polizei griff an diesem Tag nicht ein.

Bewirkt hat der Protest dennoch nichts: Bis heute sind Bt-Auberginen in Indien nicht zugelassen. •

Verschwendung

Vom Acker bis zum Teller: Entlang der gesamten Versorgungs- und Wertschöpfungskette ist unser Umgang mit Lebensmitteln nicht nachhaltig. Allein in Deutschland landen jedes Jahr rund zwölf Millionen Tonnen im Müll, wie Verifikationsredakteurin Regina Franke recherchierte. Doch nicht etwa nur die Erzeuger, die verarbeitende Industrie, Großverbraucher und Handel sorgen für enorme Mengen an vermeintlichem „Abfall“: Mehr als die Hälfte der Verschwendung ist auf unser Ernährungsverhalten als Verbraucher*innen zurückzuführen. Was bedeutet: Wir können auch durch veränderte Konsumgewohnheiten einen wichtigen Beitrag zur künftigen Sicherung der Welternährung leisten. Hilfreiche Tipps liefert die Informationsinitiative des Bundesministeriums für Ernährung und Landwirtschaft: *zugutfuerdietonne.de*.

»Wie ernähren wir zehn Milliarden?« wurde vom GEO-eigenen Quality Board einem Faktencheck unterzogen

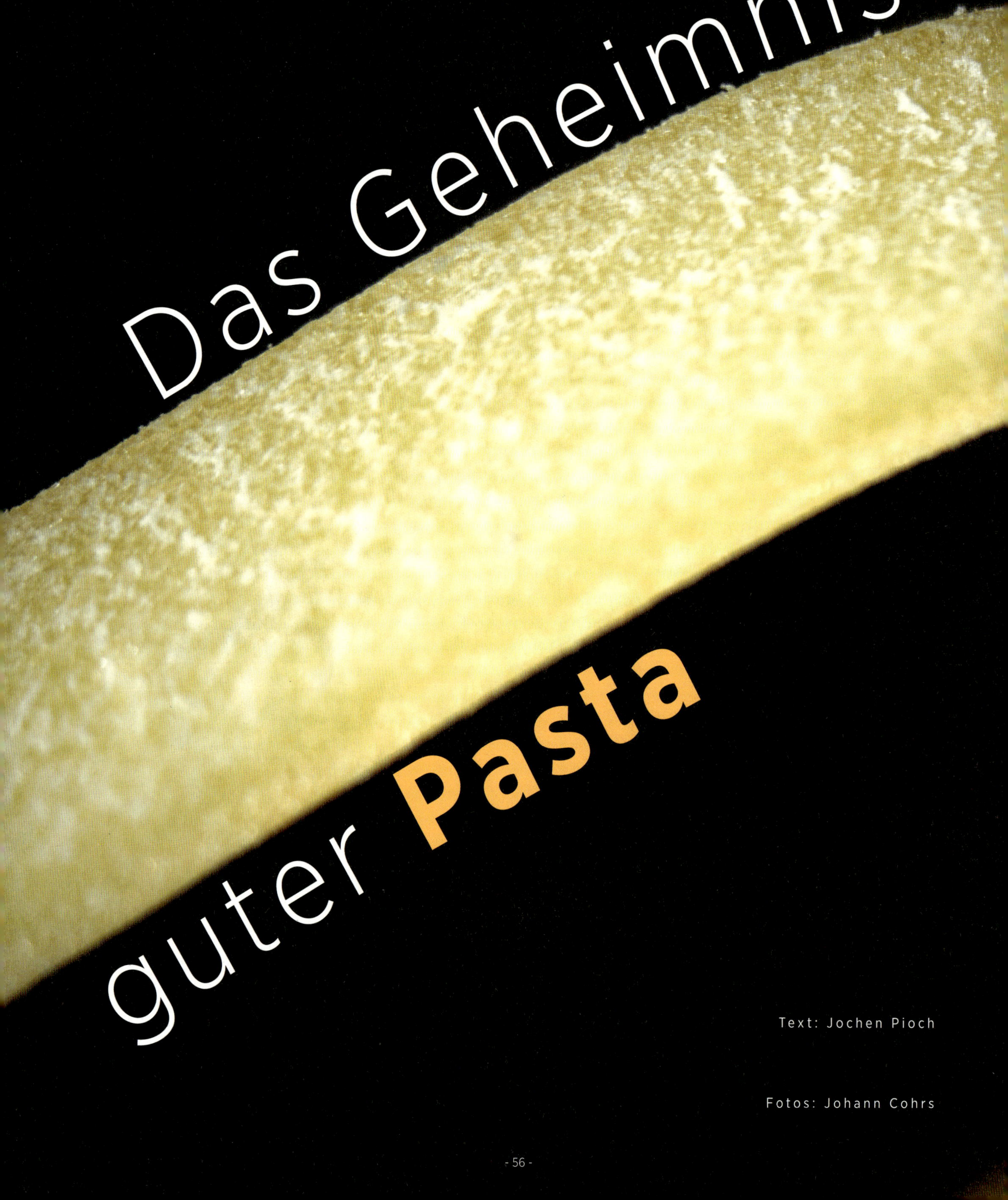

Das Geheimnis guter **Pasta**

Text: Jochen Pioch

Fotos: Johann Cohrs

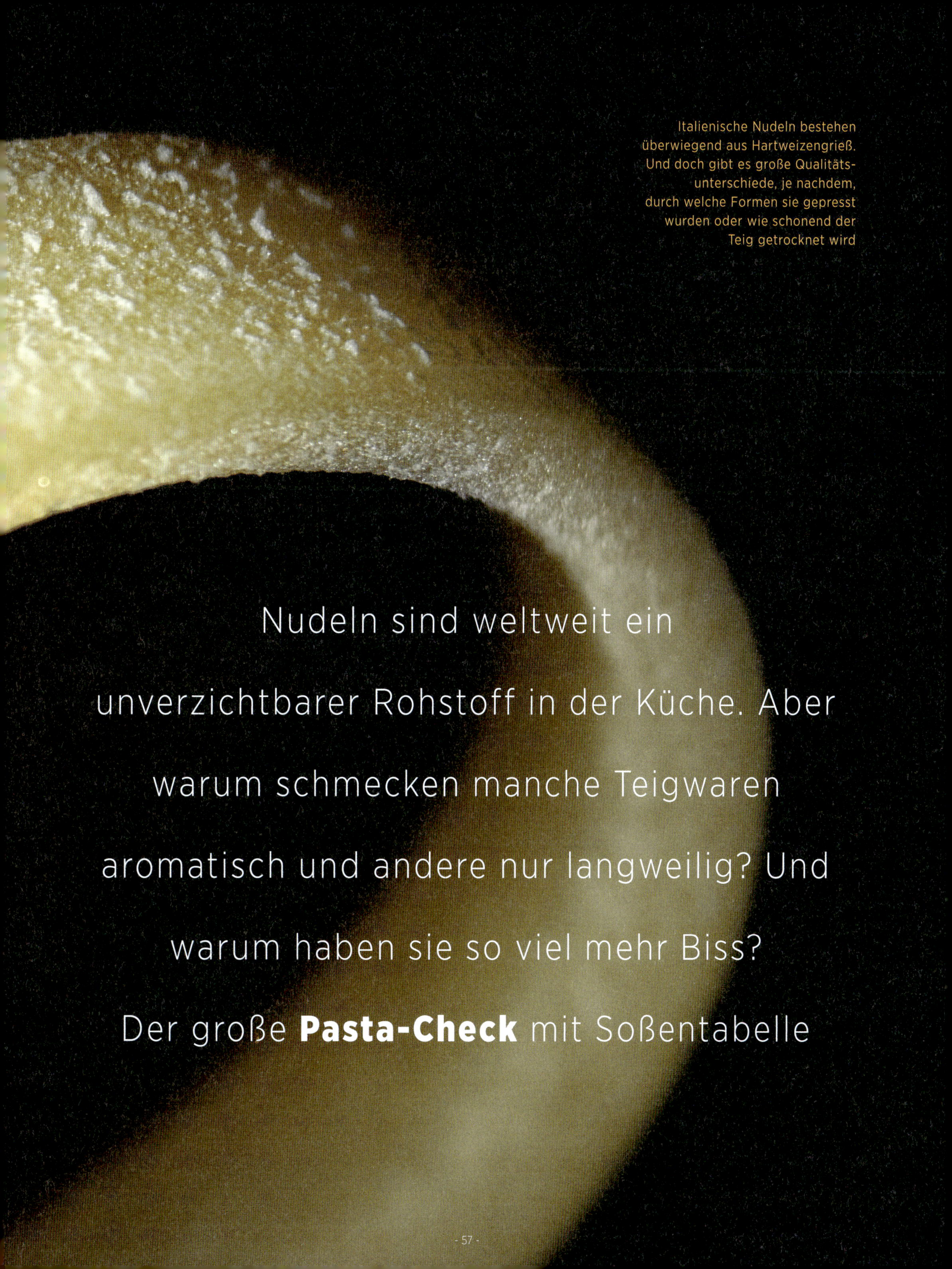

Italienische Nudeln bestehen überwiegend aus Hartweizengrieß. Und doch gibt es große Qualitätsunterschiede, je nachdem, durch welche Formen sie gepresst wurden oder wie schonend der Teig getrocknet wird

Nudeln sind weltweit ein unverzichtbarer Rohstoff in der Küche. Aber warum schmecken manche Teigwaren aromatisch und andere nur langweilig? Und warum haben sie so viel mehr Biss?

Der große **Pasta-Check** mit Soßentabelle

Dank ihrer Struktur und der schrägen Öffnung kann die »Geriffelte« stückige und sämige Soßen sehr gut aufnehmen. Die rauen Oberflächen der hier abgebildeten Nudeln sind ein Merkmal der Bronzepressung – die das Aufnahmevermögen noch einmal steigert

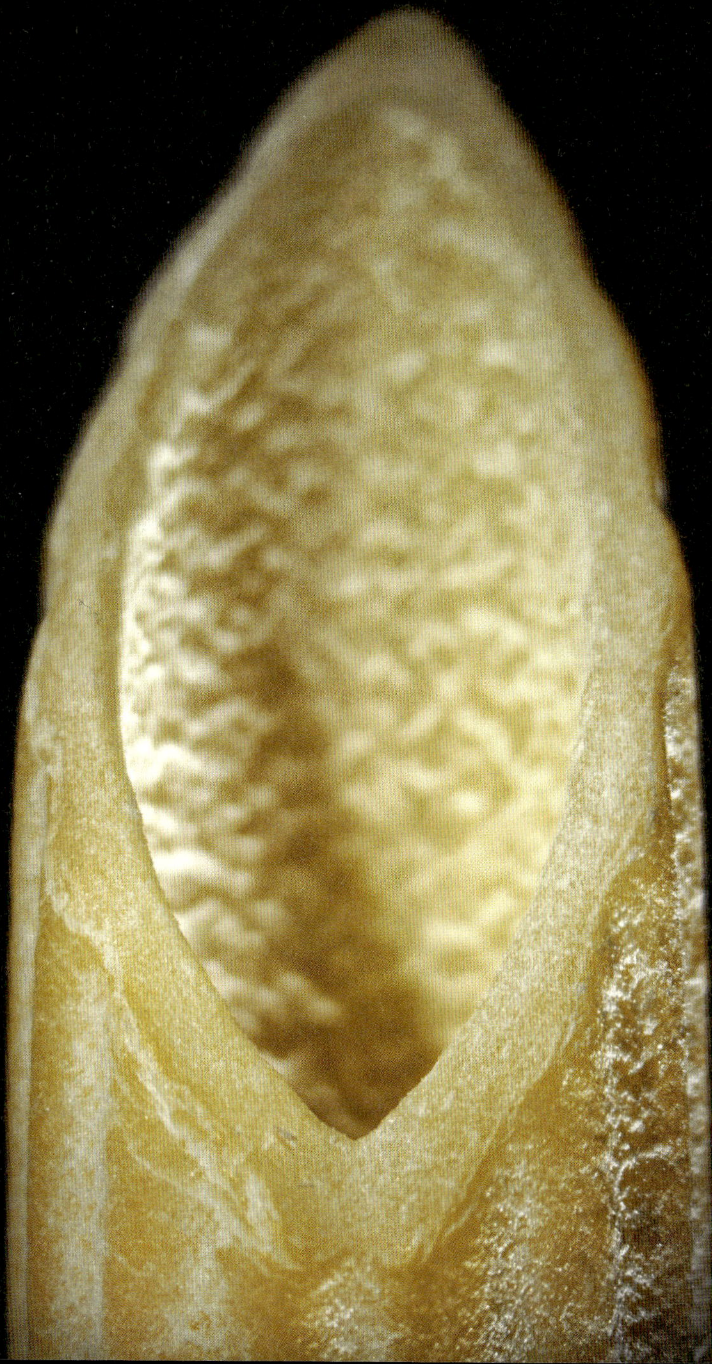

NUDELN, oder eleganter Pasta, haben uns schon immer begleitet. Als Kinder haben wir Spaghetti aus dem Topf vom Herd gefischt, als Studierende haben wir uns mit herzhaften Bucatini alla carbonara gestärkt oder – wenn es ganz schnell gehen musste – auch mal mit Mirácoli inklusive Fertigsoße und Krümelparmesan unseren Hunger gestillt. 1961 kam das Nudelfertiggericht in Deutschland auf den Markt und ebnete den Weg für den italienischen Exportschlager. Seitdem ist der Verzehr kontinuierlich gestiegen, auf inzwischen neuneinhalb Kilogramm pro Kopf im ersten Coronajahr. Nicht nur hierzulande, nahezu überall auf der Welt isst man Pasta.

Und doch war sie schon immer ein Verlegenheitsgericht, eine Art besseres Fast Food, aber nichts, womit man an einem besonderen Abend beeindrucken wollte. Irgendwann wurde es Zeit für neue Abenteuer, mit denen die weich gekochten Teigteile aus dem Supermarkt nicht mithalten konnten. Klar, die Soße ließ sich perfektionieren, aber die Pasta blieb immer gleich – und irgendwie unter ihren Möglichkeiten. Zwar kann man sie zu Hause frisch herstellen, das bringt sogar Spaß, ist aber aufwendig und dauert im Verhältnis zum bisweilen bescheidenen Ergebnis einfach zu lange. Sind Nudeln also nur etwas für Kindergeburtstage? Ist es Zeit, Abschied zu nehmen? Basta, Pasta?

Nicht so schnell! Es gibt Hoffnung. Sie kommt aus Gragnano, einem kleinen Ort unterhalb des Vesuvs, etwa eine Stunde von Neapel entfernt. Seit dem Mittelalter ist dies die Hochburg der italienischen Nudelherstellung, was vor allem am Klima der Gegend liegt: Die Sommer sind regenarm, und vom Golf von Neapel weht eine warme, beständige Brise. Ideale Bedingungen

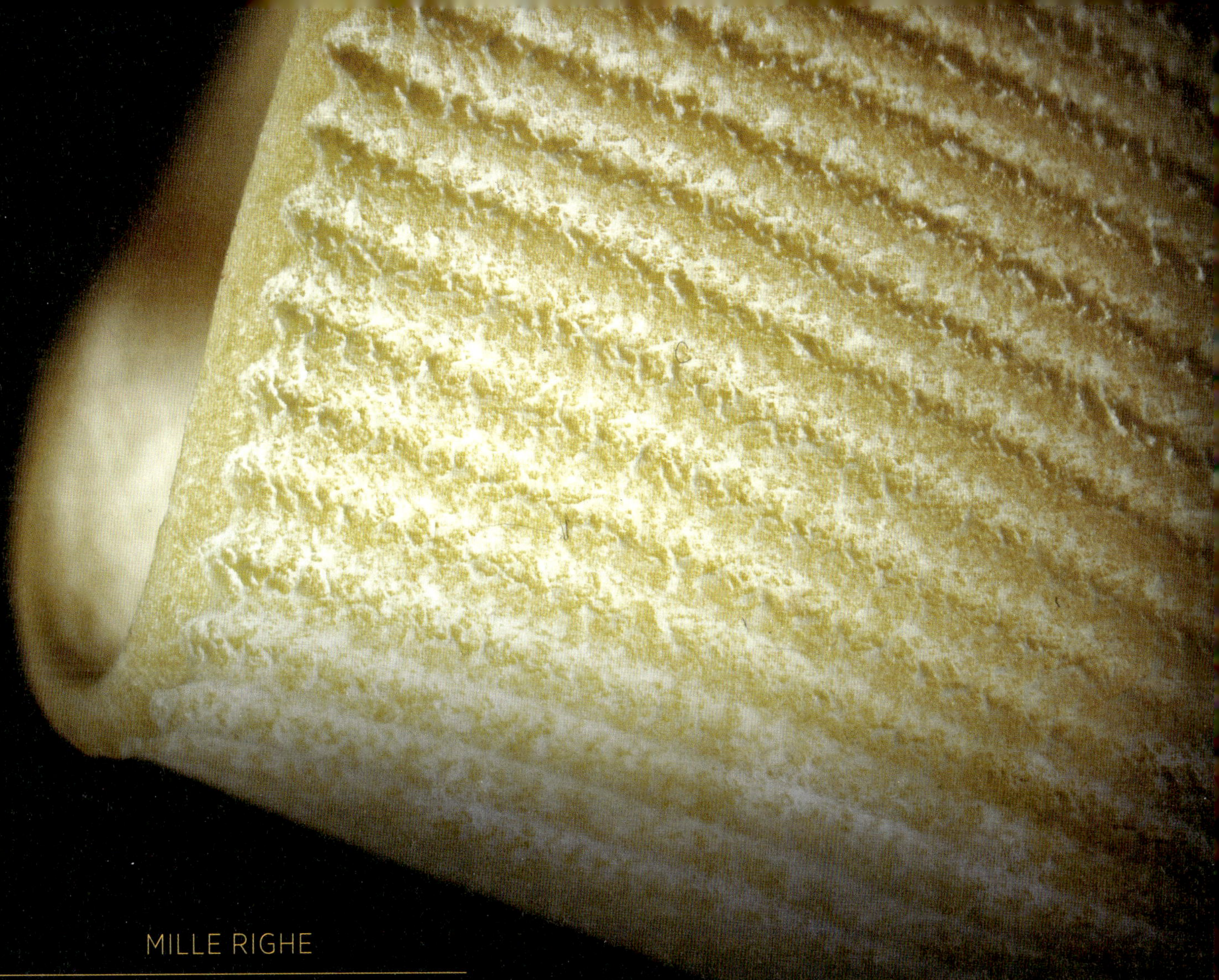

MILLE RIGHE

Die kurze Röhrennudel mit breiter Öffnung ist ein Klassiker in Süditalien. Übersetzt bedeutet der Name »Tausend Linien«. Mit der längsten Röhrennudel der Welt kann die Gerillte naturgemäß nicht mithalten: Die ist 226,2 Meter lang und wurde in Berlin hergestellt

damals, um den Teig an der Luft zu trocknen. Heute existieren in Gragnano rund 30 Produzenten – meist Familienbetriebe –, die hier den Teig auf weitgehend traditionelle Weise herstellen. Einzige Zutaten: Hartweizen und Wasser. Die Nudeln werden teils noch von Hand in Form gebracht und nur langsam getrocknet, mitunter tagelang.

„Pasta artigianale", Handwerksnudeln, nennt sich dieses Verfahren, und das Ergebnis muss man probiert haben; am besten in Form einer großen Portion Spaghetti alle vongole mit viel Knoblauch: Die Nudeln sind so zart, elastisch und saftig, dass sie an ein gutes Stück Fleisch erinnern. Nicht betonhart wie die Pasta al dente, die eifrige Italienfans zu Hause kochen (immer ein bis zwei Minuten kürzer, als auf der Packung steht). Nicht matschig wie Brei. Und nicht wässrig, sondern voller Soße, sodass jeder Bissen eine Freude ist.

Klar, man kann nicht jede Woche an den Golf von Neapel fahren, um eine traditionelle Pasta-Fabrik aufzusuchen. Zum Glück haben die Familienbetriebe dazugelernt und verkaufen ihre Pasta de luxe in Onlineshops oder im Gourmet-Versandhandel. Das hat sogar viele von ihnen gerettet: Nach Jahren der wirtschaftlichen Konzentration, in denen große Lebensmittelkonzerne Kleinbetriebe aufkauften, erholen sich die kleinen Pasta-Betriebe mithilfe des Onlinehandels. Die Geheimtipps erstrecken sich über den ganzen italienischen Stiefel, von Apulien über die Toskana bis nach Venetien. Jede Region hat ihre eigene Nudelspezialität.

Aber warum liegen meist Welten zwischen unseren Alltagsnudeln und der Pasta de luxe? Was machen die Handwerker am Golf von Neapel anders, und warum wissen wir darüber so wenig?

SCHON IMMER WURDEN NUDELN wegen ihrer Haltbarkeit geschätzt. Ließ man die Teigstränge aus Hartweizen ausreichend trocknen, konnte man sie theoretisch auch Jahre später noch ins Wasser werfen, um eine essbare Mahlzeit zu erhalten. 2000 Jahre reicht die Pasta-Historie in Europa zurück, in China noch länger. Bis etwa zur Mitte des 20. Jahrhunderts geschah die Trocknung ausnahmslos an der

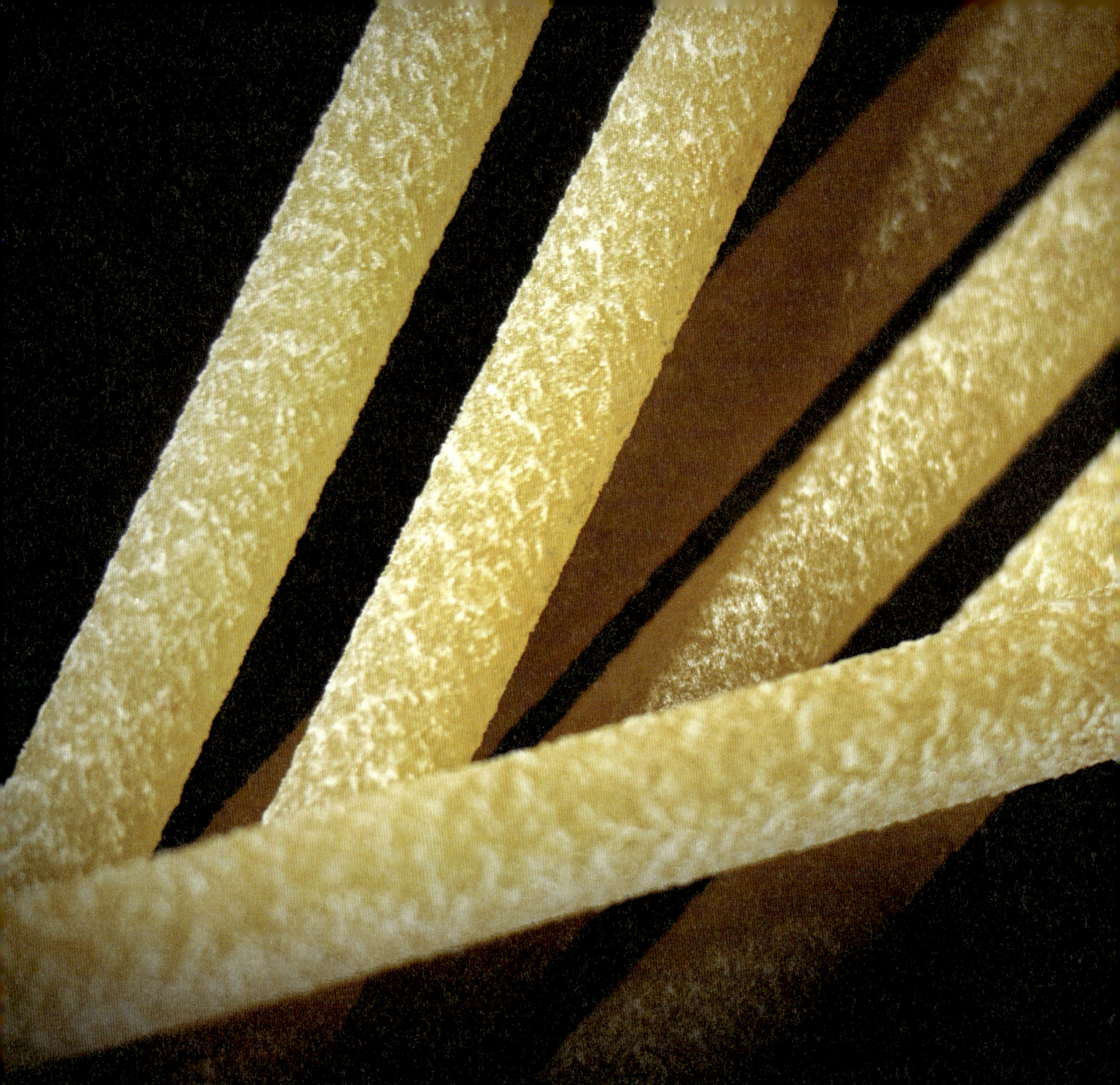

Luft, am besten bei Sonne und Wind. Das konnte manchmal Tage dauern. Dann erreichte die Industrialisierung die Lebensmittelherstellung, was auch für italienische Nudeln nicht ohne Folgen blieb: Gewinnstreben und ständig steigende Nachfrage brachten die Pasta-Produzenten dazu, ihre Maschinen auf Massenproduktion umzustellen. Immer schneller ließen sie die geformten Nudeln trocknen, zur Not in Kammern, die auf 100 Grad erhitzt wurden – Hauptsache, nach drei Stunden ließ sich die nächste Portion herstellen. Allerdings geliert ab 60 Grad die Stärke in den Nudeln, was sie härter und schwerer verdaulich macht. Außerdem gehen Vitamine und Aminosäuren verloren.

Der Sündenfall aber waren die Teflondüsen: Damit aus Teigwaren Spaghetti, Rigatoni oder Pappardelle werden, presst man sie durch eine Form, die an ein Sieb erinnert, und schneidet regelmäßig ein Stück ab – lange bei Bandnudeln und Spaghetti, kurze für kleinere Pasta

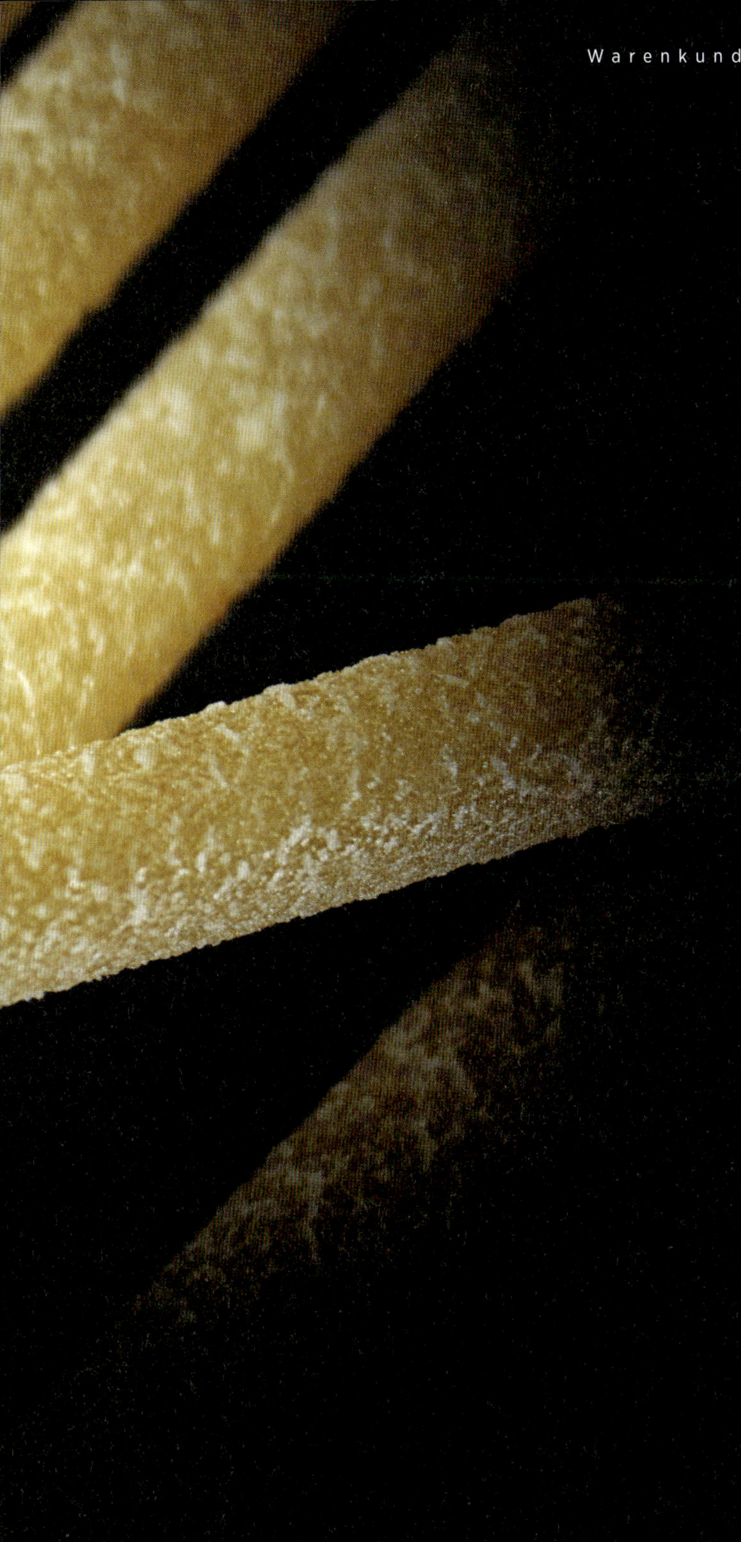

SPAGHETTI

Der Klassiker und die beliebteste Nudelart in Deutschland. Der Allrounder funktioniert mit fast jeder Soße. Der Name heißt übersetzt »Schnürchen«. Besonders dicke Vertreter werden Spaghettoni genannt, schmalere Spaghettini. Noch dünner sind nur Capellini

Kulinarik

Wo kommt denn die Nudel her?

Italien hat die Pasta berühmt gemacht. Noch älter ist aber die asiatische Nudelkultur – und mindestens so vielfältig

Bis heute ist nicht ganz klar, wer die Nudel erfunden hat. Die Italiener waren es wohl nicht, wahrscheinlich ist sie unabhängig an mehreren Orten entstanden. Der älteste Hinweis auf ein Nudelgericht stammt aus Lajia im Nordosten Chinas: Dort fand man in drei Meter Tiefe 4000 Jahre alte, erstaunlich gut erhaltene spaghettiähnliche Teigwaren, mehr als einen halben Meter lang, aus Kolben- und Rispenhirse, damals beliebten Getreiden.

Seitdem haben sich in den verschiedenen Regionen Asiens unzählige Nudelvariationen entwickelt. Zu den bekanntesten gehören die gekräuselten, chinesischen Mie-Nudeln. Sie werden aus Weizenmehl, Wasser, Salz und häufig Ei geformt und hierzulande meist als Instantnudeln, in Blockform gepresst, verkauft. Leicht bissfest, werden sie sowohl mit Fleisch und Gemüse gebraten als auch als Suppeneinlage genossen.

Auch Ramen erfreut sich bei uns immer größerer Beliebtheit. Das einfache und doch raffinierte Gericht besteht aus einem herzhaften Eintopf mit Ramen-Nudeln, gefertigt aus Weizenmehl, Salz und einer alkalischen Lösung (Kansui). In Japan werden statt Ramen gern auch weiche, breite Udon in Brühe serviert, die aus Weizenmehl und salzigem Meerwasser geformt wurden; oder die dunklen und festeren Soba-Nudeln aus Buchweizen. Als Beilage oder Salat dienen oft geschmacksneutrale dünne Nudeln auf Stärkebasis, etwa Reisnudeln aus Reismehl oder Glasnudeln aus Erbsen, Mais oder Mungobohnen.

Und wie kam die Nudel nach Europa? Oft wird behauptet, Marco Polo habe sie von seinen Chinareisen mitgebracht. Tatsächlich werden pastaähnliche Gerichte am Mittelmeer wohl aber bereits seit der Antike genossen. Auch im Nahen Osten, dem Geburtsort des Weizens, lassen sich frühe Hinweise auf Pasta finden. Manche spekulieren daher, dass sie vielleicht von dort nach Italien gelangt ist.

Wo auch immer ihr Siegeszug begann – Nudeln haben heute die ganze Welt erobert.

Maria Kirady

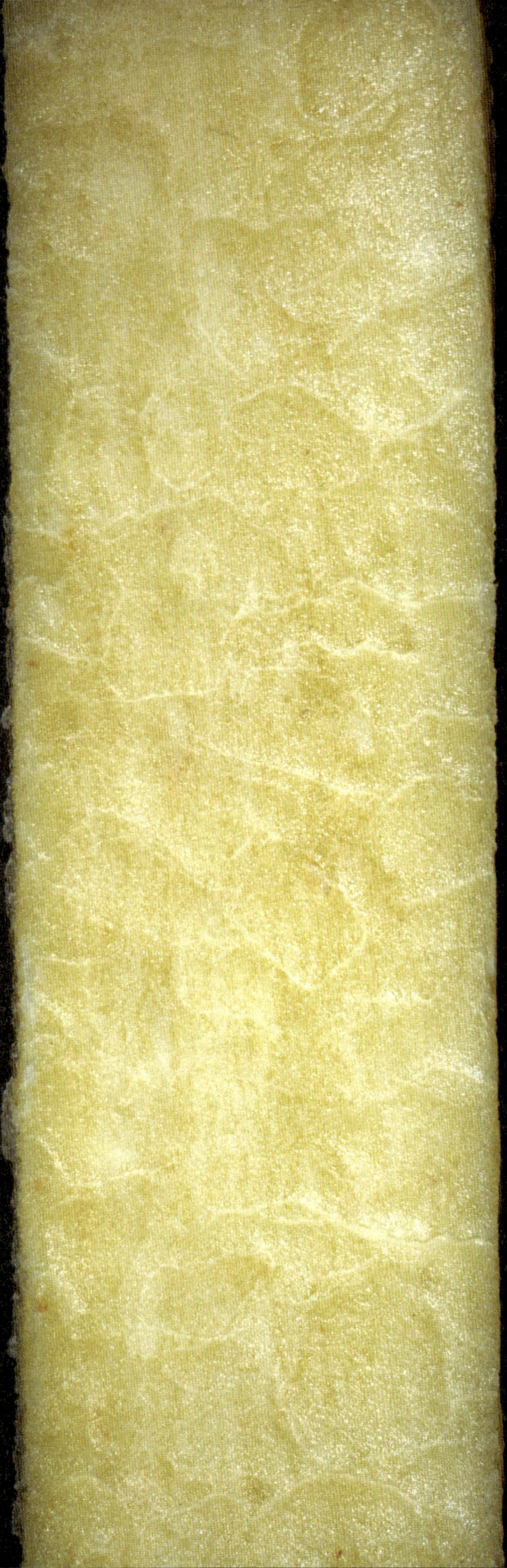

TAGLIATELLE

Die Bandnudel macht ihrem Namen alle Ehre: »-elle« bedeutet »breit«. Nicht zu verwechseln mit den etwas dickeren Fettuccine. Oft als getrocknetes Nudelnest verkauft, schmeckt sie am besten selbst gemacht, mit einer dicken Fleischsoße alla Bolognese

Um dafür möglichst wenig Druck und Energie zu verschwenden, wurden die Formen mit Teflon beschichtet. So läuft der Teig einfacher durch, und das Gerät lässt sich leichter reinigen. Zu dumm, dass die Nudeln, die aus den Teflondüsen kommen, glatt wie Plastikfolie sind. Gute Pasta muss laut Ansicht vieler Köche die Soße aufsaugen wie ein Schwamm oder ein Stück Brot, sie soll mit der Flüssigkeit zu einem Gericht verschmelzen, statt wie ein Kloß darin zu schwimmen. Wenn man die Spaghetti auf die Gabel zieht, soll die rote Soße an ihnen haften bleiben, damit die Nudeln nicht weiß und fade im Mund ankommen. Dieses Grundprinzip ging im schleichenden Prozess der immer größeren, immer billigeren Pasta-Produktion irgendwann verloren.

BIS SICH VOR EINIGEN JAHREN wieder die Erkenntnis durchsetzte, dass etwas Langsamkeit dem Prozess nicht schaden kann. Kleine Familienbetriebe kramten ihre alten Maschinen aus dem Speicher und experimentierten damit. Manche Hersteller hatten ihre Produktion nie modernisiert und dienten nun als Vorbild. Eine alte Technik wurde wiederentdeckt: die „trafilatura al bronzo“, die Formung durch Bronze oder andere Buntmetalle wie Messing oder Kupfer. Alte Nudelmaschinen haben noch Bronzedüsen, die der Pasta eine rauere Oberfläche geben. Unter dem Mikroskop betrachtet, ist ihre Außenseite mit Poren und Rissen übersät, durch die Soße oder Öl eindringen kann. So saugen sich die gekochten Nudeln voll mit dem Saft, in dem sie schwimmen – und schmecken viel besser.

Seit wenigen Jahren hat sich der Wind gedreht, auch auf dem internationalen Nudelmarkt: Neben den kleinen, feinen Pasta-Fabriken, von denen manche ihre Arbeit nie umgestellt hatten, führen mittlerweile auch immer mehr große Produzenten die traditionelle Methode wieder ein. Barilla etwa, italienischer Pasta-Hersteller seit 1877, hat eine eigene Premiumlinie eingeführt, und auch die Eigenmarken großer Supermärkte bieten heute Pasta aus der Bronzedüse an. 2021 brachte der New Yorker Food-Podcaster und Nudel-Fanatiker Dan Pashman sogar eine neue, selbst entwickelte Pastasorte auf den Markt: Die „Cascatelli“ sehen aus wie kleine Regenbogen mit Rüschen und haben die perfekte Form, um viel Soße aufzunehmen. Eine Packung kostet rund fünf Dollar – die Herstellung in der Bronzeform versteht sich von selbst.

Welche Soße passt zu welcher Pasta?

Genuss entsteht, wenn Form, Textur und Aroma perfekt miteinander harmonieren. Eine Entscheidungshilfe

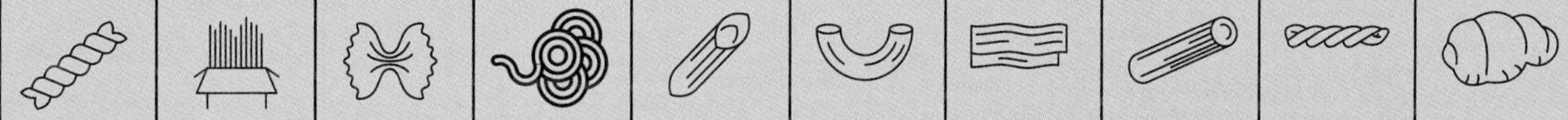

	Fusilli	Spaghetti	Farfalle	Tagliatelle	Penne rigate	Maccheroni	Pappardelle	Rigatoni	Gemelli	Gnocchetti
Tomatensoße	X	X				X				
Bolognese *(al ragù)*				X				X		X
Puttanesca *(u. a. Sardellen, Tomaten, Peperoncini, Kapern)*		X			X					
Amatriciana *(u. a. Speck, Tomaten, Pecorino, Peperoncini)*		X								
Carbonara		X	X	X						
Aglio e olio		X								
alla Norma *(u. a. Auberginen, Tomaten, Schafskäse)*					X	X	X		X	X
Cacio e pepe *(Pecorino, schwarzer Pfeffer)*		X								
Arrabiata		X			X		X			

Allerdings sieht diese alte, neue Nudel für das bloße Auge nicht so elegant aus, eher staubig und zerstoßen. Glatte, makellose Produkte waren das Schönheitsideal, dem die Bronzedüsen einst zum Opfer fielen. Zweiter Nachteil der Bronzeformung: Der Teig lässt sich nur mit hohem Druck durch die Öffnung pressen, was Energie verbraucht. Auch Sparsamkeit führte also zur „Pasta-Verflachung".

Die Verfechter der „Pasta artigianale" argumentieren dagegen mit dem besseren Geschmack: Der höhere Druck, behaupten sie, führe auch zu einer höheren Dichte, sodass die Bronze-Nudeln mehr al dente schmecken als moderne Industrieprodukte, die schnell matschig werden. Jedenfalls muss man sie länger kochen. Die Nudeln, die teils bis zu drei Tage lang bei maximal 52 Grad getrocknet sind, bekommt man nicht so einfach weich. Handgemachte Pappardelle aus der Bronzeform müssen schon mal 20 Minuten im Wasser liegen, bevor man sie essen kann. Doch die Langsamkeit, die so bis in die Küche wandert, bringt ungeahnte Vorteile mit sich: Auf einmal kann man die verschiedenen Garzustände der Nudeln fein herausschmecken, und sie sind auch nicht gleich verkocht, wenn man 30 Sekunden nicht aufpasst.

Die ganze Freude entfaltet sich aber, wenn man die Soße in die fertige Pasta „al bronzo" hinzurührt und das Gericht vor dem Servieren ein paar Minuten stehen lässt. Dann schmecken „Nudeln mit Soße" plötzlich wieder wie ein komplexes Gericht – und nicht wie ein alltäglicher Sattmacher. •

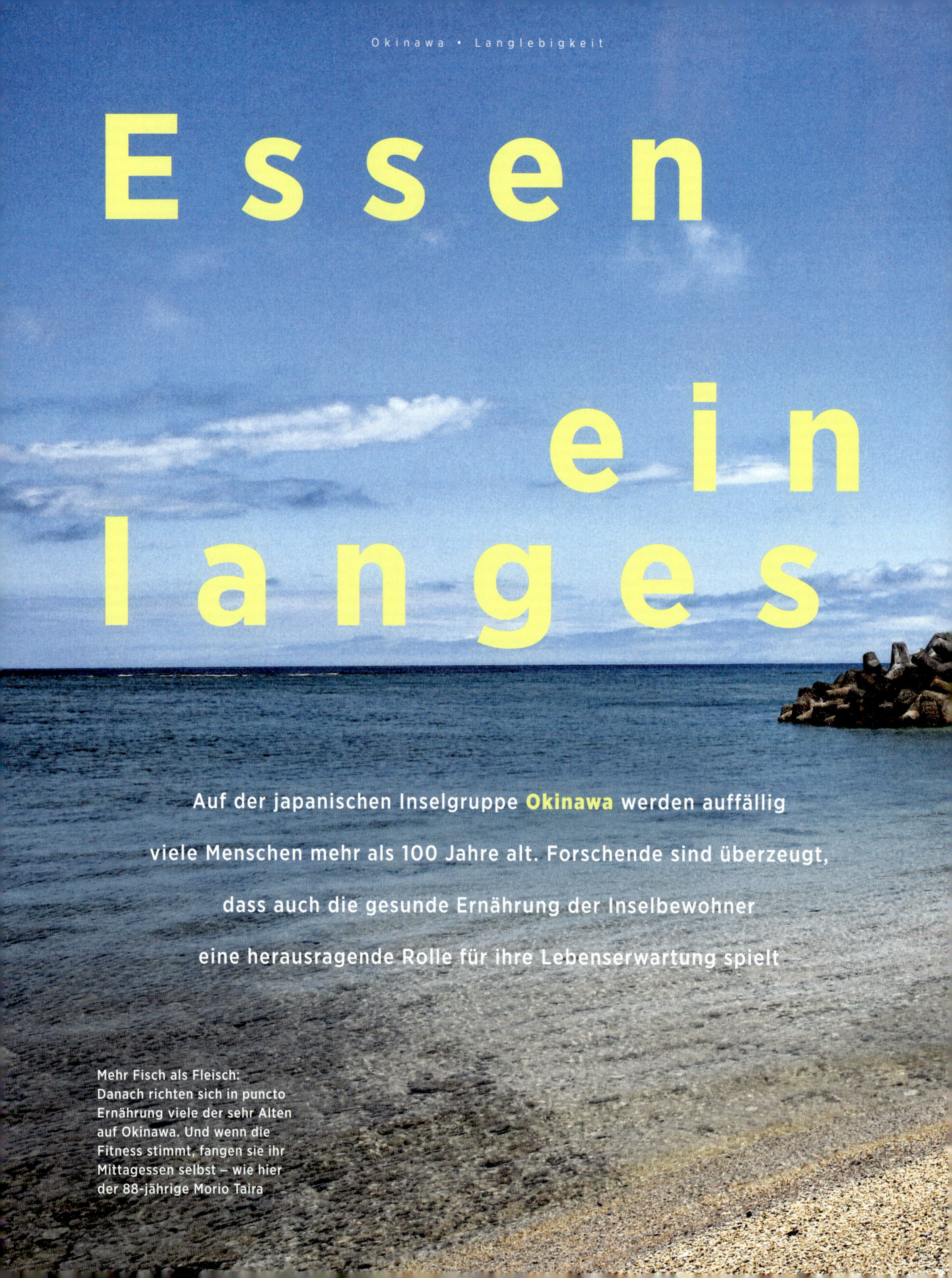

Essen ein langes

Auf der japanischen Inselgruppe **Okinawa** werden auffällig viele Menschen mehr als 100 Jahre alt. Forschende sind überzeugt, dass auch die gesunde Ernährung der Inselbewohner eine herausragende Rolle für ihre Lebenserwartung spielt

Mehr Fisch als Fleisch: Danach richten sich in puncto Ernährung viele der sehr Alten auf Okinawa. Und wenn die Fitness stimmt, fangen sie ihr Mittagessen selbst – wie hier der 88-jährige Morio Taira

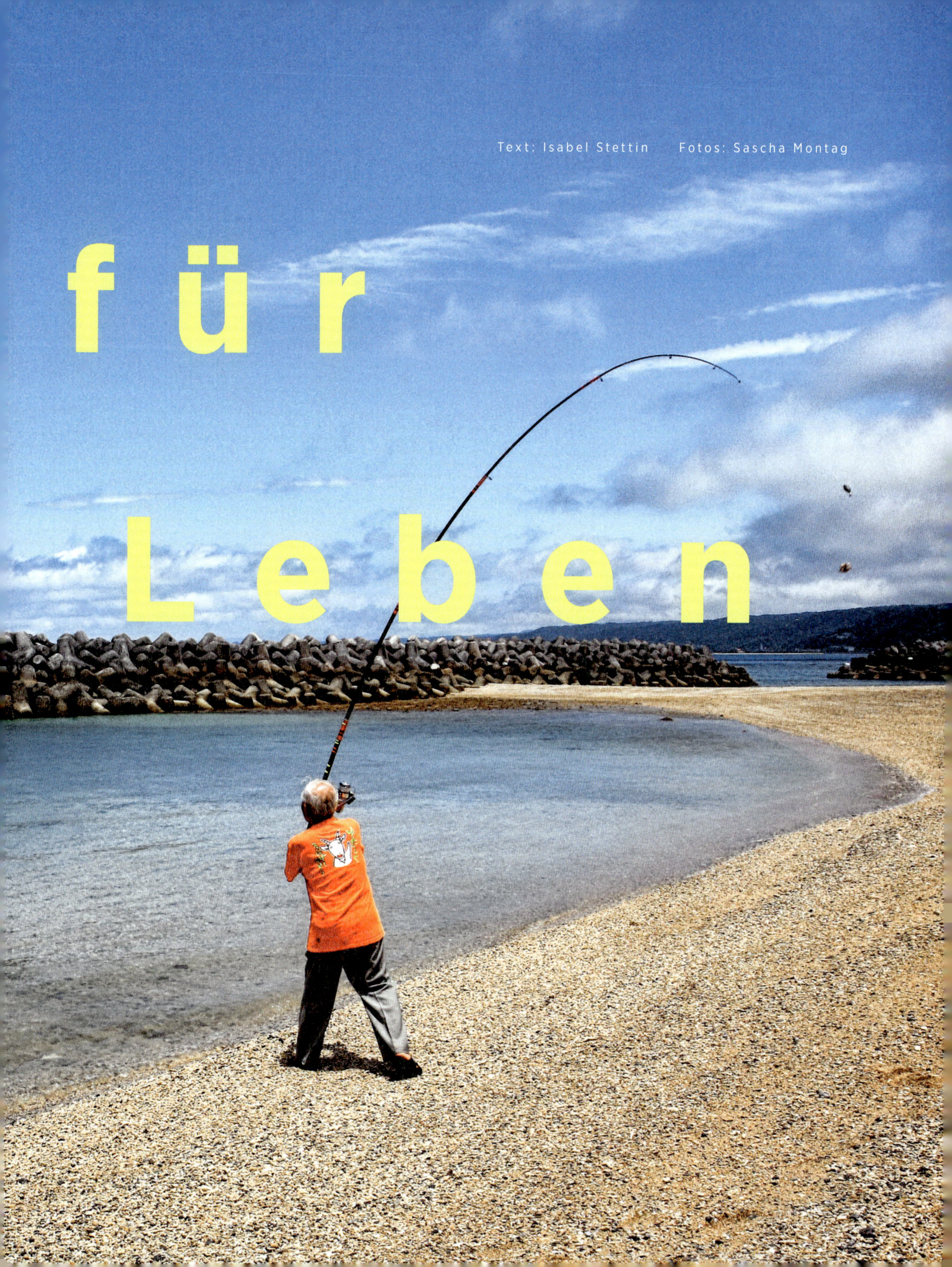

Text: Isabel Stettin Fotos: Sascha Montag

für Leben

J

Jeden Tag betet Haru Miyagi zu ihren Ahnen. Sie richtet sich an den kleinen Hausaltar, ihren Butsudan, und zündet Räucherstäbchen an. „Passt auf meine Familie auf und auf mich“, bittet sie ihre Vorfahren. „Danke für meine Gesundheit! Danke für mein gutes Leben und diesen Tag.“

Es ist ein Ritual, das für Haru Miyagi zum Morgen gehört wie die selbst gekochte Misosuppe und ihre Zeitung. Aufrecht sitzt sie im Sessel, ihr silbernes Haar hat sie zurückgekämmt. Aus einem Kännchen schenkt sie sich grünen Tee ein. Ihre Wohnung, ausgelegt mit Tatami-Matten aus Reisstroh, hat sie frisch geputzt. Sie ist froh, dass sie das noch schafft, sagt sie. Mittlerweile ist sie 104 Jahre alt und lebt noch immer allein – in ihrer Heimat ist das keine Besonderheit.

Das Küstendorf Ogimi liegt im Norden von Okinawa, einer Inselkette am südlichsten Zipfel des japanischen Archipels. Mehr als 900 der 1,4 Millionen Ansässigen sind hier 100 Jahre alt und älter. Prozentual gesehen fünf Mal so viele wie in Deutschland. Okinawa zählt zu den „Blauen Zonen“, jenen fünf Regionen der Welt, in denen Menschen viel länger als der Durchschnitt leben (siehe Kasten Seite 68). Ein Paradies für Altersforscher*innen, die das Phänomen der Langlebigkeit ergründen wollen.

Sie sind inzwischen überzeugt, dass auch die gesunde Ernährung der Inselbevölkerung über deren Lebenserwartung entscheidet. Hinzu kommen die Gene, also die Veranlagung, sowie das tropische Klima, ein aktiver, aber genügsamer Lebensstil und das enge soziale Netzwerk von Kindesbeinen an. Wer mit den Alten von Okinawa spricht, merkt schnell: Jede und jeder hat ein persönliches „Ikigai“, eine individuelle Lebensphilosophie. Für Haru Miyagi ist das: „Einfach leben, immer weitermachen und gar nicht so viel darüber nachdenken.“ Ein Wort für Ruhestand gibt es nicht auf Okinawa.

Haru Miyagi kann sich nicht mehr so gut bücken, es ziept und zwickt in den Knien, doch im Garten pflanzt sie noch immer Tomaten an. Sie hat eine Brille, die sie jedoch nur selten benutzt. Vor der Haustür steht ein Rollator, doch sie meidet ihn, wann immer es geht. „Wir waren seit jeher ein armes Dorf von Fischern und Landwirten. Die Leute hatten nicht viel“, sagt sie. „Darum sind wir so stark.“ Wenn man ihr glauben will, halten ein wenig Verzicht und Entsagung jung, nicht der Überfluss, die Bequemlichkeit. Auf den Teller kommt bei ihr, was es in ihrer Umgebung gibt, erschwinglich und zugänglich.

„Kannst du mir zeigen, was du normalerweise zu Mittag isst?“, fragt Emiko Kinjo Frauen wie Haru Miyagi. Sie hat die Geheimnisse der Alten gesammelt, besuchte die Hundertjährigen in ihren Gemüsegärten, blickte in ihre Kochtöpfe und hat aus ihren Rezepten Menüs der Langlebigkeit kreiert. Den Schatz will sie für die kommenden Generationen erhalten.

Emiko Kinjo ist selbst schon Mitte 70 und mittlerweile so etwas wie die

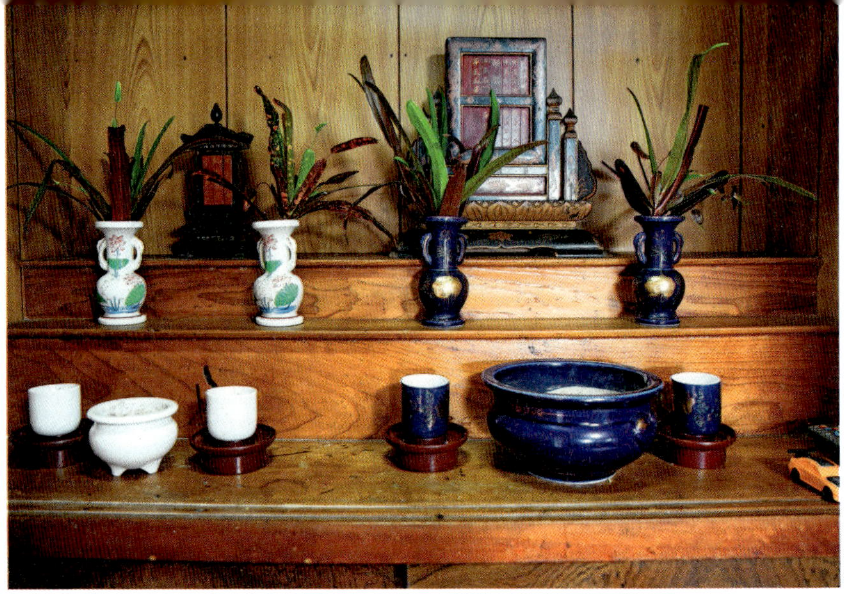

Tiefe Spiritualität und unbedingter Familiensinn sind den Bewohnern Okinawas wichtige Lebensstützen. Solche Hausaltare mit Opferschälchen und Räuchertöpchen findet man oft – hier wird auch für das Wohl der Verwandten gebetet

Haru Miyagi wurde im April 1918 geboren, sie lebt auf Okinawa in demselben Haus, in dem sie auf die Welt kam. Ihr Lebensmotto: Einfach leben, immer weitermachen

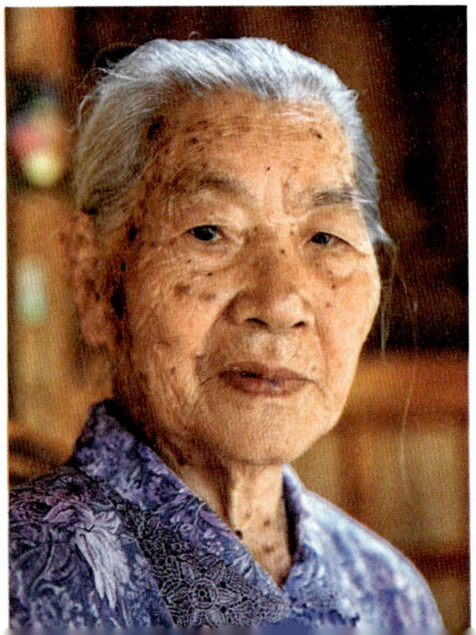

»

Regel Nr. 1:

Sich Zeit nehmen

beim Essen.

Und mit Langmut

die Gerichte kochen

«

Botschafterin der Esskultur Okinawas. Vor 30 Jahren hat sie ihr rustikales, kleines Restaurant mit Namen „Emi no Mise“ eröffnet. Was hier auf den Teller oder in die Bento-Box kommt, ist ein Querschnitt des okinawischen Superfood, der traditionellen Lebensmittel Okinawas.

Emiko Kinjo serviert kleine Häppchen, die im Zusammenspiel alles bieten, was die moderne Ernährungswissenschaft für gut und gesund hält: Asa und Mozuku, das Seegras, Handama, eine Art Spinat. In den Gärten wächst Shikuwasa, eine einheimische Zitrusfrucht. Aus den dunkelviolett gefärbten Süßkartoffeln, Imo genannt, entstehen kleine runde Küchlein. Neben Tofu und Bohnen wird im „Emi no Mise“ ein winziges Stück Rafute serviert, gekochter Schweinebauch. Das Fleisch wird unter Abschöpfen des Fetts und mit einem Schuss Awamori gar geköchelt. Awamori ist Japans älteste Spirituose, hergestellt aus Reis und dem schwarzen Kji-Pilz. Am Ende ist das Fleisch so zart, dass die Fasern auf der Zunge zerfallen.

Es ist die Regel Nummer eins der Küche Okinawas: Geduld. Langsam kochen, sich Zeit nehmen bei der Zubereitung und beim Essen. Regel Nummer zwei: „Hara hachi bu!“ Das bedeutet: Nie zu viel essen und sich den Bauch vollschlagen, sondern aufhören, sobald der Magen zu 80 Prozent gefüllt ist. Im Durchschnitt nehmen die Menschen in Okinawa täglich nur 1800 Kalorien zu sich, rund ein Viertel weniger als durchschnittliche Deutsche.

Wenn Emiko Kinjo die Botschafterin ist, so ist das Wahrzeichen Okinawas picklig-warzig und krumm: Kinjo schneidet eine der traditionellen Bittergurken in dünne Scheiben und brät sie scharf an. Die Goya gehört zu den Kürbisgewächsen, sie enthält viel Vitamin A und C, strotzt vor Eisen und Kalzium. Bezogen auf den Vitamin- und Mineralstoffgehalt gibt es kaum ein Nahrungsmittel mit ähnlich hohen Werten. Sie soll die Blutgefäße schützen und bei Altersdiabetes helfen, der Bitterstoff wirkt sich positiv auf das Verdauungssystem aus. Allgemein wird mit sehr wenig Salz gekocht, erklärt Emiko Kinjo. Sie würzt mit Wildkräutern und Ingwer.

Der Lebensstil der Menschen auf Okinawa wurde ausführlichen Analysen unterzogen – mit dem Schluss, dass sich die Bevölkerung Okinawas ballaststoffreich, kalorienarm und nahe am Vegetarismus ernährt: Nicht Fleisch, sondern Tofu und Fisch sind die wichtigsten Eiweißlieferanten, dazu Hülsenfrüchte und Nüsse.

Auf Okinawa setzen viele der Älteren ihre Nahrung gleich mit Medizin. Lebensmittel sind Heilmittel. Das Risiko, an Herz-Kreislauf-Erkrankungen, Schlaganfall, Krebs und Diabetes zu erkranken, ist bei den Menschen, die die traditionelle Lebensweise pflegen,

Ein Festmenü im Restaurant der 75-jährigen Köchin Emiko Kinjo: Ballaststoffe wie Reis und Süßkartoffeln, auch Hülsenfrüchte und frisches Gemüse. Fleisch gibt es nur wenig – beispielsweise ein Stückchen Schweinebauch

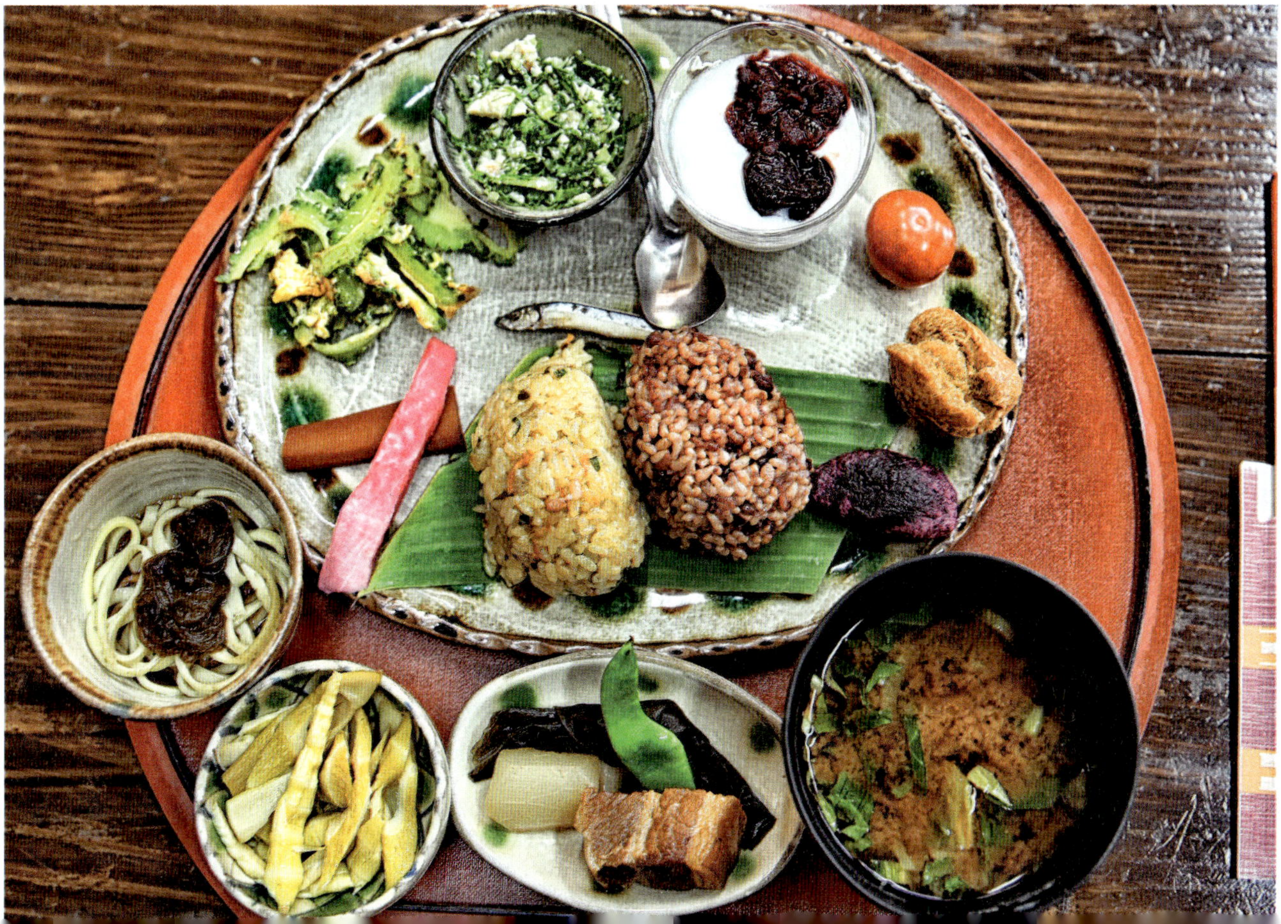

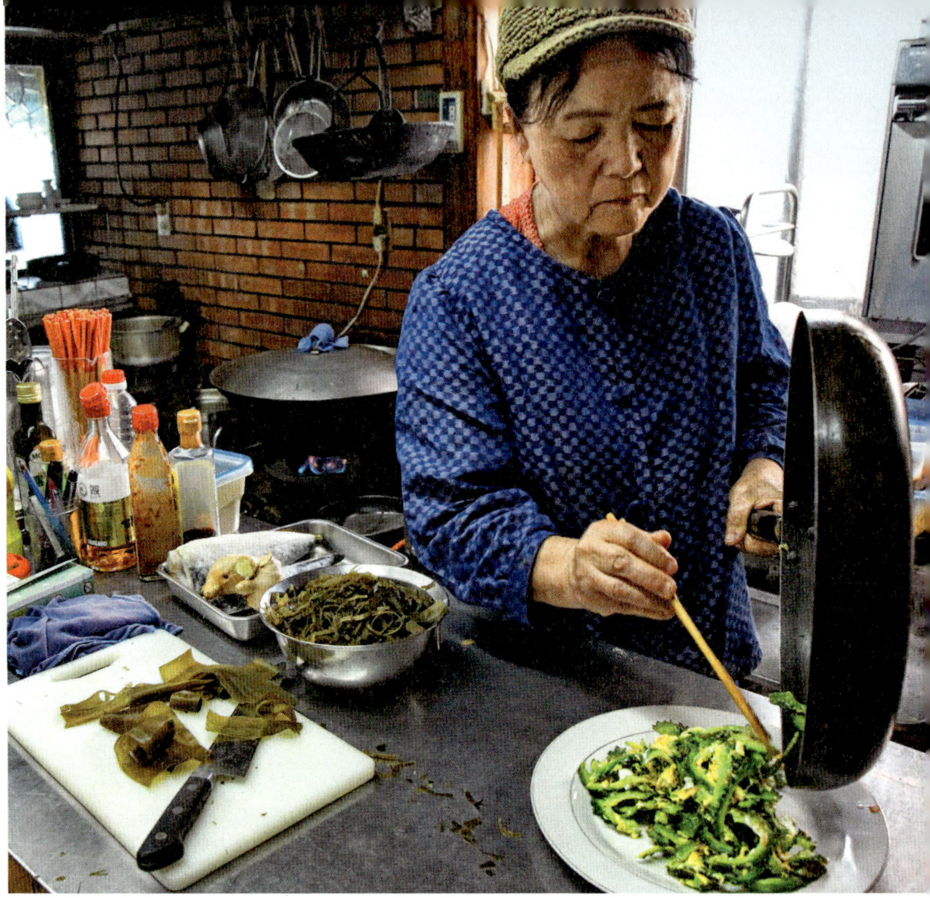

Emiko Kinjo in der Küche ihres Restaurants. Hier bereitet sie die vielen Häppchen zu, die ihre berühmten Menüs ausmachen. Eine besondere Zutat für Langlebigkeit: die giftgrüne Ōgoyā-Frucht, auch Bittermelone genannt

Studienlage

Das Mysterium der »Blauen Zonen«

Michel Poulain ist Demograf und hat sich auf internationale Langlebigkeitsstudien spezialisiert. Er gilt als einer der Entdecker der „Blauen Zonen". Das sind Weltregionen, in denen die Menschen überdurchschnittlich lang leben. Neben Okinawa zählen Ikaria in Griechenland, Sardinien in Italien, die Nicoya-Halbinsel in Costa Rica und die Stadt Loma Linda in Kalifornien dazu. Poulain beschreibt sieben Säulen, die diese Orte miteinander verbinden:

1. Bewegung im Alltag: viel zu Fuß gehen, viel körperliche Arbeit.

2. Nie zu viel essen, aufhören, bevor das Sättigungsgefühl eintritt. Ein Speiseplan mit viel Gemüse, Obst und Getreideprodukten, Fleisch nur in Maßen.

3. Soziales Miteinander, gemeinsame Mahlzeiten.

4. Familie ist den Alten am wichtigsten. Die Generationen halten zusammen und unterstützen sich gegenseitig.

5. Die Alten bauen auf einen engen **Freundeskreis** – wie eine erweiterte Familie.

6. Die Alten leben mit der **Natur**, ihr Essen und Trinken beziehen sie vorwiegend aus der Region.

7. Glaube, Religion, eine Lebensphilosophie – in Okinawa ist es das „Ikigai": der Grund, wofür es sich lohnt, am Morgen aufzustehen.

deutlich geringer als in westlichen Industrienationen. 1976 begann der mittlerweile emeritierte Gerontologe Makoto Suzuki mit seiner weltweit längsten Studie dieser Art auf Okinawa. Über Jahrzehnte hinweg untersuchte sein Team mehr als 900 Hundertjährige. Die Zwillingsbrüder Craig und Bradley Willcox erweiterten das Forschungsteam und landeten mit ihrem Buch „Okinawa Program" inklusive Kochrezepten einen Bestseller.

Im kleinen Küstendorf Ōgimi, im grünen Norden der Hauptinsel, wo die meisten der Superalten leben, ist die Luft feuchtwarm und schmeckt nach Salz. Türkis glitzert der Pazifik, nur wenige Schritte von Emiko Kinjos Restaurant entfernt. An der Straße wachsen Palmen, der Hibiskus blüht feuerrot. An jedem der kleinen Häuser reißen Löwen aus Keramik und Stein, Shisa genannt, wie Wachhunde ihre Mäuler auf. Sie sollen das Böse fernhalten. Rund 3000 Einwohner leben verstreut in kleinen Tälern, eingerahmt vom Ozean und sanften Hügeln. Zehn von ihnen haben die 100 überschritten. Stolz schmücken sich die Ansässigen mit einem Titel: „Dorf mit der höchsten Lebenserwartung Japans". Das Sprichwort der Alten: „Mit 70 bist du ein Kind, mit 80 ein Jugendlicher, und mit 90, wenn dich deine Ahnen in den Himmel rufen, bitte sie zu warten, bis du 100 bist. Dann könntest du drüber nachdenken." Sie haben es in einen Gedenkstein gemeißelt, der neben einem sanft plätschernden Wasserfall am Ortseingang errichtet wurde.

Wer am Strand entlangspaziert, stößt nicht nur auf Fischer und Taucher. Alte Damen sammeln Muscheln, auf dem steinigen Boden sitzend graben sie zwischen den Steinen danach. Mit Forken stöbern sie nach essbaren Seeschnecken auf dem Meeresgrund. Die Hälfte der Menschen lebt von der Fischerei – oder von der Landwirtschaft. Grün bewucherte Berghänge erheben sich über den Küstenstreifen, dazwischen undurch-

»

Auch auf Okinawa **gibt es Fast Food.** Burger und Pommes, **kaum Nährstoffe,** dafür viele Kalorien

«

dringlicher Dschungel, Obstplantagen. An fast jedes der kleinen Häuser in Ogimi grenzt ein Garten.

Doch was in Dörfchen wie Ōgimi noch gelten mag, ist in den Städten Okinawas längst Geschichte. Kaum jemand ernährt sich heute noch so gesund wie die Großeltern auf dem Land. Nach dem Zweiten Weltkrieg besetzten die amerikanischen Streitkräfte Okinawa, die Inselgruppe ist für sie bis heute der wichtigste Militärstützpunkt im pazifisch-asiatischen Raum. Und sie brachten ihre Ernährungsunkultur mit: Filialen von KFC, McDonald's und der Eiscremekette Blue Seal gibt es an jeder Ecke. Burger, Pommes frites, Softdrinks – kalorienreich und nährstoffarm.

In der Altersgruppe zwischen 20 und 60 sind die Menschen Okinawas Untersuchungen zufolge heute dicker und kränker als im übrigen Japan. Während sich die 104-jährige Haru Miyagi ihr Leben lang zu Fuß bewegte, schieben sich Jüngere mit Autos und Rollern durch die Städte. Die Regionalregierung von Okinawa, das sich gern mit dem Titel „Insel der Hundertjährigen" schmückt, kämpft gegen den Abwärtstrend an. Es gibt Kochschulen, die die okinawische Ernährung fördern sollen, auf Blogs werden die Rezepte geteilt, Bewegungsprogramme für Senioren angeboten. Auch Haru Miyagi geht einmal in der Woche ins Gemeindezentrum, macht Gymnastik, tauscht sich mit anderen Alten aus. Sie wird untersucht, der Blutdruck gemessen. Gemeinsam heben die Alten die Arme, lassen die Füße kreisen, singen zusammen.

Die Uhren ticken hier langsamer, sagt Morio Taira, ein Fischer. Mit 88 zählt er noch zu den Jungspunden im Dorf Ōgimi, er ist Vorsteher der Gemeinschaft. Sein Haar ist weiß, sein Gesicht nahezu faltenfrei. Er trägt gern bunte Hemden und lächelt sanft.

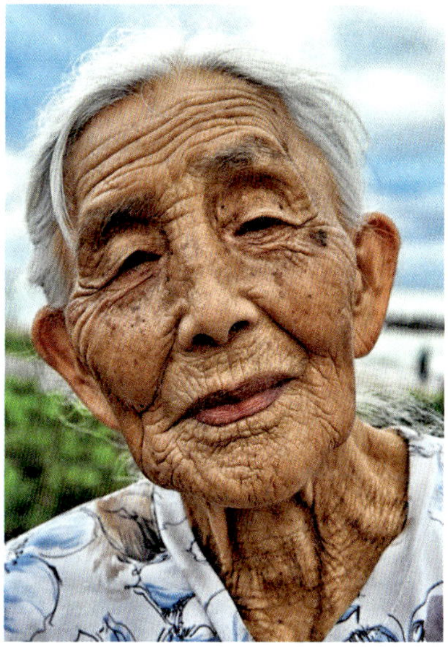

Die Alten von Okinawa nehmen nach wie vor am Leben teil: Nae Kinjo, 96, schaut nur zu gern bei den örtlichen Drachenbootrennen zu

Mit kleinen Forken stöbern viele Bewohner Okinawas regelmäßig in den flachen Küstengewässern nach essbaren Seeschnecken. Eine Freizeitbeschäftigung für die eher jungen Frauen: Tomoko Oshiro ist erst 68 Jahre alt

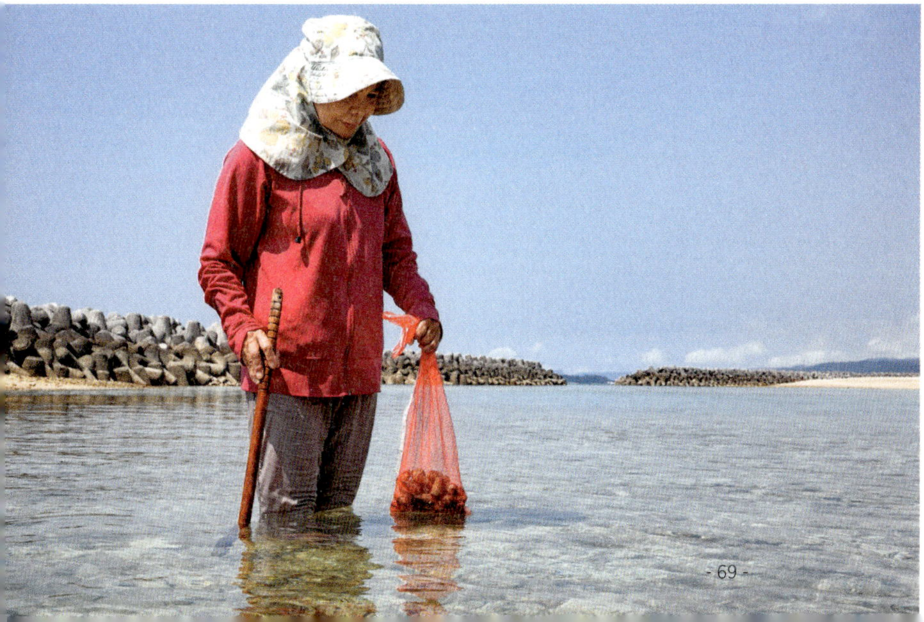

Seine Familie ist an diesem Samstag zusammengekommen, vier Generationen versammeln sich um den gedeckten Tisch, darauf selbst gefangener Fisch und Meeresfrüchte, Algensalat und Süßkartoffeln. Einmal im Monat trifft sich die Sippe. An diesem Abend findet das jährliche Rennen der Drachenboote, Harai, statt. Morio Taira eröffnet den Wettkampf. Er steht am Strand, eine rote Flagge in der Hand. Turngruppen, Familienzusammenkünfte, Dorffeste, Traditionen: All das gehört zum Alltag auf Ōgimi.

„Tu, was du liebst, und lebe länger", das ist die Bedeutung von Ikigai, jener Lebensphilosophie der Menschen von Okinawa. Das Ikigai von Morio Taira sind seine Familie, das Fischen, die Treffen mit Freunden.

Neunzigjährige sitzen auf der Mauer am Ozean, lassen die Beine baumeln, zwei alte Damen schenken Getränke aus, verteilen kleine Bananen. Sie danken mit ihrem Fest den Göttern des Meeres, aus dessen Fülle sie schöpfen. Spricht man Morio Taira auf das Geheimnis seiner fast ewigen Jugend an, lächelt er: „Wir werden nicht nur alt, wir sind dabei auch gesund und glücklich." •

Global gesund:

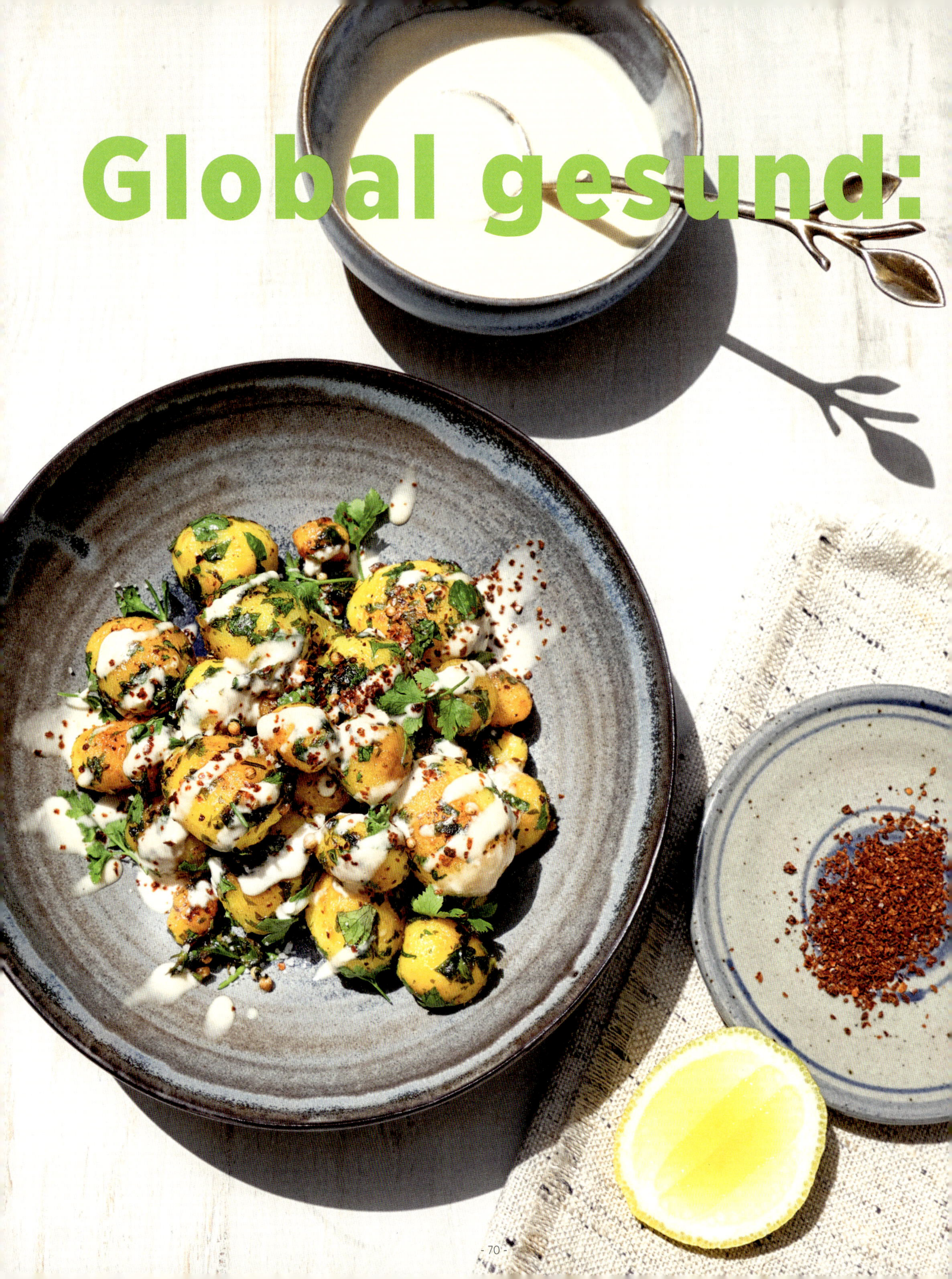

vegan kochen

Essen zubereiten ohne tierische Produkte, ohne Fleisch, Butter, Sahne? Vielen Menschen **erscheint das freudlos**. Autorin **Katharina Seiser beweist das Gegenteil**: Ihre Rezepte sind würzig, überraschend und enorm vielseitig – und bringen die Welt in die heimische Küche

Fotos: Vanessa Maas

Libanon / Syrien

Scharf-saure Bratkartoffeln mit Koriander und Tahin-Soße

Batata harra

Bratkartoffeln gehen bekanntlich immer. Diese hier kommen unverschämt würzig, scharf und zitrusfrisch daher. Sie werden üblicherweise ausgekühlt wie Kartoffelsalat serviert, ich finde sie frisch aus der Pfanne aber noch überzeugender, weil knuspriger und duftiger. So oder so: Probieren Sie 's aus!

1. Kartoffeln gründlich waschen. In kaltes Salzwasser geben, aufkochen und je nach Größe ungefähr 12–15 Minuten gar kochen, bis eine Küchenmesserspitze leicht hineingleitet. Abgießen und kurz mit Küchenpapier unter dem Deckel ausdampfen lassen.

2. Währenddessen Koriander und Petersilie waschen, trocken schleudern und mitsamt zarter Stiele grob hacken. Knoblauchzehe schälen und fein hacken.

3. Für die Tahin-Soße Knoblauch schälen, Keim entfernen, Knoblauch pressen oder sehr fein hacken. Mit Tahin und Salz mit einem kleinen Schneebesen verrühren, mit Zitronensaft und Wasser emulgieren und abschmecken.

4. Kartoffeln entweder ungeschält ganz lassen (Drillinge mit zarter Schale) oder schälen und vierteln oder in grobe Würfel schneiden.

5. In einer weiten, beschichteten oder gut eingebrannten Gusseisenpfanne Öl erhitzen, Korianderkörner kurz anbraten, bis der Koriander zu duften beginnt. Knoblauch, Chili (das Gericht soll ziemlich scharf sein) und Kartoffeln dazugeben, etwa 4–5 Minuten braten, bis die Kartoffeln knusprig-braun sind. Zwei Drittel der gehackten Kräuter und den Zitronensaft untermischen und kurz braten. Sofort anrichten, mit restlichen Kräutern bestreuen, mit Tahin-Soße beträufeln. Bei Tisch nach Geschmack mit Chili und/oder Zitronensaft würzen.

ZUTATEN FÜR 2

500 g Drillinge oder kleine festkochende Kartoffeln | Salz | 30 g frischer Koriander | 30 g Petersilie | 1 Knoblauchzehe | 4 EL Olivenöl | 1 EL ganzer Koriander | ½–1 TL scharfe Chiliflocken (etwa Pul Biber) und Chili zum Servieren | 2 EL frisch gepresster Zitronensaft

Für die Tahin-Soße:

1 kleine Knoblauchzehe | 30 g Tahin | Salz | 2 EL frisch gepresster Zitronensaft | ca. 3 EL Wasser

Zitronenschnitze zum Servieren

TIPPS

Zur Saison am besten Meyer-Zitronen (Kreuzung aus Orange und Zitrone) verwenden. Dazu passen gegrillte Paprika in Öl oder auch knackiger Blattsalat mit mild-fruchtigem Dressing, zum Beispiel mit Senf und Orangensaft. Oder ein mediterraner Salat mit Pitabrot. Auch Hummus schmeckt dazu. Funktioniert gut mit am Vortag gekochten Kartoffeln.

VARIANTEN

Oft werden die Kartoffelstücke frittiert statt gekocht. Schmeckt köstlich, braucht aber natürlich mehr Fett.

Spanien
Kalte Mandelsuppe mit Knoblauch
Ajoblanco

Die weiße Schwester der roten Kaltsuppe „Gazpacho andaluz": seit dem Mittelalter bekannt, einfach und ebenso köstlich wie erfrischend. Zur cremigen, zugleich knoblauchwürzigen und leicht säuerlichen Suppe passen süße Trauben besonders gut.

1. Altbackenes Weißbrot für die Suppe entrinden, zerzupfen und im Mixbehälter des Standmixers in etwa 250 ml/g Wasser mindestens 10 Minuten einweichen.

2. Mandeln in einer Pfanne ohne Fett bei mittlerer Hitze unter häufigem Rütteln rösten, bis sie zu bräunen beginnen. Zum eingeweichten Weißbrot geben.

3. Knoblauch schälen, mit dem Essig in den Mixer geben. 500 ml/g Wasser bereitstellen. Mixen, bis ein sämiges Püree entsteht, gegebenenfalls schon etwas vom Wasser zugeben, falls das Püree zu trocken sein sollte (aber nur schluckweise, sonst pürieren die Mandeln nicht fein).

4. Erst wenn die Mischung eine homogene Konsistenz hat, das restliche Wasser hinzufügen und weitermixen. Das dauert ein paar Minuten, die Konsistenz soll so glatt wie möglich sein. Salzen und pfeffern. Zum Schluss Olivenöl unterrühren. Mit Salz und Essig – die Suppe soll eine zarte Säurenote haben – abschmecken.

5. Suppe nach Wunsch durch ein Sieb in eine Schüssel oder einen Krug seihen, im Kühlschrank 1–2 Stunden durchkühlen lassen.

6. Trauben waschen, halbieren und gegebenenfalls entkernen. Brot in Würfel schneiden, in einer Pfanne in 1–2 EL Olivenöl bei mittlerer Hitze rundum goldbraun rösten. Suppe umrühren und in kleinen Schalen anrichten, mit Trauben und Croûtons bestreuen, mit Olivenöl beträufeln.

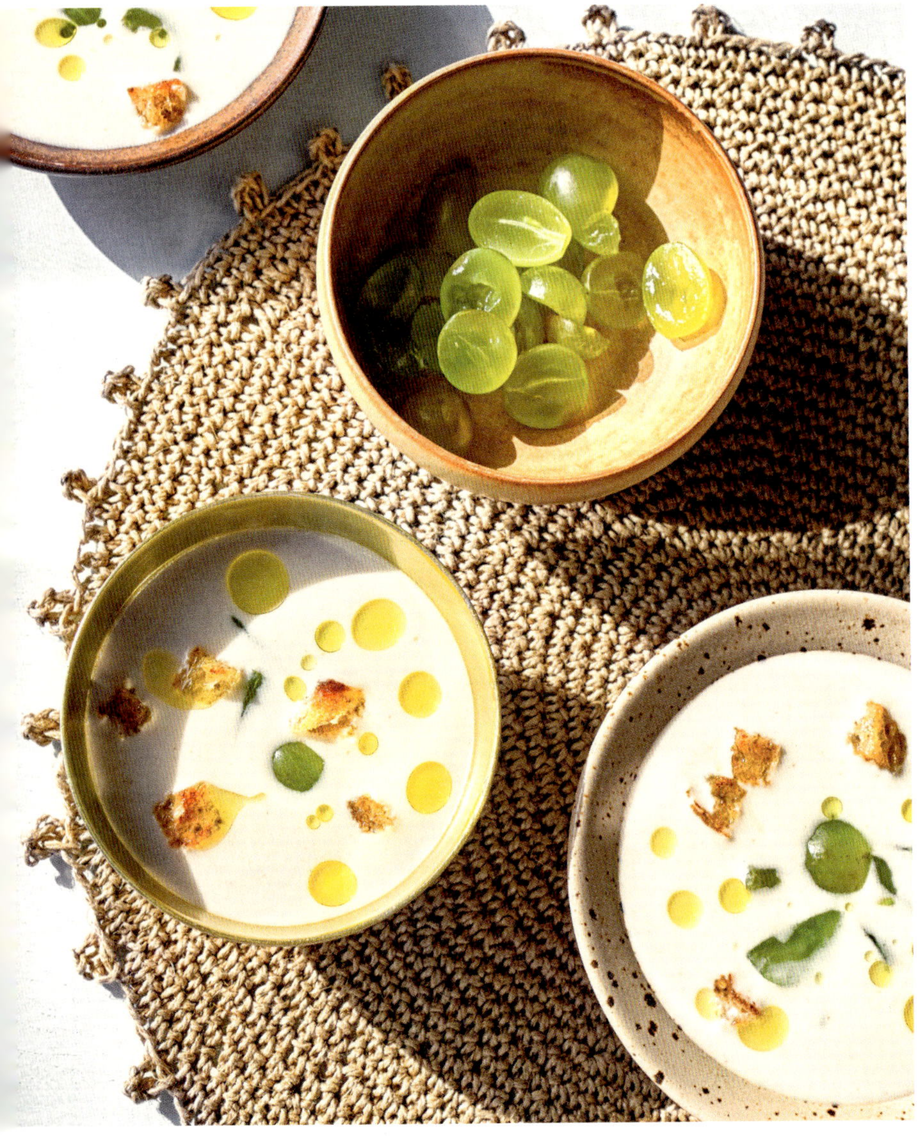

ZUTATEN FÜR 4

100–120 g altbackenes Weißbrot (kann ruhig 2–3 Tage alt, aber noch nicht steinhart sein) | 150 g blanchierte Mandeln | 2 nicht zu große frische Knoblauchzehen | ca. 2 EL weißer Balsamico (Condimento bianco) oder Sherry-Essig | ca. 2 TL Salz | weißer Pfeffer aus der Mühle | 75 ml Olivenöl (am besten spanisches) | 1 Handvoll kleine weiße, aromatische Trauben | 1–2 Scheiben 1–2 Tage altes Weißbrot für Croûtons | Olivenöl zum Beträufeln

TIPPS

Schalen am besten in den Kühlschrank stellen, dann bleibt die Suppe an heißen Tagen länger kühl. Hält ein paar Tage im Kühlschrank, allerdings wird der Knoblauch dabei immer vorlauter. Wer die Ajoblanco im Voraus zubereitet, sollte daher lieber weniger Knoblauch verwenden.

VARIANTEN

Statt mit Weintrauben mit ersten klein gewürfelten, säuerlich-knackigen Sommeräpfeln servieren. Oder mit reifer Honig- oder anderer Zuckermelone.

Türkei
Rote Linsenbällchen
Mercimek Köftesi

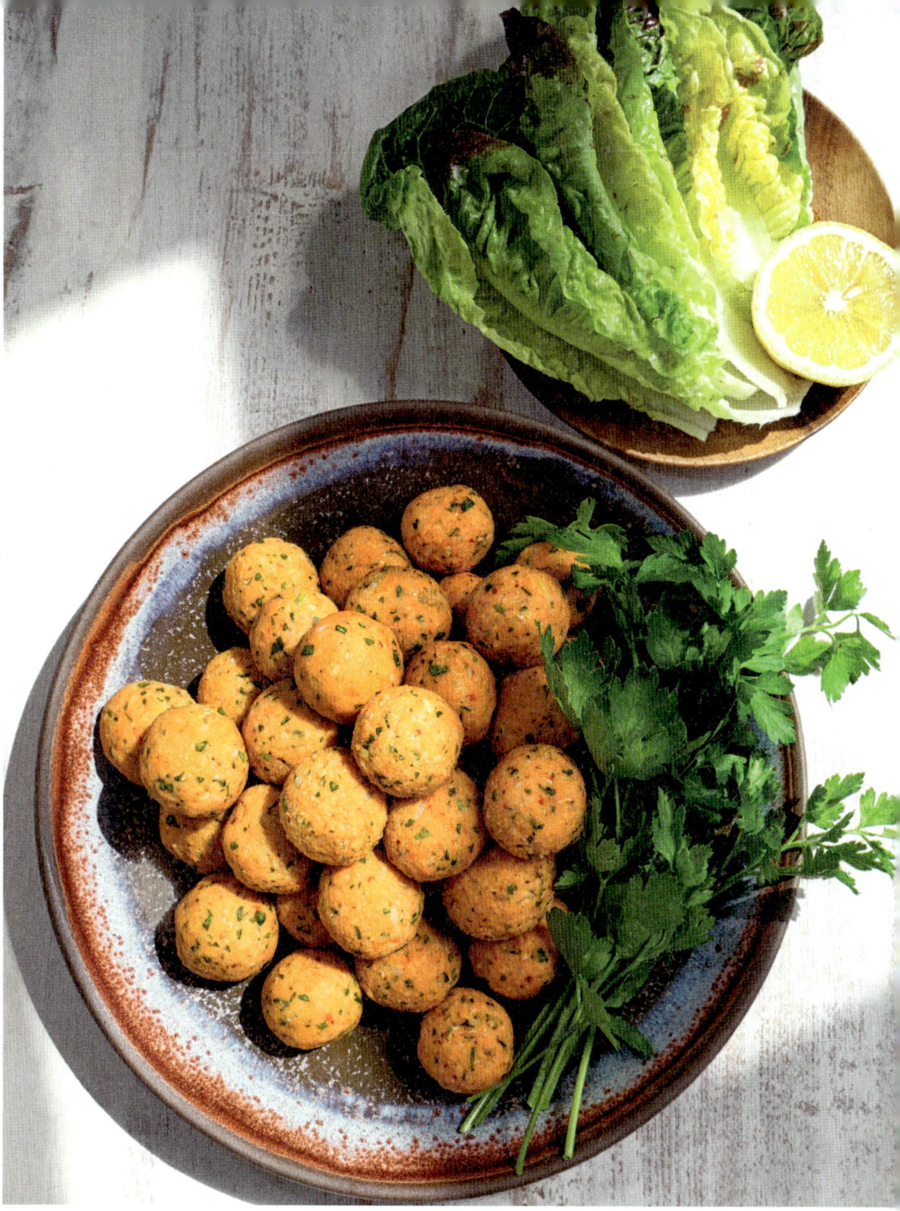

Gegarte Linsen und Bulgur, wie für Salat gewürzt, aber zu kleinen Kugeln oder ovalen Laibchen geformt – das ist in der Türkei ein Sommerklassiker. Gemeinsam mit knackigen Salatblättern und viel Zitronensaft schmecken die Bällchen allen und sind definitiv partytauglich.

1. In einem nicht zu kleinen Topf abgespülte Linsen mit 500 ml/g kaltem Wasser, 1 gestrichenen TL Salz und eventuell zerbrochenem Lorbeerblatt aufkochen. Zudecken, auf kleiner Flamme 10–15 Minuten köcheln, bis die Linsen zerfallen. Mit einem Schneebesen kräftig durchrühren. Hitze ausschalten. Lorbeer entfernen, Bulgur einrühren und zugedeckt 15–20 Minuten quellen lassen.

2. Währenddessen Zwiebeln und Knoblauch schälen, beides sehr fein hacken. In 3 EL Olivenöl in einer Pfanne bei mittlerer Hitze hell anschwitzen. Zur Linsen-Bulgur-Mischung geben.

3. Frühlingszwiebel putzen und inklusive Grün sehr fein schneiden. Petersilie waschen, trocken tupfen (oder schleudern) und die Hälfte davon zur Seite legen. Andere Hälfte inklusive feiner Stiele sehr fein hacken. Zitrone auspressen, restliche Zitronen in Schnitze schneiden.

4. Frühlingszwiebel, gehackte Petersilie, Tomaten-Paprika-Mark, Kreuzkümmel, Pul Biber und 1 EL Zitronensaft zu den Linsen geben. Mit einem Löffel oder noch besser Teigspatel (oder den Händen) gründlich verrühren, bis eine homogene Masse entsteht. Weitere 3–4 EL Olivenöl gründlich untermischen. Mit Salz, Chili und Zitronensaft abschmecken.

5. Masse mit (weder befeuchteten noch geölten) Händen zu kleinen Bällchen formen und auf einem großen Servierteller nicht zu hoch stapeln (die Bällchen sind weich). Salatherzen in einzelne Blätter zupfen, waschen und trocken schleudern.

6. Bällchen mit Salatblättern, zur Seite gelegter Petersilie und Zitronenschnitzen servieren. Jede*r nimmt sich Salat, legt Bällchen darauf, nach Wunsch auch etwas Petersilie, und träufelt großzügig Zitronensaft darüber.

ZUTATEN FÜR 4–6 ALS MAHLZEIT ODER EINEN GRÖSSEREN SNACK

200 g rote Linsen | Salz | eventuell 1 (möglichst frisches) Lorbeerblatt | 100 g feiner Bulgur (Köftelik-Bulgur, im türkischen Supermarkt) | 100 g Zwiebeln | 1 Knoblauchzehe | 6–7 EL Olivenöl | 1 Frühlingszwiebel | 40 g Petersilie | 2 Zitronen | 2 gehäufte EL Tomaten-Paprika-Mark (siehe »Tipps«) | 1 TL gemahlener Kreuzkümmel (am besten aus geröstetem ganzem Kreuzkümmel selbst gemörsert) | etwa ½ TL Pul Biber (Chiliflocken, oder anderer Chili) | 2–3 Römersalatherzen

TIPPS

Die Bällchen halten im Kühlschrank 1–2 Tage und schmecken auch als Mitternachtssnack oder beim ersten Picknick des Jahres. Wer kein Tomaten-Paprika-Mark bekommt, nimmt einfach 2 EL Tomatenmark oder 1 EL Tomatenmark und zum Beispiel 1 EL Ajvar.

VARIANTEN

Von Orkide und Orhan Tançgil, Autorin und Autor von „Türkei vegetarisch“, stammt der Tipp, die fertigen Bällchen in Sesam zu wälzen und bei Tisch mit Granatapfelmelasse zu beträufeln (dann mit Besteck essen).

Peru / Bolivien

Quinoa-Salat mit Paranüssen und Physalis

Ensalada de quinoa

Früher war mir Quinoa suspekt, ich hielt sie für eher gesund als kulinarisch wertvoll. Bis ich mich bei der Recherche für mein Kochbuch näher mit dem uralten Grundnahrungsmittel aus den Anden beschäftigte. Und weil Paranüsse und Physalis, die im traditionellen Salat nicht vorkommen, auch aus dieser Ecke der Welt stammen (und ich sie sehr mag), habe ich sie dazu kombiniert. Dass daraus beim ersten Bissen ein Lieblingssalat werden würde, damit hatte ich wirklich nicht gerechnet.

1. Quinoa im engmaschigen Sieb gründlich mit kaltem Wasser waschen und in einem Topf oder einer Sauteuse/Stielkasserolle mit 375 ml/g kaltem Wasser und 1 schwachen TL Salz aufkochen. Auf kleiner Hitze offen ungefähr 15 Minuten köcheln lassen, bis die Quinoa bissfest, aber fertig gegart ist und sich die weißen zarten Keime etwas von den Samen lösen. Abdecken und 5–10 Minuten nachquellen lassen. Mit einer Gabel behutsam auflockern und in eine weite Schüssel geben.

2. Zwiebel schälen und in feine Würfel schneiden. Die Paranüsse quer in 1–2 mm dicke Scheiben/Stücke schneiden. Physalis aus den papierenen Hüllen lösen, waschen und vierteln, dabei den harten Stielansatz entfernen. Die Tomaten waschen und je nach Größe halbieren oder vierteln. Koriander samt zarten Stielen waschen, trocken schleudern und grob hacken. Avocados längs rund um den Stein halbieren, durch Gegeneinanderdrehen der Hälften öffnen. Kern mit einem beherzten Schlag mit einer scharfen Messerklinge „greifen" und durch leichtes Drehen herauslösen. Bei einer richtig reifen Avocado lässt sich die Schale vorsichtig abziehen. Fruchtfleisch in etwa 1–1,5 cm große Würfel schneiden. Oder, falls sie sehr weich sind, in grobe Stücke schneiden.

3. Limettensaft auspressen, mit Chili (Pulver oder fein gehackte, frische Schote), Salz und Olivenöl verquirlen.

4. Zwiebel und Nüsse zur Quinoa geben und mit etwa zwei Drittel des Dressings behutsam vermischen. Tomaten, Physalis und Koriander untermengen. Mit Salz und Limettensaft abschmecken. Zum Schluss Avocados sehr vorsichtig, am besten mit den Händen, untermengen und den Salat anrichten oder die groben, weichen Stücke auf dem Salat anrichten. Mit dem restlichen Dressing beträufeln.

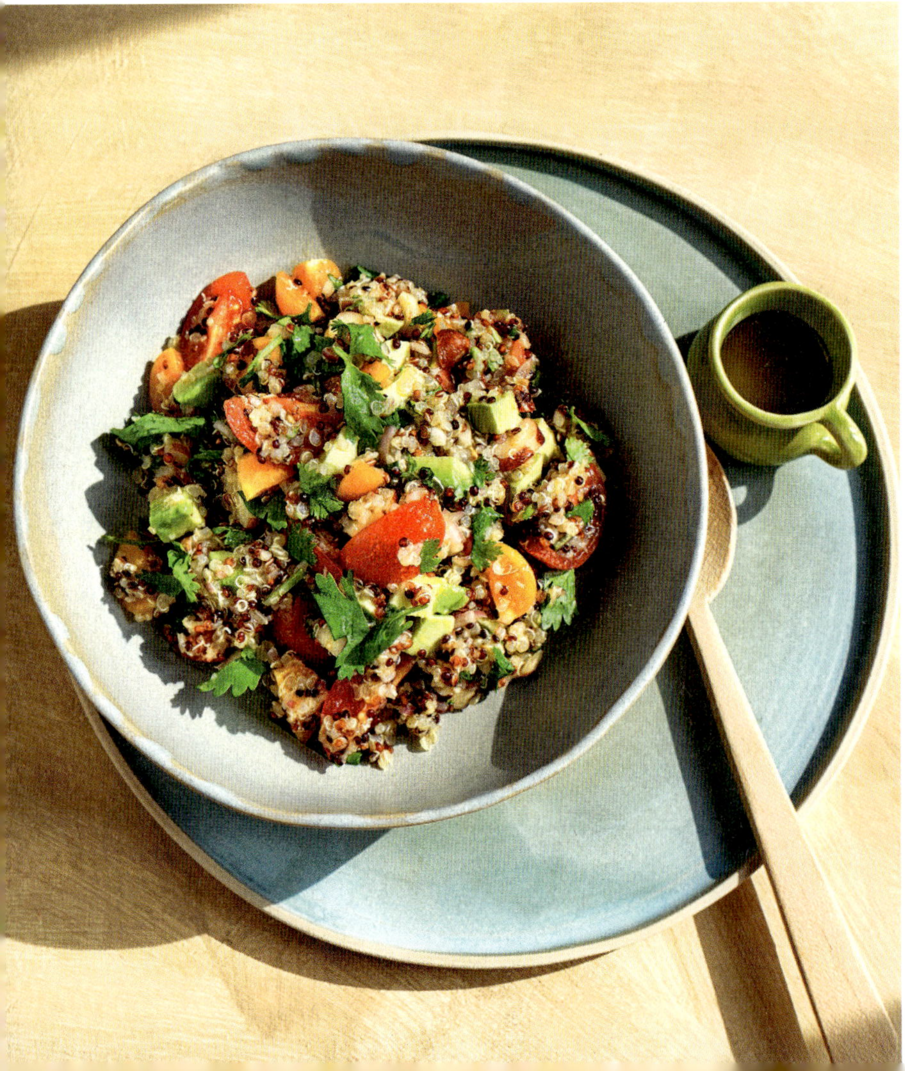

ZUTATEN FÜR 4

150 g bunte Quinoa oder – je nach Verfügbarkeit – rote, schwarze oder weiße | Salz | 60–70 g rote Zwiebel | 60–70 g Paranüsse | 100 g Physalis | 250 g bunte reife kleine Tomaten/Kirschtomaten | 30 g frischer Koriander | 2 reife, aber nicht zu weiche Avocados | 4–5 EL Limettensaft (von 2–3 Limetten) | ¼–½ TL Chilipulver oder 1 kleine scharfe Chilischote | 4–5 EL Olivenöl

TIPPS

Der Salat kann einen Tag im Kühlschrank aufbewahrt werden, schmeckt allerdings am besten frisch. Quinoa gibt es mittlerweile auch aus österreichischem und deutschem Bioanbau.

Physalis werden schon länger in Mitteleuropa kultiviert, hier haben sie meist ab September Saison. Deshalb – und wegen der Tomaten – mache ich diesen Salat im frühen Herbst.

USA / Australien

Knuspriges Granola

Granola

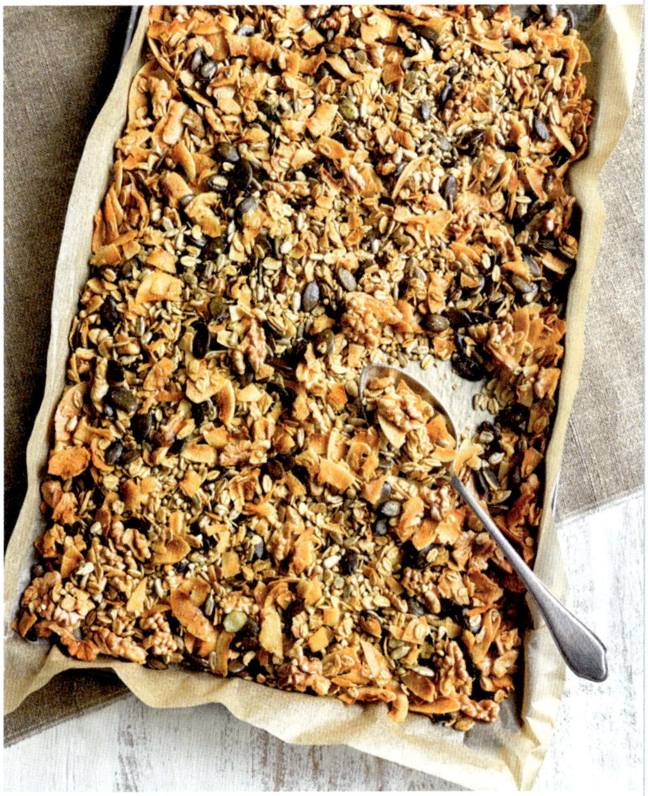

Mein halbes Leben war ich auf der Suche nach einem knusprigen, nussig-aromatischen, aber nicht zu süßen Müsli. Als wir einige Wochen in Australien und Neuseeland waren, bekamen wir dort in den Frühstückscafés immer anders schmeckendes, aber jedes Mal perfektes Knuspermüsli. Am anderen Ende der Welt bin ich auf das Geheimnis gekommen: Granola muss frisch gebacken sein! Seit wir zurück sind, habe ich nie wieder Müsli gekauft.

1. Ofen auf 140 °C Umluft vorheizen, ein Blech mit Backpapier auslegen.

2. Die trockenen Zutaten in eine Schüssel geben. Walnusskerne dabei grob zerbrechen, Mandeln eventuell grob hacken. Mit einem Teigspatel vermischen.

3. In eine kleine Schüssel zuerst Öl, dann Ahornsirup, Fruchtmus und Salz geben. Gewürze dazugeben und mit dem Teigspatel gründlich verrühren.

4. Die Sirup-Mischung zu den trockenen Zutaten gießen und mit dem Teigspatel gründlich vermischen, bis die Mischung homogen feucht und klebrig wird.

5. Auf das Blech mit Backpapier geben und mit dem Teigspatel gleichmäßig dick bis knapp zum Rand ausbreiten. Der Rand sollte kompakt bleiben, denn dort verbrennen die Zutaten am schnellsten.

6. Blech auf mittlerer Schiene in den vorgeheizten Ofen schieben und insgesamt rund 30–35 Minuten backen. Nach den ersten 10–12 Minuten herausnehmen, mit 2 Pfannenwendern das gesamte Granola auf dem Blech gründlich mischen und wieder wie zu Beginn glatt verteilen. Nach weiteren 10 Minuten diesen Vorgang wiederholen. Nur so bräunt das Granola gleichmäßig.

7. Nach den dritten 10 Minuten dabei bleiben. Das Granola soll deutlich Farbe genommen haben, aber nicht zu dunkel werden, da es außerhalb des Ofens noch etwas nachdunkelt. (Die genaue Zeit hängt vom Ofen ab und ist Erfahrungssache.)

8. Blech herausnehmen, nicht mehr umrühren, sondern das Granola auf dem Blech etwa 1 Stunde vollständig auskühlen lassen. Erst dabei wird es knusprig. Dann unbedingt frisch vom Blech naschen und den Rest in ein luftdicht schließendes Glas füllen.

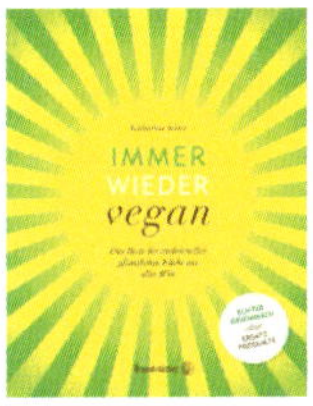

Sämtliche Rezepte stammen aus **»Immer wieder vegan«** (Brandstätter, 28 Euro): Autorin Katharina Seiser versammelt Gerichte aus mehr als 20 Ländern.

ZUTATEN FÜR 1 GLAS MIT 1,5 L/ CA. 800 G/8–10 PORTIONEN

150 g Haferflocken Großblatt | 100 g Buchweizen | 150 g beste Walnusskerne | 75 g braune Mandeln oder Mandelstifte | 75 g Kürbiskerne | 75 g Sonnenblumenkerne | 75 g grobe ungesüßte Kokosflocken | 20 g neutrales Pflanzenöl, zum Beispiel Sonnenblumenöl | 130 g Ahornsirup | 50 g Apfelmus oder anderes Fruchtmark (Birne, Pfirsich) oder nicht zu süßer, passierter Fruchtaufstrich (zum Beispiel Aprikose) | 3 g (knapp ½ TL) Salz | ½ TL gemahlener Ceylon-Zimt | ¼ TL gemahlener Kardamom | ¼ TL gemahlene Vanille

Tipps

Das Glas dunkel lagern und nach dem Entnehmen von Granola sofort wieder verschließen. Mir schmeckt das Granola in der ersten Woche fantastisch, in der zweiten sehr gut und ab der dritten Woche okay. Am liebsten esse ich es mit sehr saftigen Früchten, mit säuerlichem Kompott wie Rhabarber- oder Apfelkompott. Oder einfach so im Vorbeigehen.

SAL

Es gibt etwas, das alle Spitzenküchen der Welt eint: der **gekonnte Einsatz** von Salz, Fett, Hitze, Säure. Die Köchin **Samin Nosrat** berechnet diese Faktoren perfekt, ihre Tipps machen Gerichte noch köstlicher

HI

SÄ

ZEIT

Die Autorin Samin Nosrat
kochte lange im kalifornischen Sternerestaurant »Chez Panisse« und ist als Essens-Kolumnistin der »New York Times« bekannt

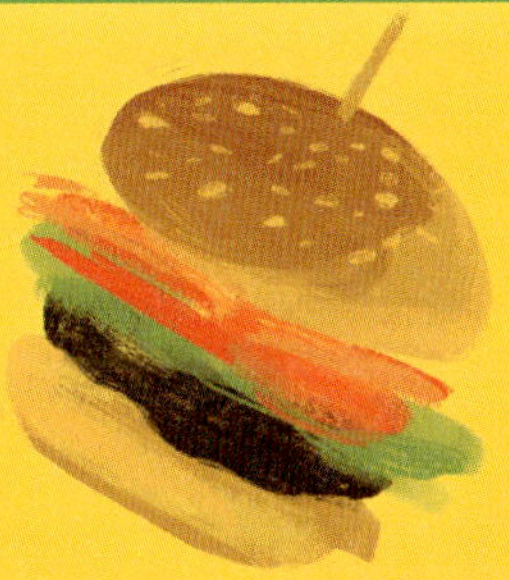

Text: Samin Nosrat
Illustrationen: Rinah Lang

DIE RICHTIGE WÜRZE

Für den Geschmack unerlässlich, birgt der kristalline Stoff noch so manch andere Raffinesse: Gekonnt eingesetzt, vertreibt er Bitterkeit, lässt Fleisch butterzart und Rührei wunderbar saftig werden

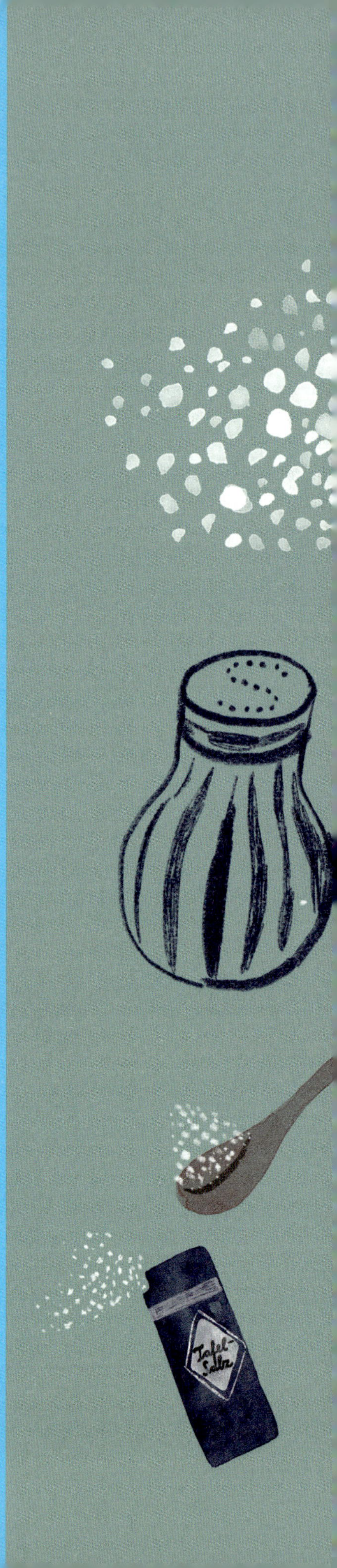

Die Hauptrolle, die Salz beim Kochen spielt, ist die eines Geschmacksverstärkers. Obwohl Salz auch die Konsistenz beeinflusst und zur Veränderung anderer Aromen beiträgt, werden praktisch all Ihre Entscheidungen zum Thema Salz mit dem Verbessern und Vertiefen des Geschmacks zusammenhängen.

Heißt das, Sie sollten einfach mehr Salz verwenden? Nein. Es heißt, Sie sollten Salz besser verwenden. Geben Sie es in der richtigen Menge, zum richtigen Zeitpunkt, in der richtigen Form zu. Eine kleinere Salzmenge, während des Kochens eingesetzt, verbessert den Geschmack oft stärker als eine größere Menge, die man bei Tisch über das Essen streut.

Salz lässt uns außerdem Speisen als weniger bitter wahrnehmen, was den Nebeneffekt hat, dass andere Aromen bitterer Gerichte stärker betont werden. In Gerichten, die bitter und süß sind, wie Zartbitterschokolade, Mokkaeis oder gebrannter Karamell, verstärkt Salz die Süße und reduziert die Bitterkeit.

Obwohl wir normalerweise zu Zucker greifen, um bittere Aromen in einer Soße oder Suppe auszugleichen, wirkt Salz beim Überdecken von Bitterkeit viel effektiver als Zucker. Probieren Sie es selbst aus mit etwas Tonic Water, Campari oder Grapefruitsaft – allesamt sowohl bitter als auch süß. Kosten Sie einen Löffel voll, geben Sie eine Prise Salz dazu und kosten Sie wieder. Sie werden überrascht sein, wie stark die Bitterkeit abnimmt.

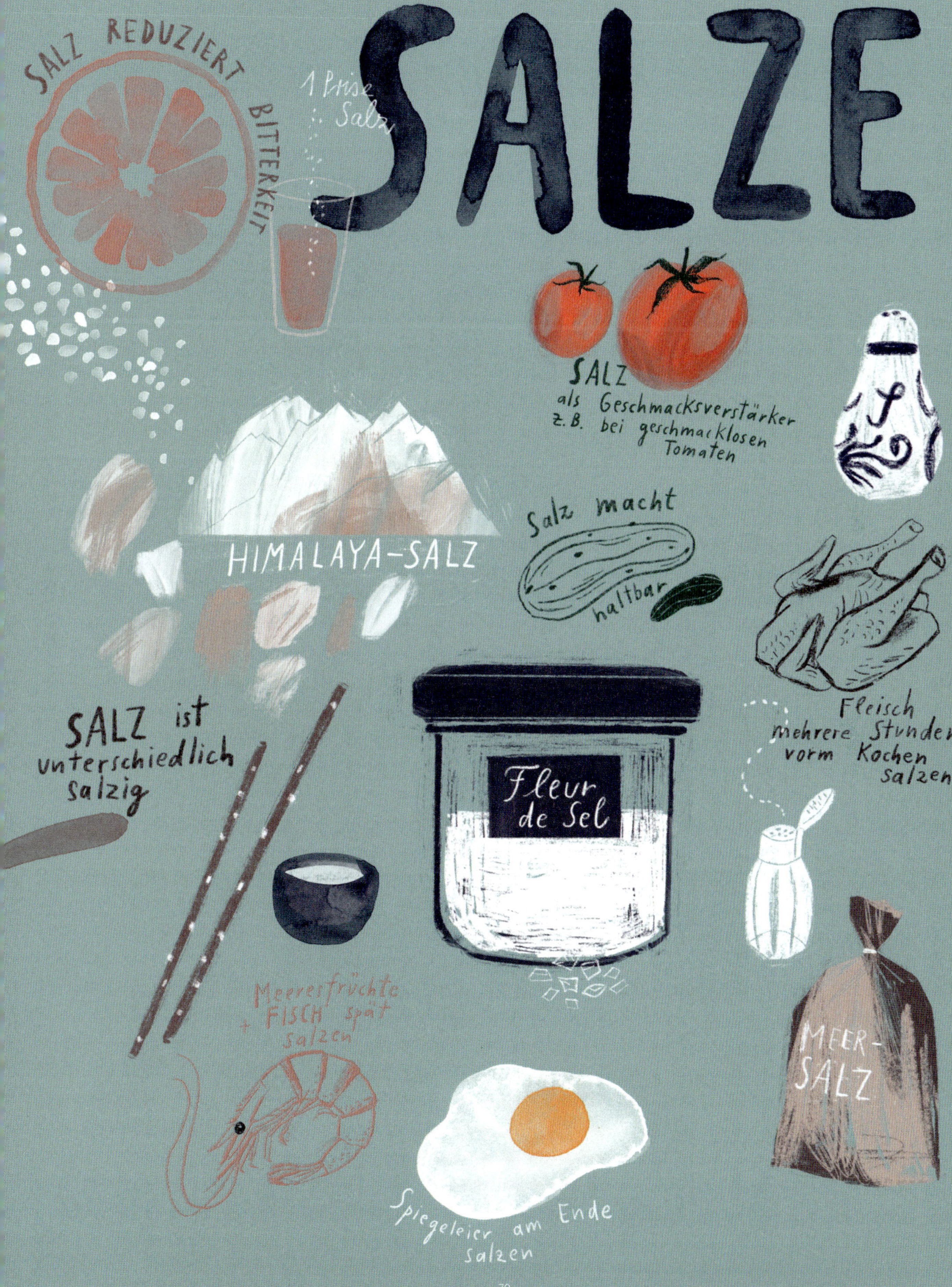
SALZE
SALZ REDUZIERT BITTERKEIT
1 Prise Salz
SALZ als Geschmacksverstärker z.B. bei geschmacklosen Tomaten
Salz macht haltbar
HIMALAYA-SALZ
Fleisch mehrere Stunden vorm Kochen salzen
SALZ ist unterschiedlich salzig
Fleur de Sel
Meeresfrüchte + FISCH spät salzen
MEER-SALZ
Spiegeleier am Ende salzen

Salz verändert die Konsistenz. *Vorab gesalzenes Hühnerfleisch fällt beim späteren Zerlegen vom Knochen*

Auf dem globalen Spektrum der Salzverwendung gibt es eine Bandbreite richtigen Würzens, aber keinen festen Punkt. Manche Kulturen verwenden weniger Salz, andere mehr. Toskaner geben kein Salz in ihr Brot, gleichen das aber mehr als aus mit dem Salz, das sie handvollweise allem anderen zugeben. Die Franzosen salzen ihr Baguette und Pain au Levain perfekt, alles andere dagegen ein bisschen zurückhaltender.

In Japan bleibt gekochter Reis ungesalzen, als Kontrast zu den intensiv schmeckenden Fisch- oder Fleischgerichten, Currys und eingelegten Gemüsen, die dazu serviert werden. In Indien ist Biryani, ein leckeres Reisgericht, das aus Gemüse, Fleisch, Gewürzen und Eiern aufgeschichtet wird, niemals ungesalzen. Es gibt keine universelle Regel, außer dass die Salzzugabe in jeder Phase des Kochprozesses sorgfältig bedacht werden muss. Das bedeutet „nach Geschmack würzen".

Fleisch

Salz setzt einen Osmoseprozess in Gang und entzieht fast allen Lebensmitteln, mit denen es in Berührung kommt, auf sichtbare Weise Wasser – deshalb glauben viele Menschen, Salz mache Nahrungsmittel trocken und zäh. Aber mit ausreichend Zeit löst Salz die Proteinstränge zu einer Art Gel auf, sodass sie Wasser beim Garen besser aufnehmen und binden können. Wasser liefert Feuchtigkeit: Es macht Fleisch zart und saftig.

Die beste Methode, wie Sie die Wunder vorab gewürzten Fleisches selbst erleben können, ist ein kleines Experiment: Wenn Sie das nächste Mal ein Huhn braten wollen, halbieren Sie den Vogel vorher oder bitten Sie Ihren Metzger, das für Sie zu erledigen. Die eine Hälfte würzen Sie einen Tag vorher mit Salz, die andere erst kurz vor dem Garen. Die Wirkung des zeitigen Salzens zeigt sich lange, bevor Sie den ersten Bissen im Mund haben. Das vorab gesalzene Huhn fällt vom Knochen, sobald Sie es zerlegen, während die andere Hälfte zwar saftig, aber in puncto Zartheit in keiner Weise vergleichbar ist.

Wenn es darum geht, Fleisch vorab zu salzen, ist rechtzeitig besser als gar nicht, und mehr Zeit besser als weniger. Versuchen Sie, wenn irgend möglich, Fleisch einen Tag vor dem Kochen zu salzen. Falls das nicht klappt, tun Sie es am Morgen oder sogar am Nachmittag. Oder als Allererstes, wenn Sie die Zutaten fürs Abendessen zusammenstellen. Ich mache es am liebsten gleich, wenn ich vom Einkaufen nach Hause komme, damit ich nicht noch einmal daran denken muss.

Je größer, fester oder sehniger das Stück Fleisch ist, desto früher sollten Sie es salzen. Haxe, Ochsenschwanz und Short Ribs (Querrippe) können ein, zwei Tage vorher gesalzen werden, damit das Salz Zeit zum Arbeiten hat. Ein Brathuhn kann man am Tag vor dem Kochen salzen, aber ein Truthahn oder eine Gans sollten zwei oder sogar drei Tage im Voraus gewürzt werden.

Je kälter das Fleisch und seine Umgebung, desto länger braucht das Salz für seine Arbeit; wenn die Zeit knapp ist, lassen Sie das Fleisch also auf der Arbeitsplatte liegen, sobald es gesalzen ist (aber nicht länger als zwei Stunden), statt es wieder in den Kühlschrank zu packen.

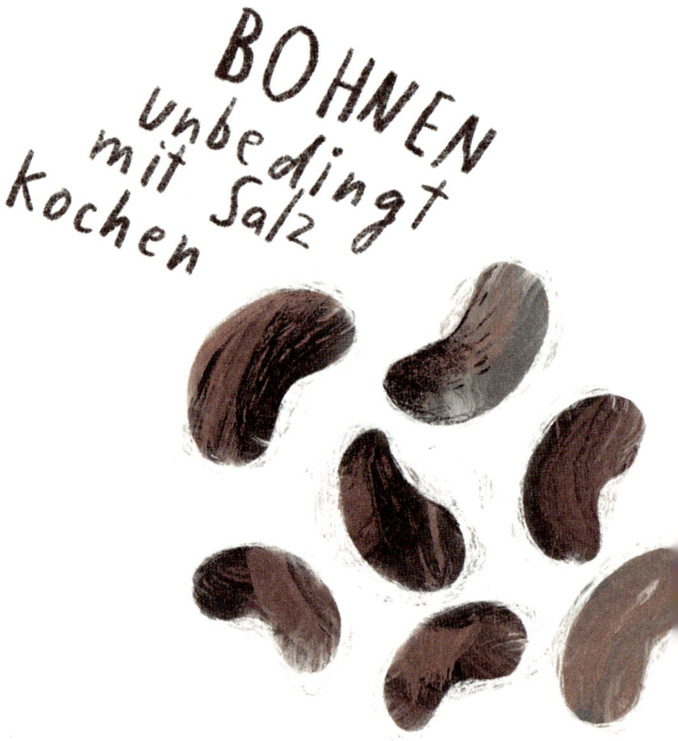

Fisch und Meeresfrüchte

Anders als beim Fleisch zersetzen sich die zarten Proteine der meisten Fische und Meeresfrüchte, wenn sie zu früh gesalzen werden, und das Ergebnis wird hart, trocken oder zäh. Kurz – etwa 15 Minuten – vorher zu salzen, reicht vollkommen aus, um Fische mit blättrigem Fleisch saftig zu halten. Daumendicke Steaks von fleischigeren Fischarten wie Thun- oder Schwertfisch können bis zu 30 Minuten vorher gesalzen werden. Meeresfrüchte sollte man erst beim Garen salzen, damit ihre Konsistenz erhalten bleibt.

Eier

Eier nehmen Salz leicht auf. Wenn sie das tun, verklumpen ihre Proteine schon bei niedrigeren Temperaturen, was die Kochzeit verkürzt. Je schneller die Proteine fest werden, desto geringer sind ihre Chancen, das enthaltene Wasser abzustoßen. Und je mehr Wasser die Eier beim Kochen behalten, desto saftiger und zarter wird ihre Konsistenz letztendlich. Geben Sie vor dem Kochen eine Prise Salz an die Eier, aus denen Rührei, Omelettes, Eiercremes oder Frittatas werden sollen. Salzen Sie das Wasser für pochierte Eier ein wenig. Eier, die mit Schale gekocht oder als Spiegeleier zubereitet werden, erst kurz vor dem Servieren salzen.

Gemüse, Obst und Pilze

Die meisten Gemüse- und Obstzellen enthalten ein unverdauliches Kohlenhydrat namens Pektin. Lassen Sie Pektin durch Reifeprozesse oder Hitze weicher werden, wird auch Gemüse oder Obst weicher und schmeckt meist besser. Salz unterstützt diesen Prozess.

Salzen Sie Gemüse im Zweifelsfall vor dem Garen. Wenden Sie es in Salz und Olivenöl, bevor Sie es im Backofen grillen. Salzen Sie Kochwasser großzügig, bevor Sie Gemüse hineingeben. Geben Sie das Salz mit dem Gemüse in die Pfanne, wenn Sie es sautieren wollen. Würzen Sie Gemüsearten mit großen, wasserhaltigen Zellen – zum Beispiel Tomaten, Zucchini und Auberginen – vor dem Grillen oder Backen, damit das Salz Zeit zum Arbeiten hat. Dabei wird durch Osmose auch etwas Wasserverlust entstehen, also tupfen Sie das Gemüse vor dem Garen trocken. Weil Obst und Gemüse durch Salz so viel Wasser verlieren, werden sie nach einiger Zeit gummiartig; achten Sie also darauf, nicht zu früh zu salzen – 15 Minuten vor dem Kochen reicht in der Regel.

Pilze dagegen enthalten kein Pektin; sie bestehen zu etwa 80 Prozent aus Wasser, das sie abgeben, sobald sie gesalzen werden. Um die Konsistenz von Pilzen zu erhalten, warten Sie mit dem Salzen, bis sie in der Pfanne gerade anfangen, braun zu werden.

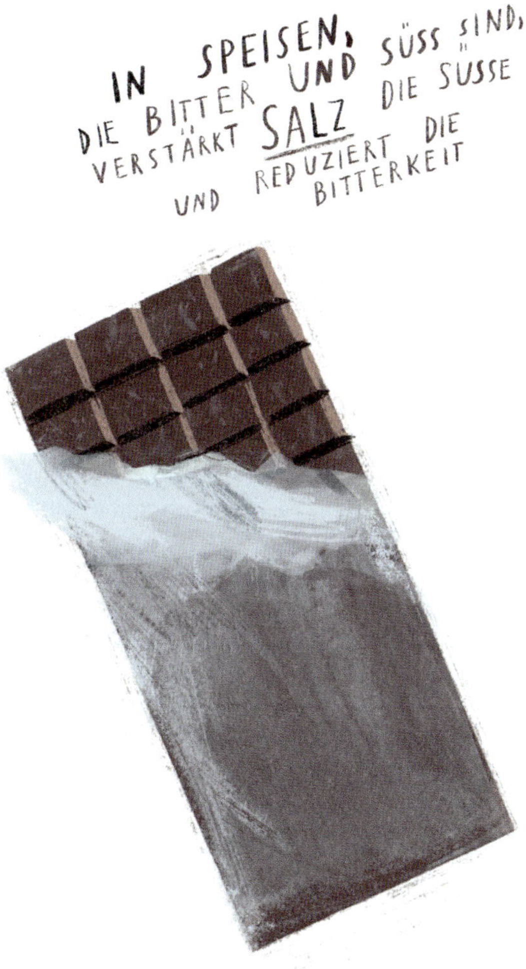

Hülsenfrüchte und Getreide

Wenn es eine Methode gibt, den Leuten Hülsenfrüchte ein für alle Mal zu verleiden, dann ist es die, ihnen zu kurz gekochte, fade Bohnen zu servieren, die man kaum herunterbekommt.

Entgegen der landläufigen Meinung lässt Salz Trockenbohnen nicht hart werden. Tatsächlich wirkt Salz auf Bohnen genau wie auf Gemüse: Es macht sie weicher. Um Bohnen durch und durch zu würzen, geben Sie schon beim Einweichen Salz dazu oder, falls sie nicht eingeweicht werden, am Beginn der Kochzeit.

***

Zusammenfassend lässt sich sagen: Wenn Essen fade schmeckt, ist die Ursache des Übels meist fehlendes Salz.

Wenn Sie nicht sicher sind, ob Salz das Problem löst, nehmen Sie sich einen Löffel oder einen kleinen Bissen, bestreuen ihn mit ein wenig Salz und kosten Sie noch einmal. Wenn sich etwas verändert und Sie das Pling! spüren, dann geben Sie Salz an die ganze Portion. Ihr Gaumen wird durch diese Art aufmerksamen Kochens und Kostens allmählich differenzierter. Wie das Ohr eines Jazzmusikers wird er mit zunehmender Übung sensibler, raffinierter und geschickter im Improvisieren.

TRÄGER DER AROMEN

Olivenöl, Schmalz, Butter machen nahezu jedes Gericht schmackhafter. Doch um ein Mahl zur Vollendung zu bringen, gilt es, in jeder Kochkultur das richtige Fett für den richtigen Zweck auszuwählen

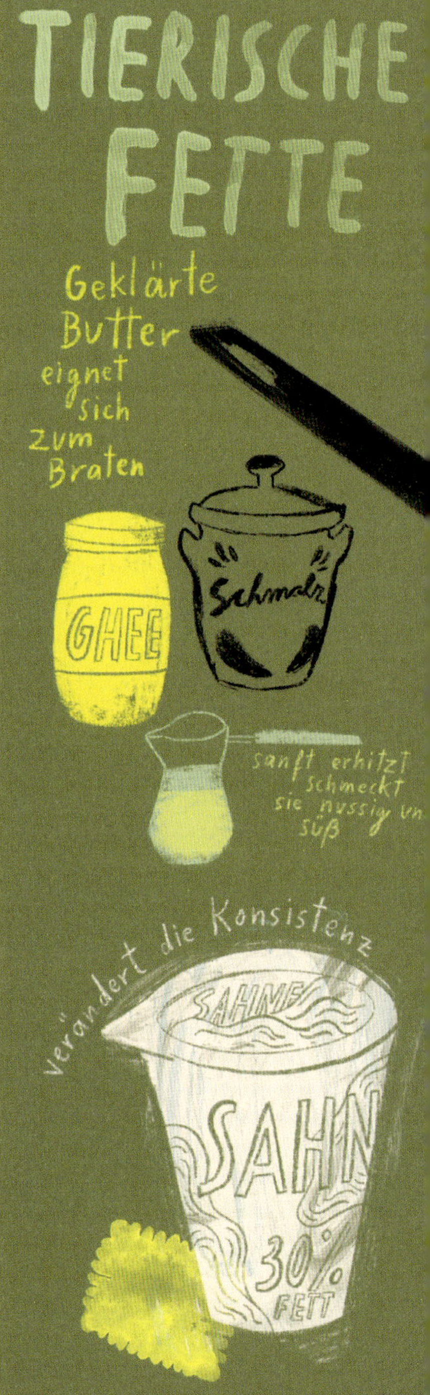

Um sich den Stellenwert von Fett in der Küche klarzumachen, stellt man sich am besten vor, wie es wäre, ohne Fett zu kochen: Was wären Vinaigrette ohne Olivenöl, Würstchen ohne Schweinefett, Ofenkartoffeln ohne Sauerrahm, Croissants ohne Butter? Sie wären absolut witzlos.

Als Hauptzutat verwendet, beeinflusst Fett ein Gericht beträchtlich. Oft liefert es sowohl üppigen Geschmack als auch eine spezielle Konsistenz. So wird Fett, das im Hackfleisch eines Burgers steckt, beim Braten flüssig; es feuchtet das Fleisch von innen her an und macht es saftiger. Butter hindert die Mehlproteine daran, sich zu vernetzen, und lässt Teige mit zarten, blättrigen Strukturen entstehen. Olivenöl gibt Pesto sowohl sein zartes, grasiges Aroma als auch seine üppige Konsistenz. Die Menge von Sahne und Eigelb bestimmt, wie glatt und dekadent Eiscreme wird.

Fett ist, einfach gesagt, ein Geschmacksträger. Es umschließt die Zunge und erlaubt es verschiedenen aromatischen Verbindungen, länger mit unseren Geschmacksknospen in Kontakt zu bleiben, was unsere Geschmackserlebnisse intensiviert und verlängert.

Und es verstärkt den Geschmack noch auf eine andere außergewöhnliche Weise. Weil Kochfette weit höhere Temperaturen aushalten als den Siedepunkt von Wasser (der auf Meereshöhe bei 100 °C liegt), erfüllen sie eine entscheidende Aufgabe, bei der Wasser versagt: Sie erlauben es, Oberflächen anzubräunen, was erst bei Temperaturen um 110 °C gelingt. Bei man-

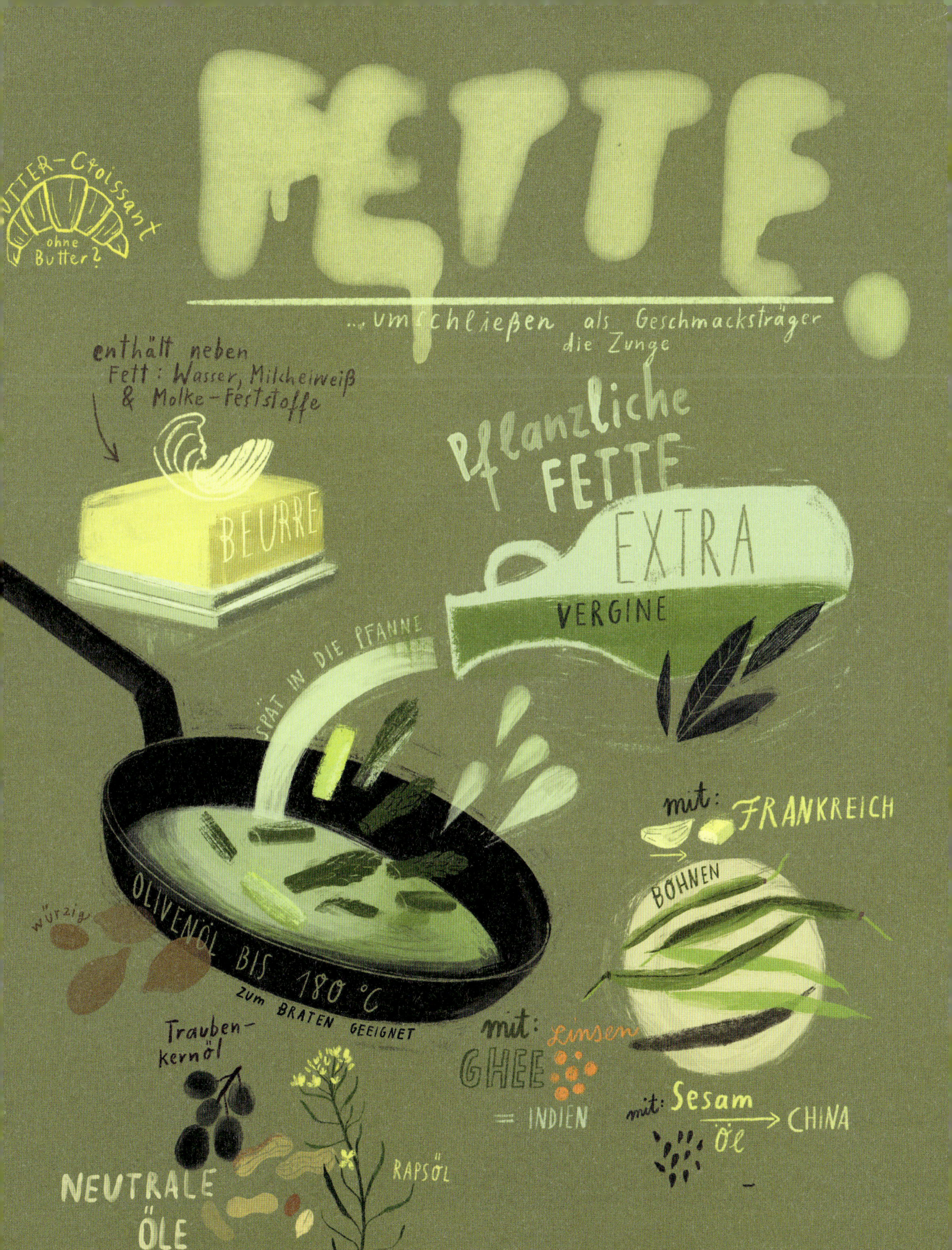
FETTE.
... umschließen als Geschmacksträger die Zunge
UTTER-Croissant ohne Butter?
enthält neben Fett: Wasser, Milcheiweiß & Molke-Feststoffe
BEURRE
Pflanzliche FETTE
EXTRA
VERGINE
SPÄT IN DIE PFANNE
OLIVENÖL BIS 180 °C
zum BRATEN GEEIGNET
würzig
mit: FRANKREICH
BOHNEN
mit: Linsen
GHEE
= INDIEN
mit: Sesam
Öl
CHINA
Trauben-kernöl
RAPSÖL
NEUTRALE ÖLE

chen Nahrungsmitteln fördert das Bräunen in Fett ganz neue Geschmacksrichtungen zutage – nussige, süße, fleischige, erdige und würzige (umami) Aromen.

Wenn Sie Lebensmittel in der Pfanne anbräunen, heizen Sie diese vor, um die Zeitspanne abzukürzen, in der das Fett Kontakt zum heißen Metall hat; so hat es weniger Gelegenheit, an Qualität zu verlieren. Wenn Öl erhitzt wird, zersetzt es sich, was dazu führt, dass sein Geschmack nachlässt und toxische chemische Verbindungen freigesetzt werden können. Eine Ausnahme bilden Butter und Knoblauch, sie verbrennen, wenn die Pfanne zu heiß ist, deshalb müssen sie sanft erhitzt werden. Bei allen anderen Lebensmitteln heizen Sie erst die Pfanne vor, geben dann das Fett hinein und lassen es ebenfalls heiß werden, bevor Sie Zutaten hinzufügen.

Um das richtige Fett auszuwählen, sollten Sie wissen, wie jedes Fett schmeckt und in welchen Küchen es normalerweise verwendet wird.

Olivenöl

Olivenöl ist Basiszutat der mediterranen Küche, benutzen Sie es also standardmäßig, wenn Sie Gerichte kochen, die von der italienischen, spanischen, griechischen, türkischen, nordafrikanischen oder nahöstlichen Küche inspiriert sind. Es eignet sich bestens für alles: von Suppen und Pasta über Schmorgerichte und Braten bis hin zu Gemüse. Verwenden Sie es als Hauptzutat in Mayonnaise, Vinaigrette und allen Arten von Würzsoßen von der Kräutersalsa bis zum Chiliöl. Träufeln Sie es zum Würzen über Rindfleisch-Carpaccio oder gebackenen Ricotta.

Wenn Sie ein gutes Olivenöl verwenden, wird auch Ihr Essen gut schmecken, aber es kann eine entmutigende Aufgabe sein, das richtige auszusuchen.

Wertvolle Hilfe bei der Auswahl eines guten Olivenöls leisten die unabhängigen Tests, die Öle regelmäßig auf Qualität, Schadstoffe und Geschmack überprüfen. Sie sollten sich grundsätzlich nach Ölen umsehen, die zu 100 Prozent aus Oliven regionaler Herkunft hergestellt sind (im Gegensatz zu Ölen, auf deren Etikett es heißt: „Made in …", „Abgepackt in …" oder „Abgefüllt in …", was nur bedeutet, dass das Öl aus Oliven gepresst wurde, deren Herkunft nicht ermittelt oder garantiert werden kann.)

Wenn Sie kein gutes, bezahlbares Alltags-Olivenöl auftreiben können, sollten Sie nicht auf minderwertiges Öl ausweichen, sondern lieber Ihre eigene Mischung aus gutem Olivenöl und einem neutral schmeckenden kalt gepressten Rapsöl herstellen. Sparen Sie sich das reine Olivenöl zum Abschmecken von Salaten und Würzsoßen auf.

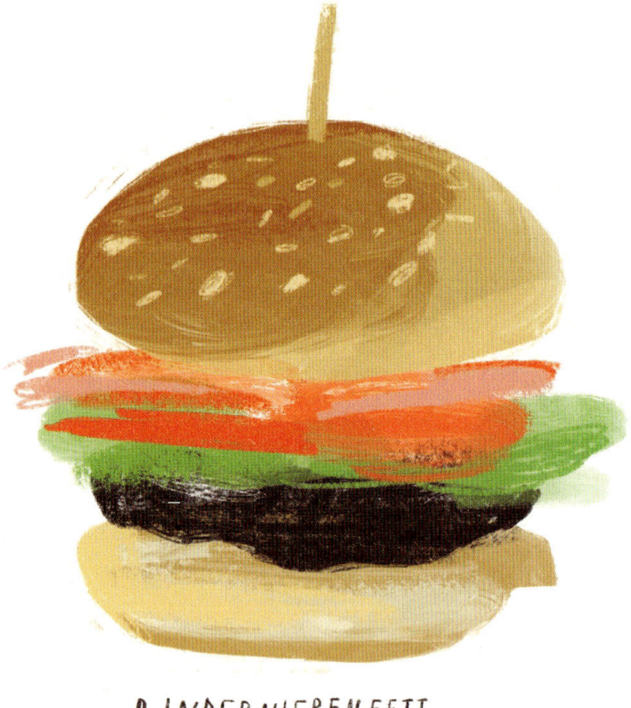

Butter

Butter ist ein gängiges Kochfett in Gegenden, wo das Klima es ermöglicht, Kühe weiden zu lassen – in den USA und Kanada, Großbritannien und Irland, Skandinavien, Westeuropa inklusive Norditalien sowie in Russland, Marokko und Indien.

Gekühlt oder auf Zimmertemperatur kann ungesalzene Butter in feste und flüssige Teige eingearbeitet werden; als Hauptzutat gibt sie Gebackenem ein üppiges, buttriges Aroma und eine Vielzahl köstlicher Texturen von blättrig über zart bis leicht.

Anders als Öl ist Butter kein reines Fett – sie enthält außerdem Wasser, Milcheiweiß und Molke-Feststoffe, die einen Großteil ihres Aromas liefern. Wenn Sie ungesalzene Butter sanft erhitzen, bis diese Feststoffe anbräunen, bekommen Sie braune Butter, die nussig und süß schmeckt. Braune Butter ist ein klassisches Aroma der französischen und norditalienischen Küche – besonders gut passt sie zu Haselnüssen, Kürbis und Salbei.

Geklärte Butter oder Butterschmalz eignen sich ausgezeichnet zum Kochen bei hoher Temperatur. Ich benutze geklärte Butter sehr gern zum Braten von Kartoffelpuffern – ohne die Feststoffe brennt die Butter nicht mehr an, und die Kartoffeln nehmen die ganze wunderbare Buttrigkeit an. Indisches Ghee ist einfach

Butterschmalz, das auf höherer Temperatur erhitzt wurde, sodass die festen Bestandteile anbräunen können und dem fertigen Fett ein süßlicheres Aroma verleihen. Smen, das unter marokkanisches Couscous gezogen wird, ist geklärte Butter, die bis zu sieben Jahre lang in der Erde vergraben wird, damit sie einen käsigen Geschmack entwickelt.

Kern- und Nussöle

In fast jeder Kultur ist irgendein neutral schmeckendes Kern- oder Nussöl gebräuchlich, weil Köche nicht immer wollen, dass das verwendete Fett dem Gericht sein Aroma aufprägt. Raffiniertes Erdnussöl, Rapsöl und Traubenkernöl sind genau deshalb gute Kochfette, weil sie nahezu nach nichts schmecken. Weil sie einen hohen Rauchpunkt haben, halten diese Öle auch die hohen Temperaturen aus, die nötig sind, um Essen knusprig braun zu braten.

Besondere Kern- und Nussöle kann man dank ihrer lebhaften Aromen zum Würzen verwenden. Braten Sie für einen koreanisch inspirierten Snack übrig gebliebenen Reis in geröstetem Sesamöl mit einem Ei und etwas Kimchi an. Ein wenig geröstetes Haselnussöl in der Vinaigrette gibt einem einfachen Salat aus Rucola und Haselnüssen durch seinen nussigen Nachklang Tiefe. Garnieren Sie Ihre Kürbissuppe mit einer Kräutersalsa, die mit gerösteten Kürbiskernen und einem Spritzer Kürbiskernöl aufgepeppt wurde.

Tierische Fette

Schweinefett ist eine wichtige Zutat für Würstchen und Terrinen, weil es sie aromatischer und reichhaltiger macht. Wegen seines hohen Rauchpunkts eignet sich Schweineschmalz großartig zum Kochen und wird in Mexiko, den Südstaaten der USA, Süditalien und im Norden der Philippinen ständig verwendet.

> *Wählen Sie zum sicheren* **Braten unbedingt ein Fett,** *das einen hohen Rauchpunkt hat*

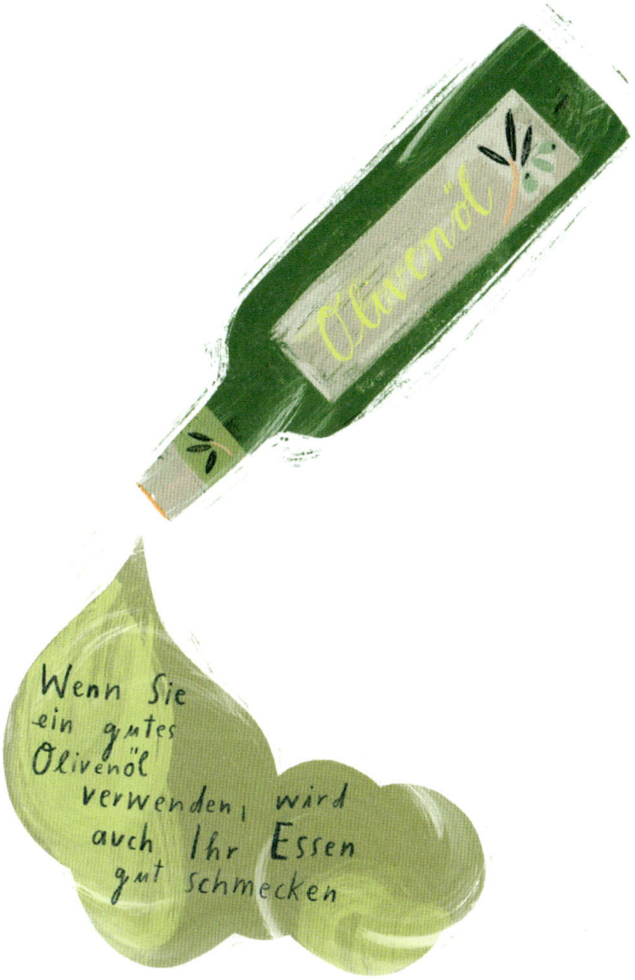

Rinderfett wird hergestellt, indem das Fettgewebe rings um die Nieren erhitzt wird, daher nennt man es auch Rindernierenfett. Rindernierenfett ist im angloamerikanischen Raum sehr gebräuchlich und eine entscheidende Zutat für Hamburger und Hotdogs; es gibt ihnen ihr Rindfleischaroma und hält sie saftiger.

Ausgelassenes Hühnerfett ist eine traditionelle Zutat der jüdischen Küche. Ich liebe es, Reis darin brutzeln zu lassen, damit er ein bisschen Hühneraroma bekommt.

***

Weil Fett die Grundlage so vieler Gerichte ist, sollten Sie zu der jeweiligen Kochkultur passende Fette wählen. Wenn Sie das falsche Fett benutzen, wird das Essen nie „richtig“ schmecken, egal wie sorgfältig Sie die übrigen Gewürze verwenden.

Nehmen Sie kein Olivenöl, wenn Sie vietnamesisch kochen, und kein rauchig schmeckendes Speckfett für indische Gerichte. Dünsten Sie grüne Bohnen mit Knoblauch in Butter, wenn sie zu einer französisch inspirierten Mahlzeit serviert werden sollen, in Ghee, um sie als Beilage zu indischem Reis und Linsen zu geben, oder mit einem Spritzer Sesamöl, wenn Sie sie nach chinesischer Art zu scharf glasierten Hühnerflügeln reichen wollen.

DIE KRAFT DES FEUERS

Sie gart, schmilzt, bräunt – oder vermatscht, verklumpt, verbrennt. Hitze verwandelt eine Speise komplett. Und weil dabei eine Menge schiefgehen kann, sollte man wissen, was man tut. Ein paar Tricks

Hitze ist das Element der Verwandlung. Unabhängig von ihrer Quelle löst sie die Veränderungen aus, die unser Essen umformen: von roh zu gekocht, von flüssig zu gestockt, von wabbelig zu fest, von flach zu aufgegangen, von blass zu goldbraun.

Im Gegensatz zu Salz, Fett und Säure hat Hitze keinen Geschmack und keine greifbare Substanz. Aber ihre Wirkungen sind messbar. Die sinnlich wahrnehmbaren Spuren von Hitze, darunter Zischen, Spritzen, Knacken, Dampfen, Blubbern, Duften und Bräunen, sind oft wichtiger als ein Thermometer.

Als ich Köche in aller Welt beobachtete, habe ich gelernt, dass das Ziel immer dasselbe ist, egal was man auf welcher Hitzequelle kocht: Hitze im richtigen Maß und im richtigen Tempo einzusetzen, damit das Essen außen und innen zur gleichen Zeit fertig ist.

Anschwitzen

Anschwitzen ist eine sanfte Methode, um Gemüse mit einer minimalen Fettmenge zu garen, bis es zart und glasig ist, ohne anzubräunen. Mirepoix, eine aromatische Kombination aus Zwiebeln, Karotten und Staudensellerie, die zu den Grundpfeilern der französischen Küche gehört, wird üblicherweise angeschwitzt, damit es keine Farbe annimmt.

Um die Temperatur in der Anschwitzzone zu halten, die Pfanne nicht aus den Augen lassen. Salz zuge-

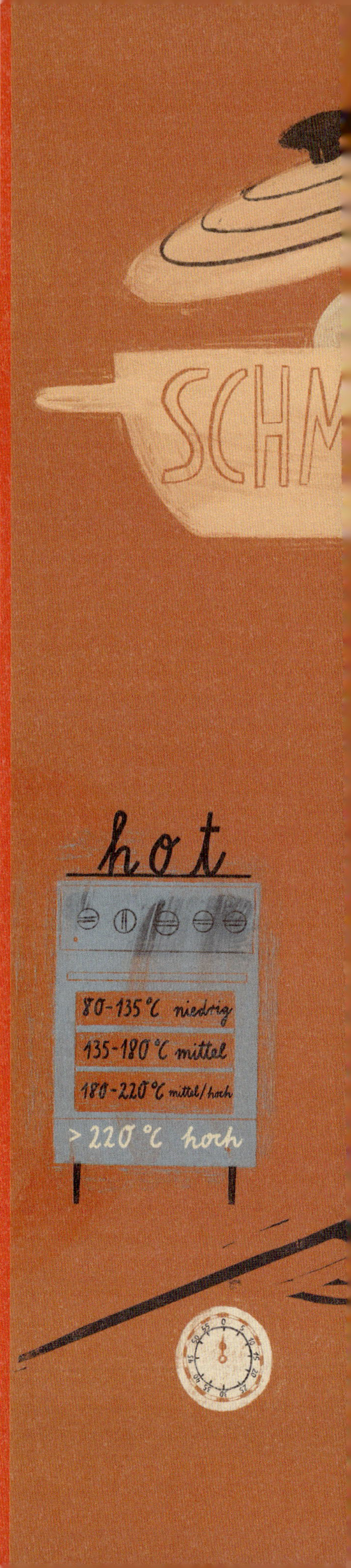

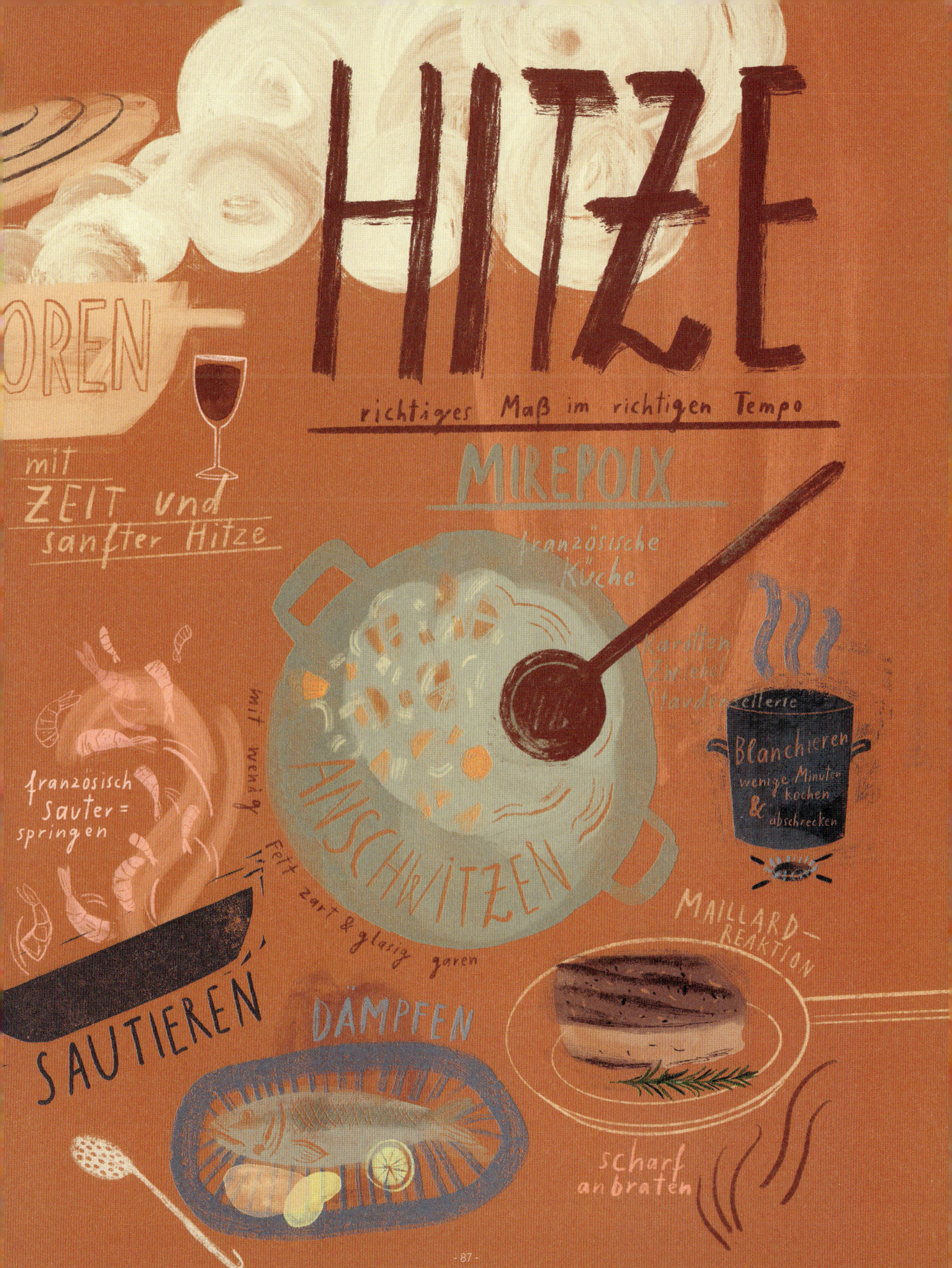
HITZE
richtiges Maß im richtigen Tempo
OREN
mit
ZEIT und
sanfter Hitze
MIREPOIX
französische
Küche
Karotten
Zwiebel
Staudensellerie
Blanchieren
wenige Minuten
kochen
& abschrecken
mit wenig Fett zart & glasig garen
ANSCHWITZEN
französisch
Sauter =
springen
SAUTIEREN
DÄMPFEN
MAILLARD-
REAKTION
scharf
anbraten

> *Umrühren zerstreut die Hitze,* **rühren Sie daher weniger häufig,** *wenn Bräunung erwünscht ist*

ben, damit das Gemüse Wasser zieht. Eine hochwandige Pfanne oder einen Topf verwenden, um den Dampf am Entweichen zu hindern. Backpapier oder ein Deckel hält den Dampf gefangen und lässt ihn zirkulieren, wenn nötig. In einem Topf geschichtete Zutaten wirken auf das Dampfniveau ebenfalls wie eine Art Deckel.

Und zögern Sie nicht, von Zeit zu Zeit einen kleinen Schuss Wasser zuzugeben, wenn Sie fürchten, dass sich braune Stellen zu bilden beginnen.

Ein Hinweis zum Umrühren: Es zerstreut die Hitze. Also sollten Sie regelmäßig rühren, wenn etwas nicht braun werden soll, und weniger häufig, wenn Bräunung erwünscht ist.

Wenn Sie wollen, dass die Temperatur ansteigt und Ihr Essen anbräunt, lassen Sie den Dampf entweichen und salzen Sie das Essen erst, wenn es anfängt, knusprig zu werden. Kontrollieren Sie den Dampf, wenn Sie Essen im Ofen backen oder rösten, nach den gleichen Kriterien.

Sautieren und Kurzbraten

Der Begriff Sautieren ist vom französischen Wort *sauter* für „springen“ abgeleitet, er bezieht sich auf die schnelle Bewegung aus dem Handgelenk, mit dem der gesamte Inhalt einer Pfanne auf einmal hochhüpft und dabei gewendet wird.

Nehmen Sie zum Sautieren nur minimale Fettmengen, damit Sie sich nicht mit spritzendem heißem Öl verletzen – nur so viel, dass der Pfannenboden knapp bedeckt ist (etwa 1,5 Millimeter reichen).

Sautieren Sie kleine Zutaten, die genauso schnell innen garen, wie sie außen anbräunen, beispielsweise Shrimps, gekochtes Getreide, kleine Gemüse- oder Fleischstücke und Blattgemüse.

Zum Kurzbraten in der Pfanne nehmen Sie dagegen so viel Fett, dass der Pfannenboden großzügig bedeckt ist (etwa 5 Millimeter). Braten Sie auf diese größere Zutaten wie Fischfilets, Steaks oder Schweinekoteletts, die mehr Zeit zum Durchgaren brauchen.

Pfanne und Fett so lange vorheizen, dass die Zutaten, die Sie hineingeben, sofort anfangen zu brutzeln; die Hitze allerdings nicht ganz nach oben jagen: Das Essen sollte im selben Tempo braun werden und durchgaren.

Scharf anbraten

Wenn Sie Proteine in Verbindung mit Kohlenhydraten stark erhitzen, setzt etwas Bemerkenswertes ein: die Maillard-Reaktion, der wichtigste Beitrag von Hitze zum Geschmack.

Ein Nahrungsmittel, das die Maillard-Reaktion durchläuft, kann völlig andere Geschmacksnoten entwickeln, beispielsweise blumig, zwiebelig, fleischig, pflanzlich, schokoladig, stärkeartig und erdig.

Weil das Bräunen der Oberfläche oft mit Entwässerung und Knusprigkeit einhergeht, bewirkt es sowohl Geschmacks- als auch Strukturkontraste, die unseren Gaumen entzücken.

Der Zweck des scharfen Anbratens ist daher nicht in erster Linie das Garen – es geht eher darum, Fleisch oder Fisch anzubräunen.

Heizen Sie die Fläche bei hoher Temperatur vor, geben Sie dann das Fett darauf und erhitzen Sie es bis knapp vor dem Rauchpunkt. Die heftige Hitze kann ausreichen, um besonders zarte Fleisch- oder Fischstücke zuzubereiten, die am besten kaum gegart oder blutig serviert werden, wie Thunfisch, Jakobsmuscheln oder Rinderfilet.

Große Fleischstücke dagegen braten Sie scharf an, um den Maillard-Geschmackskick zu bekommen, bevor Sie das Fleisch dann bei sanfter Hitze durch-

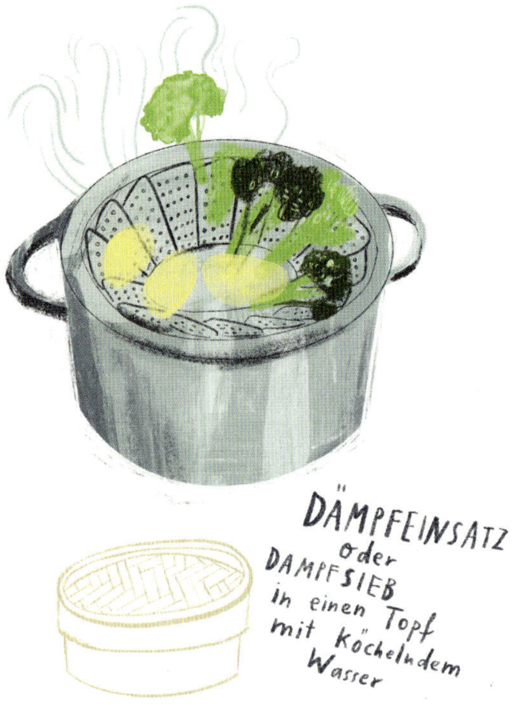

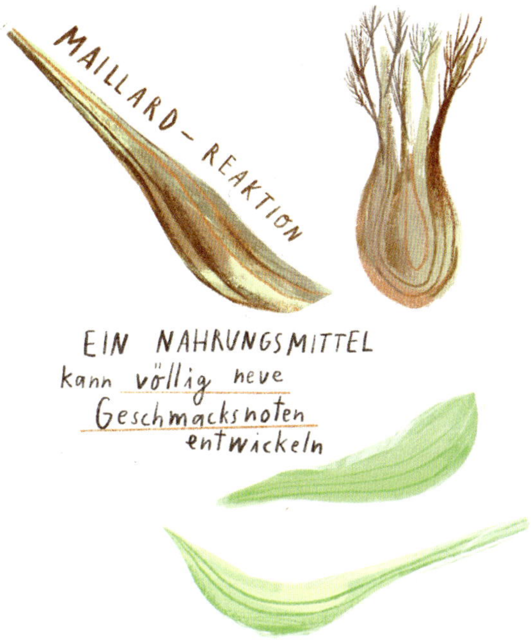

schmoren. Auch Lammkarrees, Schweinerücken oder dicke Schweinekoteletts sollten scharf angebraten werden, bevor sie auf dem Herd, im Backofen oder auf dem Grill bei niedrigerer Temperatur durchgegart werden.

Blanchieren, Kochen, Schmoren

Frisches Gemüse in kochendem Wasser zu garen, ist eine außerordentlich effiziente Garmethode, perfekt, um seinen Geschmack zu bewahren. Kochen Sie Gemüse so lange, dass die Hitze die inneren Zellwände auflösen und den Zucker freisetzen kann, und dass sich die Stärke in Zucker verwandelt und Süße produziert. Beim Blanchieren wie beim Garen in kochendem Wasser ist entscheidend, das Wasser ständig kochend zu halten.

Kochen Sie Gemüse wie Speiserüben, Kartoffeln, Karotten oder Brokkoli und würzen Sie es danach mit gutem Olivenöl und Salzflocken. Sie werden angenehm überrascht sein von seiner reinen Schlichtheit.

Beim Schmoren ist es die Zeit, gemeinsam mit Wasser und der sanften Hitze, die es dem Bindegewebe in zähem Fleisch ermöglicht, sich in Gelatine zu verwandeln, die das Fleisch zart, saftig und köstlich macht. Dazu nimmt man größere Fleischstücke – oft mit Knochen – und wenig Flüssigkeit. Auch Blattgemüse, harte Gemüsearten, Steinfrüchte und Tofu eignen sich gut zum Schmoren.

Dämpfen

Um Lebensmittel schonend zu dämpfen, verwenden Sie einen gelochten Dämpfeinsatz oder ein Dampfsieb. Füllen Sie den Einsatz mit einer Lage Zutaten – das kann alles sein: von Gemüse und Eiern über Reis, Tamales und Fisch – und setzen Sie ihn in einen Topf mit köchelndem Wasser. Den Deckel auflegen, um den Dampf einzufangen, und weichgaren.

Eine Variante, die ich „Dampfsautieren" nenne, eignet sich besonders für harte Gemüse wie Fenchel oder Karotten: einen Fingerbreit Wasser, Salz, einen großzügigen Schuss Olivenöl oder ein Stück Butter und Würzzutaten in eine Pfanne mit einer einzigen Lage Gemüse geben und einen Deckel halb auflegen.

Köcheln, bis das Gemüse zart ist, den Deckel abnehmen und alles überschüssige Wasser abgießen. Dann die Temperatur hochschalten und die Maillard-Reaktion beginnen lassen.

Backen

Es gibt vier Kategorien von Ofentemperaturen: niedrig (80 bis 135 °C), niedrig bis mittel (135 bis 180 °C), mittel bis hoch (180 bis 220 °C) und hoch (220 °C und mehr). Innerhalb dieser Kategorien gart Essen auf ungefähr die gleiche Art.

Wenn Sie sich nicht sicher sind, was Sie einstellen sollen, nehmen Sie 180 °C, das ist der „Grundton" des Backens. 180 °C ist heiß genug zum Bräunen, aber sanft genug, um die meisten Gerichte durchzubacken, ohne sie zu verbrennen.

Den meisten Backwaren tut die zarte Hitze von niedrigen bis mittleren Temperaturen (135 bis 180 °C) gut. Backen Sie salzige Gerichte bei niedrigen bis mittleren Temperaturen durch. Schalten Sie sie anschließend auf mittel bis hoch (180 bis 220 °C), damit sich jene goldbraune Kruste bildet, die wir auf Gratins, Lasagne, Pasteten und Aufläufen so attraktiv finden. Hohe Ofentemperaturen (220 °C und mehr) führen zu einer noch schnelleren, aber manchmal ungleichmäßigen Bräunung.

Wenden, drehen und bewegen Sie Lebensmittel, die im Ofen braten. Wenn Sie das Gefühl haben, ein Gericht bräunt zu schnell, schalten Sie die Temperatur herunter, legen Sie ein Stück Backpapier oder Alufolie lose darüber und schaffen Sie eine größere Distanz zum Heizelement.

In einem Heißluft- oder Umluftherd bräunt, trocknet und gart das Essen schneller als im konventionellen Backofen. Wenn Sie Umluft benutzen, senken Sie die Temperatur um ungefähr 15 °C oder behalten Sie Ihr Essen besonders aufmerksam im Auge.

***

All Ihre Sinne – und Ihr gesunder Menschenverstand – werden Ihnen dabei helfen, die Wirkung von Hitze auf Ihr Essen abzuschätzen. Lernen Sie, unterschiedliche Garmethoden zu kombinieren, um jene Geschmacks- und Strukturkontraste zu erzielen, die unser Gaumen so liebt – zum Beispiel eine knusprig braune Kruste und ein weiches, zartes Inneres.

DER LETZTE PFIFF

Keine andere Zutat wird mehr unterschätzt. Dabei verleiht Säure jeglicher Art selbst fadesten Speisen Komplexität, Spannung und Textur – wenn man sie richtig einzusetzen weiß

Der Ausdruck „da läuft einem das Wasser im Munde zusammen" ist ein Synonym dafür, dass etwas köstlich riecht oder schmeckt. Die Gerichte, die wir am liebsten essen, lassen uns das Wasser im Mund zusammenlaufen – das heißt, sie regen die Speichelproduktion an.

Von den fünf Basis-Geschmacksrichtungen gilt das am meisten für die Säure: Je saurer das Essen, desto mehr Speichel fließt. Insofern ist Säure ein wesentlicher Bestandteil unserer erfreulichsten Esserlebnisse.

Für sich allein ist Säure allerdings nicht sonderlich erfreulich. Erst die Art, in der sie einen Kontrast zu anderen Aromen bildet, mehrt unser Vergnügen am Essen. Wie Salz verstärkt Säure vorhandene Aromen. Aber sie funktioniert etwas anders: Während die Salzschwelle eine absolute ist, ist die Säurebalance relativ.

Stellen Sie sich vor, Sie bereiten Limonade zu. Messen Sie Zitronensaft, Wasser und Zucker ab, aber vermischen Sie nur Zitronensaft und Wasser. Nippen Sie daran, und es wird ungenießbar sauer schmecken. Dann geben Sie Zucker hinzu und probieren wieder. Köstlich.

Dabei ist die Limonade nicht weniger sauer: Der pH- oder Säurewert bleibt gleich, wenn der Zucker dazukommt. Die Säure wird einfach durch Süße ausbalanciert. Und Zucker ist nicht der einzige Kontrapunkt zu Saurem: Der harmonische Kontrast der Säure tut auch Salz, Fett, Bitterkeit und Stärke immer gut.

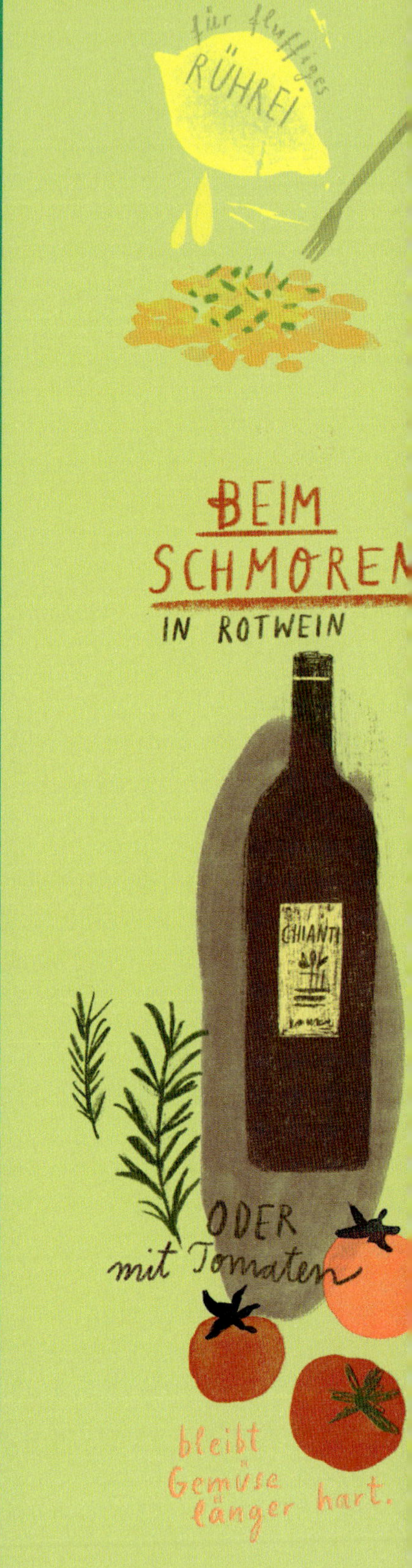

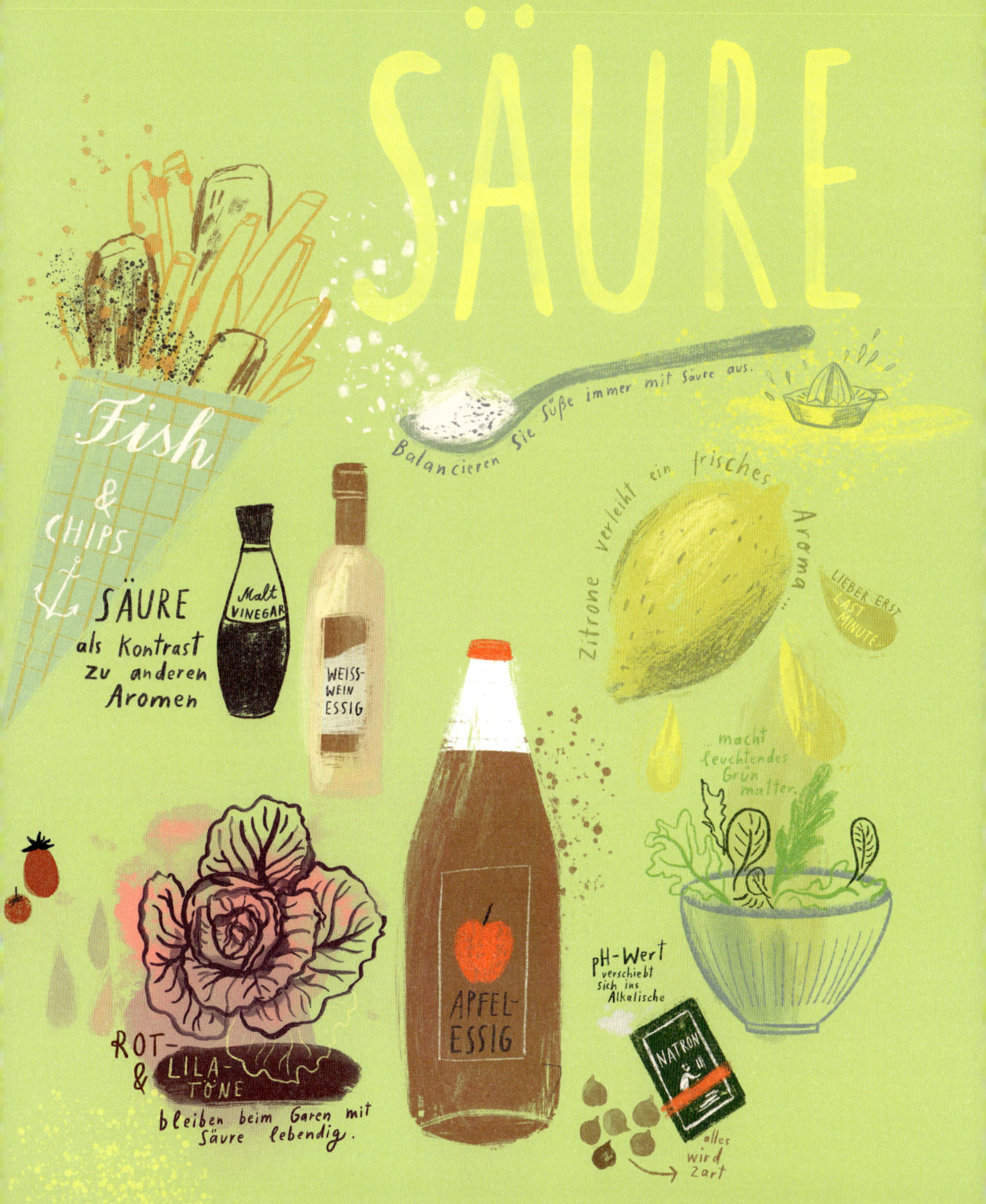
SÄURE
Balancieren Sie Süße immer mit Säure aus.
Fish & CHIPS
SÄURE als Kontrast zu anderen Aromen
Malt VINEGAR
WEISS-WEIN ESSIG
Zitrone verleiht ein frisches Aroma …
LIEBER ERST LAST MINUTE…
… macht leuchtendes Grün matter.
APFEL-ESSIG
ROT- & LILA-TÖNE
bleiben beim Garen mit Säure lebendig.
pH-Wert verschiebt sich ins Alkalische
NATRON
alles wird zart

Viele berühmte Gerichte sind durch ihre speziellen Säuren definiert: Das Erdnussbutter-Sandwich leidet ohne den Pfiff, den das obligatorische Gelee liefert. Kein echter Brite würde jemals einen Teller „Fish and Chips“ ohne Malzessig essen. Was wären „Tacos de carnitas“ ohne einen Löffel Salsa? Oder „Xiao long bao“ aus Shanghai, die klassischen Teigtaschen in Suppe, mit etwas anderem als chinesischem schwarzem Essig serviert?

Obwohl Säure in erster Linie den Geschmack beeinflusst, kann sie auch chemische Reaktionen auslösen und dadurch die Farbe und Konsistenz von Lebensmitteln verändern. Wenn Sie über diese Auswirkungen Bescheid wissen, können Sie besser entscheiden, wie und wann Sie Säure zugeben.

Farben bewahren

Säure macht leuchtendes Grün matter; warten Sie also bis zum letzten Moment, wenn Sie einen Salat anmachen, Essig in Kräutersalsas rühren oder Zitrone über gekochtes Blattgemüse wie Spinat träufeln.

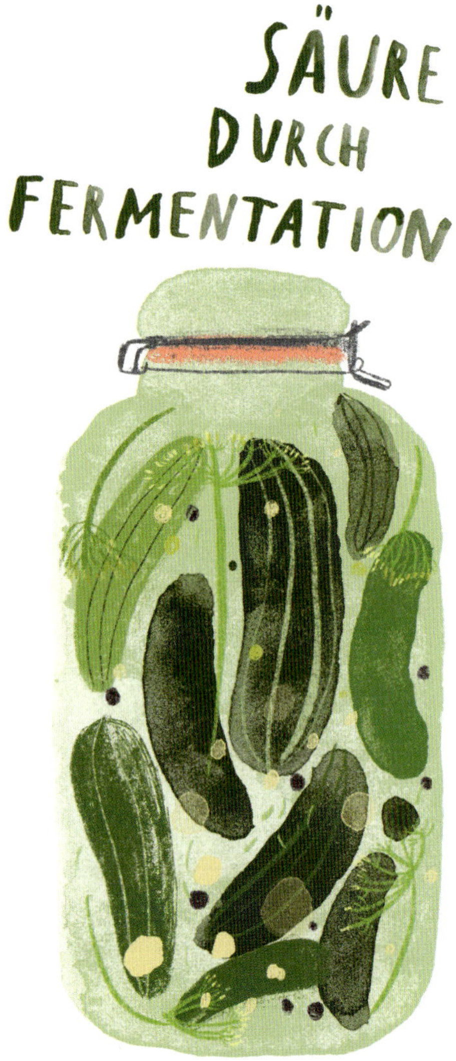

Säure gart Fleisch und Fisch, **eine zu lange Marinierung** *kann daher zu Zähigkeit führen*

Rot- und Lilatöne dagegen hält Säure lebendig. Rotkohl, rote Mangoldstiele oder Rote Beten bewahren ihre Farbe am besten, wenn sie mit etwas leicht Säuerlichem wie Äpfeln, Zitrone oder Essig gegart werden.

Rohes Obst und Gemüse, das zum Oxidieren neigt – jener enzymatischen Bräunung, die beim Kontakt mit Sauerstoff entsteht –, wie geschnittene Äpfel, Artischocken, Bananen und Avocados, behalten ihre natürliche Farbe, wenn sie bis zum Kochen oder Essen mit ein wenig Säure bestrichen oder in Wasser mit ein paar Tropfen Zitronensaft oder Essig gelegt werden.

Texturen verändern

Säure hält Gemüse und Hülsenfrüchte länger hart. Alles, was Zellulose oder Pektin enthält – unter anderem Hülsenfrüchte, Obst und Gemüse –, gart viel langsamer, wenn Säure im Spiel ist. Während 10 bis 15 Minuten in köchelndem Wasser oft reichen, um Karotten in Babybrei zu verwandeln, werden sie nach einer Stunde Schmoren in Rotwein immer noch irgendwie fest sein. Die Säure in Tomaten erklärt, warum diese verflixten Zwiebeln in einem Topf Suppe oder Soße nach oben schwimmen, dort bleiben und nicht weich werden, selbst nach stundenlangem Kochen nicht. Um dieses bissfeste Desaster zu verhindern, dünsten Sie Zwiebeln weich, bevor Sie Tomaten, Wein oder Essig in den Topf dazugeben.

Wenn Sie Bohnen oder andere Hülsenfrüchte kochen, etwa auch die Kichererbsen für Hummus, verschiebt eine Prise Natron den pH-Wert des Bohnenwassers sanft von sauer zu alkalisch und sorgt dafür, dass alles zart wird.

Säure bewirkt außerdem, dass das Eiweiß von Eiern schneller, aber mit geringerer Dichte fest wird oder gerinnt als sonst. Ein paar heimliche Tropfen Zitronensaft produzieren cremigere, zartere Rühreier.

Fleisch- und Fischproteine macht Säure erst zarter, dann fester. Stellen Sie sich Proteine als verdrehte Stränge vor, die zu Bündeln gefaltet sind. Wenn Säure

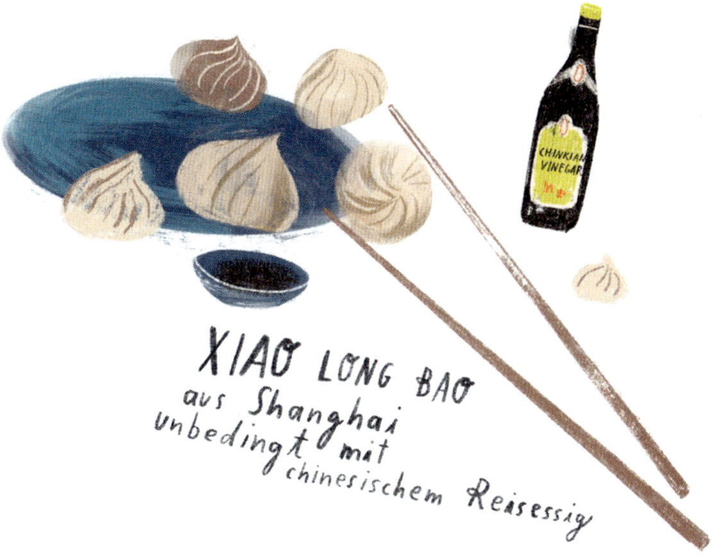

diese Bündel berührt, entfalten sie sich. Dieser Prozess wird Denaturierung genannt. Die denaturierten Proteine stoßen aneinander und koagulieren („gerinnen"), wobei sie sich zu einem dichten Netz verbinden. Der gleiche Vorgang passiert beim Erhitzen von Proteinen, deshalb sagt man manchmal, Säure „gare" Fleisch oder Fisch.

Zunächst bindet dieses dichte Netz Wasser, das vorher in Muskelfasern enthalten war, und macht das Essen saftig und zart. Aber wenn die denaturierenden Bedingungen anhalten – das heißt, wenn das Essen weiter in Säure liegt –, wird das Proteinnetz immer enger und presst sämtliches Wasser aus den Proteinen heraus; das Essen wird dann zäh und trocken, so ähnlich wie ein zu lange gegartes Steak.

Zum Kochen vorgesehener Fisch sollte höchstens ein paar Minuten in Säure mariniert werden, aber wenn Sie blättrigen weißfleischigen Fisch vor dem Braten in Buttermilch und Mehl tunken oder Wolfsbarschstücke erst in Zitronensaft und Currypulver wenden, bevor Sie sie auf Spieße stecken und grillen, bekommen Sie einen doppelten Nutzen: eine saftige Textur und einen angenehm säuerlichen Pfiff.

Säure trägt auch zum Zersetzen von Kollagen bei, dem wichtigsten Strukturprotein in zähen Fleischstücken. Geben Sie also gleich zu Anfang Wein oder Tomaten in Schmorgerichte und Eintöpfe – je schneller das Kollagen schmilzt, desto schneller wird das Fleisch saftig und zart.

Säure erzeugen

Während wir Salz und Fett als eigenständige Zutaten in unser Essen geben, gibt es zwei einfache Methoden, Säure beim Kochen zu produzieren. Das eine Verfahren geht ziemlich schnell, das andere ziemlich langsam.

Die schnelle Methode? Essen anbräunen. Obwohl man Essen eher nicht mit dem Ziel anbräunt, Säure zu erzeugen, kann das Wissen darum, dass dieser Prozess eine Vielzahl neuer Aromen produziert, darunter auch saure, sehr nützlich sein.

Die andere, langsamere Methode zum Herstellen von Säure in der Küche ist die Fermentation. Dabei verwandeln sich – neben vielen anderen aromabildenden Prozessen – Kohlenhydrate in Kohlendioxid und Säuren, wobei Hefe, Bakterien oder eine Kombination von beidem helfen. Natürlich sind Wein, Bier und Cider fermentiert, aber auch alle Brote mit natürlichen Backtriebmitteln, alle Arten von Eingelegtem, gepökeltes und luftgetrocknetes Fleisch, die meisten Milchprodukte, sogar Kaffee und Schokolade.

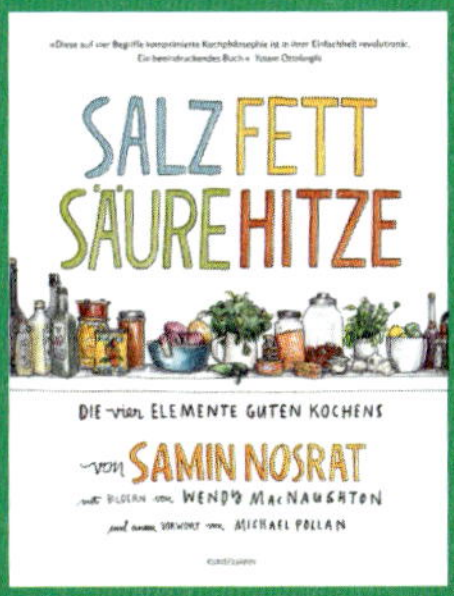

Die Texte sind bearbeitete Auszüge aus »Salz Fett Säure Hitze« von Samin Nosrat, Kunstmann-Verlag, 36 Euro

Richtig abrunden

Weil die flüchtigen Aromamoleküle sich mit der Zeit auflösen, verändert sich der Geschmack frischer Zitrussäfte und verliert ein wenig von seiner klaren Frische – frisch gepresster Saft ist also am besten. Auch Hitze verändert das Aroma von Säure: Sie macht Zitrussäfte matter und Essig milder, geben Sie also beide erst kurz vor dem Servieren dazu, wenn Sie die volle Geschmackswirkung erzielen wollen.

Balancieren Sie Süße immer mit Säure aus, nicht nur in Desserts. Im Ofen gebackene Rote Beten, voll mit Zucker, profitieren von einem Spritzer Rotweinessig – er liefert einen Kontrast zu dem natürlich-erdigen Geschmack der Beten, den manche so abstoßend finden. Würzen Sie sie mit Olivenöl und Salz, und plötzlich werden selbst die überzeugtesten Betenphobiker bekehrt. Gebackene Karotten, Blumenkohl und Brokkoli – alles, was durch Anbräunen Süße entwickelt hat, wird immer einen Spritzer Zitrone oder einen Hauch Essig vertragen. Ein kleines bisschen kann viel bewirken.

***

Die beste Methode, Säure zu verwenden, besteht darin – wie immer beim guten Kochen – zu kosten, und zwar immer und immer wieder. Beim Einsatz von Säure verhält es sich ähnlich wie bei dem von Salz: Wenn etwas spürbar sauer ist, hat es wahrscheinlich zu viel Säure abbekommen. Schmeckt das Essen hingegen erfrischend und rein, ist seine Säurebalance genau richtig. •

Der Geschmack

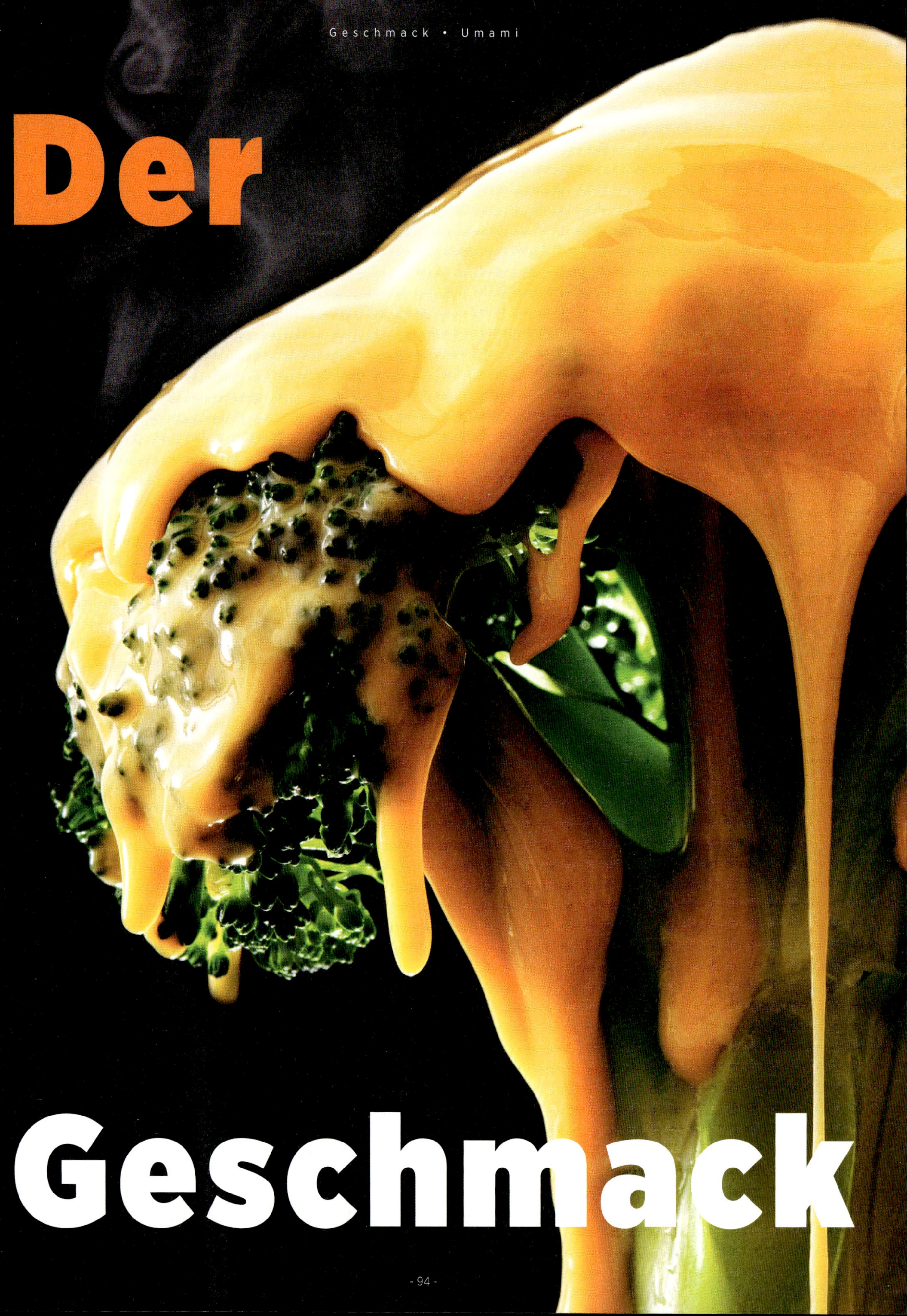

fünfte

Herzhaft-intensiv und würzig – das ist der Grundgeschmack **umami**. In Form von Glutamat steckt er in Pilzen, Tomaten, Schinken und Sojasoße. Lange als Auslöser des »China-Restaurant-Syndroms« verpönt, wird immer klarer: Glutamat kann sogar bei manchen Menschen die Gesundheit fördern

Text: Theresa Palm

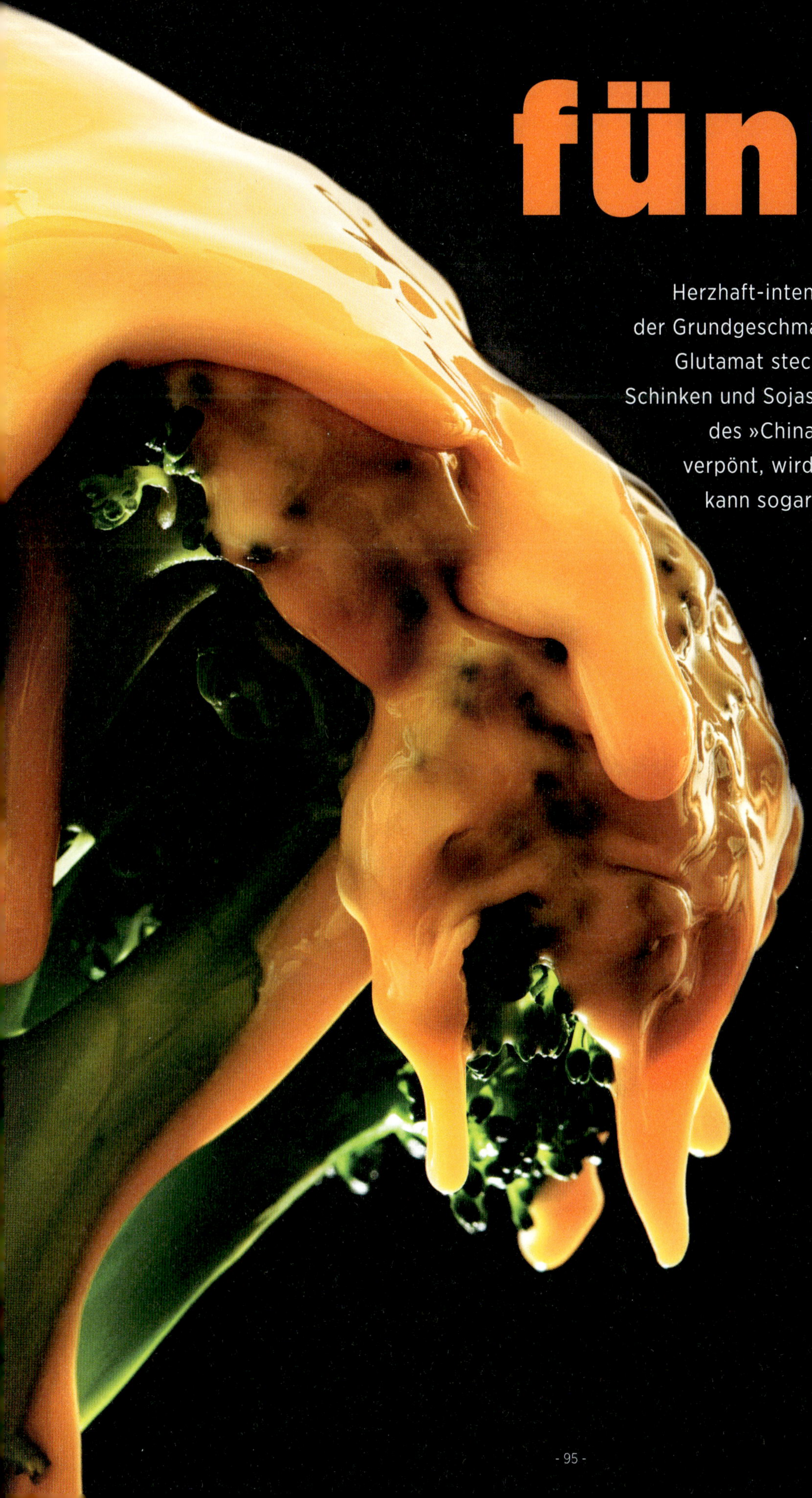

Brokkoli kann umami schmecken, wenn man ihm etwas auf die Sprünge hilft. Es muss auch keine Haube aus geschmolzenem Käse sein

S

Steven Witherlys Kinder sind wie viele Kinder: Gemüse ist ihr Erzfeind, Brokkoli lassen sie stehen, Vollkornpizza verschmähen sie. Doch Steven Witherly ist nicht wie viele Eltern. Er ist Ernährungsexperte. Um seinen Kindern die gesunden Lebensmittel voller Vitamine und Spurenmineralien schmackhaft zu machen, bedient er sich einer besonderen Zutat: Glutamat. Ein paar der durchsichtigen Kristalle in einer speziellen Salzmischung auf die Brokkoliröschen gestreut oder in die Tomatensoße für den Vollkornpizzateig gerührt, schon seien die mäkeligen Kinder überzeugt, sagt er in einem Interview. Das unbeliebte Gericht wird auf einmal wohlschmeckend – umami.

Mit dem herzhaften Geschmack wird heute vielerorts geworben. Einige Restaurants benennen sich danach, Burgerläden versprechen ein veganes Umami-Erlebnis ohne Fleisch. Doch anders als süß, salzig, bitter und sauer, die schon Aristoteles als Grundgeschmäcker benannte, ist umami erst seit wenigen Jahrzehnten im westlichen Bewusstsein präsent.

Gebratenes Fleisch, gereifter Parmesan, getrocknete Tomaten oder fermentierte Sojabohnen: Für die Köstlichkeit dieser Lebensmittel haben Menschen einen besonderen Sinn. Die Zunge ist empfänglich für gespaltene Proteine, die in ihnen beim Garen, Reifen, Trocknen, Marinieren, Räuchern oder Fermentieren entstehen. Bei diesen Verarbeitungsprozessen trennt sich von den Eiweißmolekülen in der Nahrung die Glutaminsäure ab, eine Aminosäure. Und die signalisiert im Mund: herzhaft.

Als Entdecker des Umami-Geschmackssinns und seines Auslösers gilt Kikunae Ikeda, ein japanischer Chemiker. Auf einer Studienreise nach Deutschland bemerkte er geschmackliche Parallelen zwischen Spargel und Seetang. Zurück in Japan experimentierte er mit Dashi, einer herzhaften Brühe aus Kombualgen, und isolierte 1908 das Aroma in Form von Mononatriumglutamat (engl. *monosodium glutamate*, MSG). Die weißen Kristalle sind ein Salz der Glutaminsäure. Beide Verbindungen werden oft als Glutamat bezeichnet und lösen auf der Zungen die Umami-Wahrnehmung aus.

Pur schmeckt MSG erstaunlich schwach. Aber in Gerichte gemischt, entfaltet es seine Wirkung: Es verleiht ihnen nicht nur eine würzige Note, sondern verstärkt vor allem deren eigenes Aroma. Glutamat wird bis heute als Geschmacksverstärker verwendet.

Ikeda erkannte sofort das Potenzial seiner Entdeckung und patentierte das Herstellungsverfahren von Glutamat. Noch im selben Jahr begann die heutige Firma Ajinomoto mit der Produktion des Würzmittels. Dass Glutamat etwa 60 Jahre später wegen vermeintlicher Gesundheitsrisiken in Verruf geraten würde, ahnte damals noch niemand.

Unabhängig von Ikeda, tüftelten Lebensmittelchemiker auch in Europa an würzigen Essenzen. Justus Liebig erfand 1847 einen Fleischextrakt. Sein schottischer Konkurrent John Lawson Johnston vermarktete ein ähnliches Produkt unter dem Namen Bovril. Der herzhafte Aufstrich Marmite entstand 1902 in England auf Basis von Hefe aus dem Bierbrauprozess. Und Julius Maggi entwickelte 1908 den berühmten Brühwürfel aus Hülsenfrüchten wie Bohnen und Erbsen, deren Proteine er mit Säure bearbeitete.

All diese Zutaten gaben einer Suppe das gewisse Extra – nur wussten ihre Schöpfer nicht, warum. Heute ist klar: Marmite, Bovril und Maggiwürfel enthalten Glutamat.

Trocknen, Garen, Marinieren, Räuchern, Fermentieren **spaltet Proteine**. Das schmecken wir oft als umami

Doch Glutamat ist nicht der einzige Stoff, der Umami-Rezeptoren anschlagen lässt. In Spargel zum Beispiel steckt Aspartat, eine weitere Aminosäure, die umami schmeckt. Zum fünften Grundgeschmack tragen oft noch zwei andere Stoffe bei: Inosinat und Guanylat. Sie binden das Glutamat fester an die Geschmackszellen und erzeugen einen stärkeren Reiz im Gehirn. Das Ergebnis schmeckt würziger als die jeweiligen Substanzen einzeln.

Dies erklärt etwa, wieso ein Rindereintopf lecker ist: Im Rindfleisch, wie generell in tierischen Produkten, steckt Inosinat. Zwiebel, Karotte und Sellerie liefern Glutaminsäure. Auch Frühlingszwiebel, Ingwer und Hähnchen oder Austern und Champagner sind deshalb kulinarische Traumpaare.

Intuitiv nutzen die Küchen dieser Welt also schon lange den Effekt des Glutamats. Doch warum gelangte die wissenschaftliche Erklärung dafür erst in den 1980er-Jahren in den Westen? Schließlich war die akademische Welt Anfang des 20. Jahrhunderts vernetzt, es gab internationale Konferenzen, Kikunae Ikeda forschte sogar in Leipzig.

Maik Behrens ist Leiter der Forschungsgruppe für Geruchs- und Geschmackswahrnehmung am Leibniz-Institut für Lebensmittel-Systembiologie an der TU München. Dass umami so lange nicht anerkannt wurde, sagt er, liege auch daran, dass es subtiler schmeckt als die anderen Grundgeschmacksarten. „Wenn ich reines Glutamat auf der Zunge habe, muss ich diesen Geschmack erst mal erkennen lernen.“ Hinzu kommt, dass Glutamat in Lebensmitteln entweder als Säure oder als Salz enthalten ist. „Man nimmt also immer auch einen Nebengeschmack wahr, salzig oder sauer. Das hat es sicherlich erschwert, umami herauszuschmecken“, sagt Behrens.

Aber was macht umami nun zum Grundgeschmack? Ein Kriterium betrifft die Zunge, genauer gesagt: die kleinen, hügelförmigen Geschmackspapillen auf ihrer Oberfläche. Sie enthalten Geschmacksknospen, die wiederum über Geschmacksrezeptoren verfügen. Ein Grundgeschmack muss eine bestimmte Art von Rezeptorzelle aktivieren, die nur auf ihn reagiert.

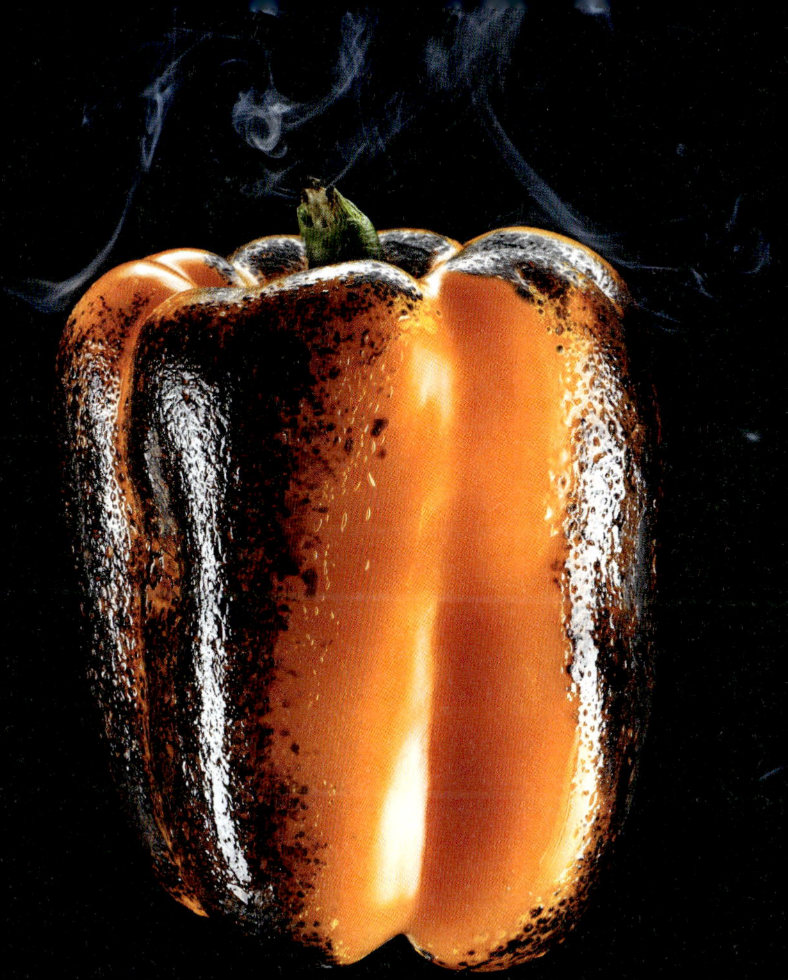

Grillen löst das
Glutamat aus den
Proteinen der Paprika

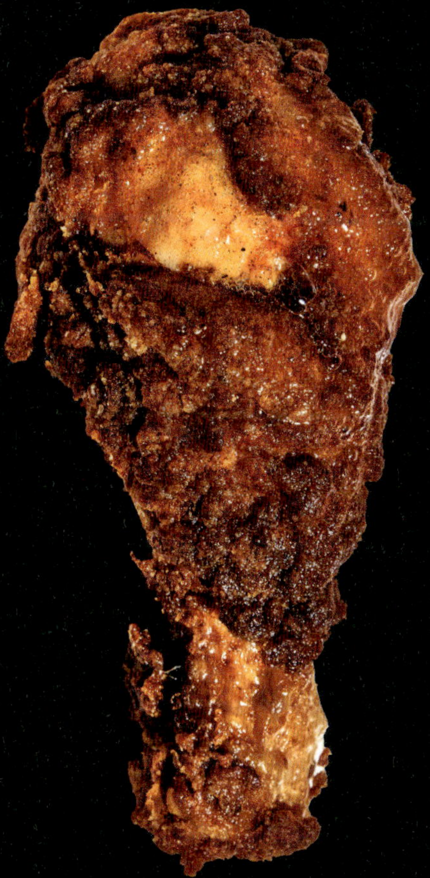

Frittiertes Hähnchen
zählt zu den herzhaften
Klassikern

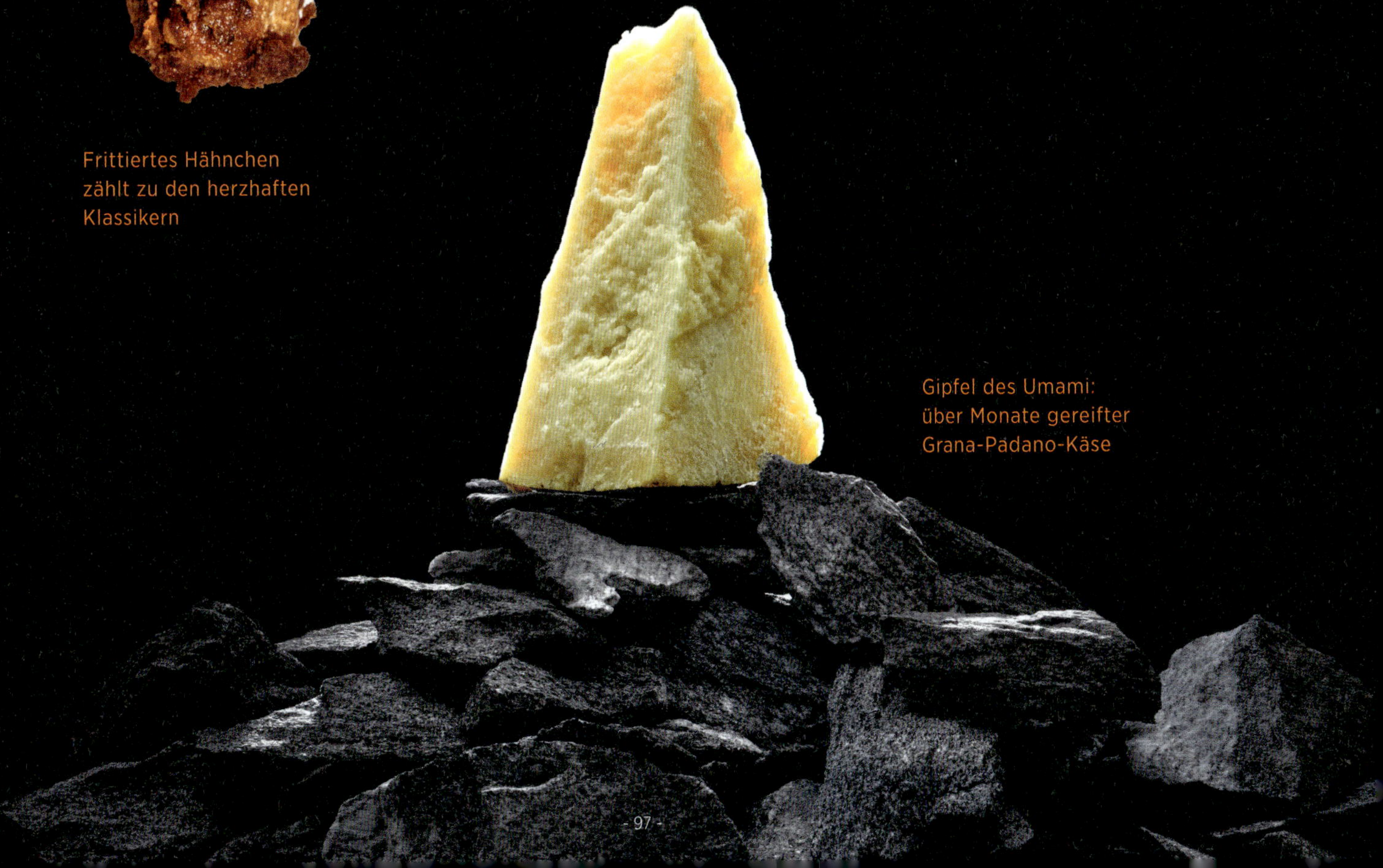

Gipfel des Umami:
über Monate gereifter
Grana-Padano-Käse

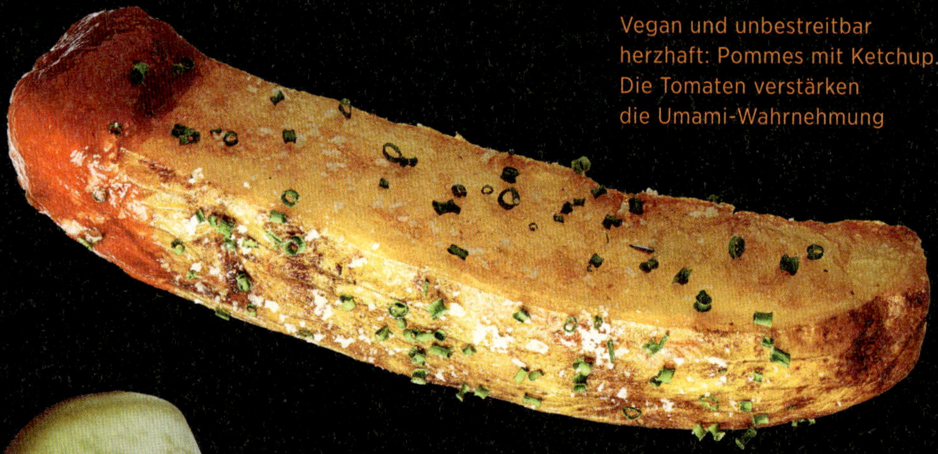

Vegan und unbestreitbar herzhaft: Pommes mit Ketchup. Die Tomaten verstärken die Umami-Wahrnehmung

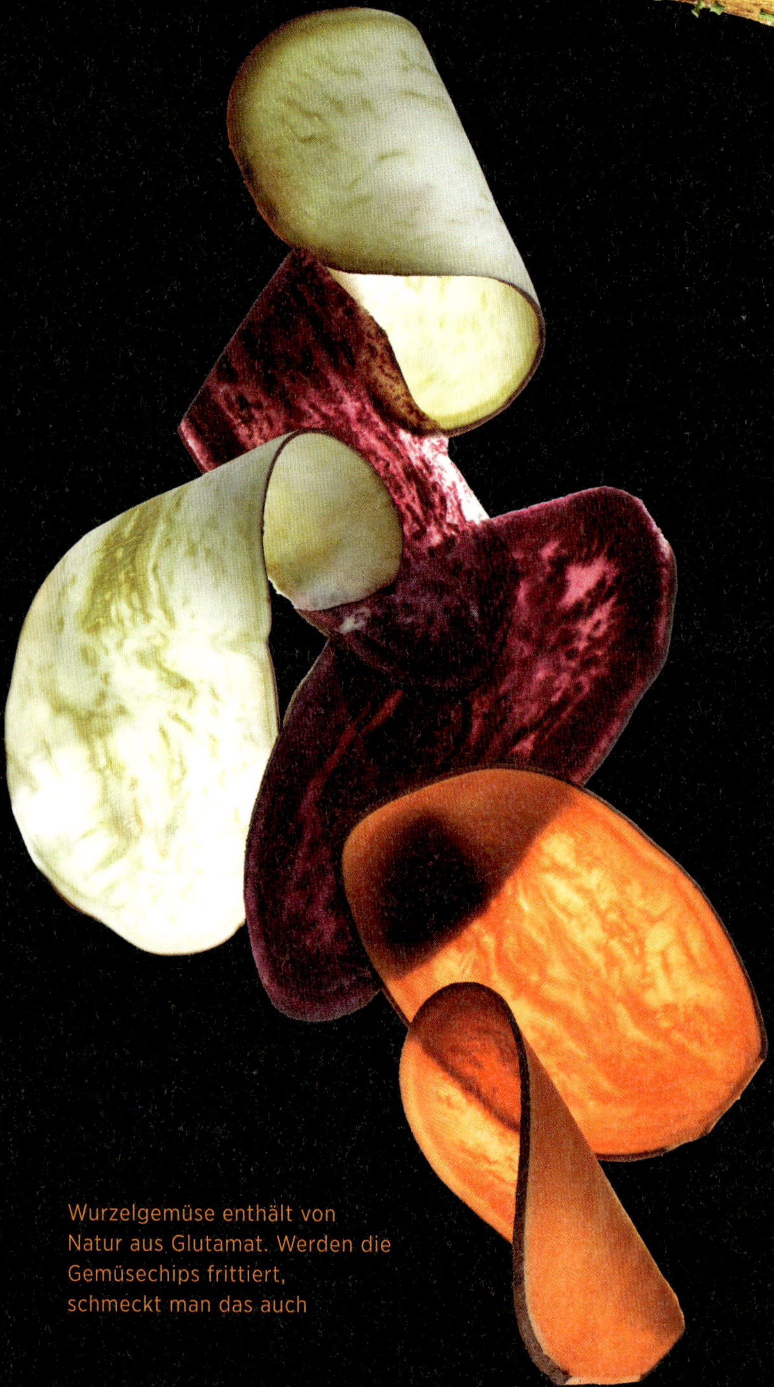

Wurzelgemüse enthält von Natur aus Glutamat. Werden die Gemüsechips frittiert, schmeckt man das auch

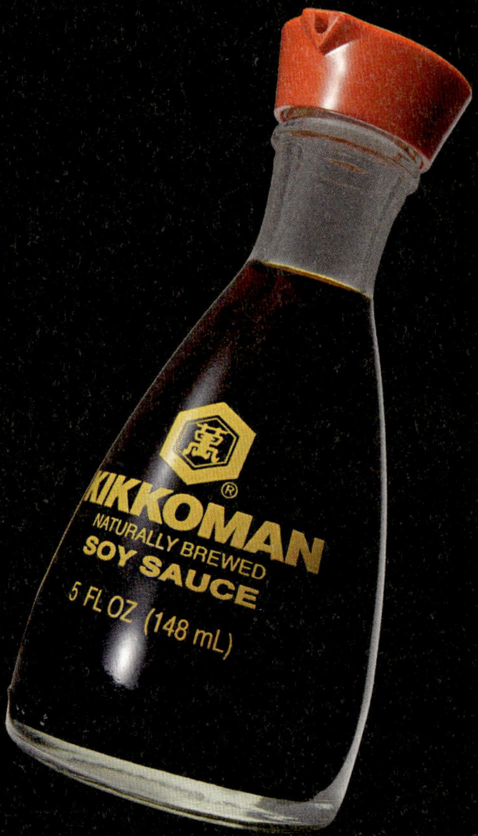

Fermentation verwandelt Sojabohnen in eine würzige Soße. Der hohe Salzanteil überlagert jedoch oft das Umami

Das zweite Kriterium bezieht sich auf das Ziel des Signals, das Gehirn. Der Geschmacksstoff muss dort einen einzigartigen Eindruck erzeugen, der sich nicht durch eine Kombination anderer Geschmäcker nachahmen lässt.

Letzteres haben westliche Wissenschaftler bis in die 1980er-Jahre hinein angezweifelt. Andrea Bauer, die an der HAW Hamburg zu Produktentwicklung und Sensorik forscht, sieht darin kulturelle Gründe. Im asiatischen Raum werde der Umami-Geschmack seit Jahrtausenden eingesetzt, um Gerichten Tiefe und ein rundes Mundgefühl zu verleihen, etwa durch fermentierte Soja- oder Fischsoße.

„In der mitteleuropäischen Küche bringt traditionell das Fett Tiefe und Komplexität in Gerichte", sagt Andrea Bauer, etwa in Form von Butter oder Sahne. Zwar kochten auch die Menschen in Europa einst mit fermentierten Würzsoßen: Garum war eine Paste, die aus Fisch hergestellt wurde und über Wochen reifte. Doch mit dem Zusammenbruch des Römischen Reiches verschwand die europäische Fischsoße fast überall.

Spätestens seit 2003 gilt umami als Grundgeschmack: Innerhalb weniger Jahre wurden die speziellen Rezeptorzellen für süß, salzig, sauer, bitter entdeckt – und zwei Empfänger nur für umami. Doch während der Umami-Geschmack von Fans der guten Küche gefeiert wird, gab 2021 in einer Umfrage des Bundesinstituts für Risikobewertung ein Drittel der Befragten an, beunruhigt oder sehr beunruhigt über den Zusatz von Glutamat in Lebensmitteln zu sein. Restaurants und Lebensmittelhersteller werben damit, ohne Glutamat zu kochen. Aufdrucke wie „Ohne künstliche Geschmacksverstärker" oder „No MSG" sind Verkaufsargumente geworden, auch wenn diese Versprechen häufig umgangen werden – etwa durch Verwendung von Hefeextrakten oder Pilzpulver, die von Natur aus reich an Glutamat sind.

Der Grund für den schlechten Ruf der Substanz begann mit einem Leserbrief. Das renommierte Fachjournal „New England Journal of Medicine" veröffentlichte 1968 die Zuschrift eines Arztes namens Robert Ho Man Kwok, der schilderte, wie er nach einem Besuch in einem chinesischen Restaurant angeblich unter einem tauben Nacken, allgemeiner Schwäche und Herzrasen gelitten habe. Er vermutete, es könne an Sojasoße, Kochwein und Glutamat liegen.

Die Zeitschrift betitelte den Brief mit „Chinese restaurant syndrome", und ein rassistischer Mythos war geboren. Zeitungen griffen die Korrespondenz auf, immer mehr Menschen schilderten Symptome, die sie auf Glutamat zurückführten. Keine wissenschaftliche Studie belegte je zweifelsfrei irgendeinen Schaden durch Glutamat. Doch die Geschichte war in der Welt.

Als die Lebensmittelindustrie zudem anfing, MSG als Zusatzstoff E 621 einzusetzen, um hochverarbeitete, minderwertige Nahrungsmittel gehaltvoller wirken zu lassen, war der Ruf des Glutamats endgültig ruiniert.

Mit allen Sinnen

Bei einem Versuch der Cornell University in den USA wurden Testesser simuliertem Flugzeuglärm ausgesetzt. Die Probanden bewerteten den Geschmack ihrer Mahlzeit dabei anders als eine Kontrollgruppe, die in Ruhe aß. Der herzhaft-würzige Umami-Geschmack etwa wurde verstärkt wahrgenommen. Verifikationsredakteur Götz Froeschke war erstaunt, inwieweit der Geschmack von Nahrungsmitteln nicht allein über Geschmacksrezeptoren, sondern ebenso über Geruchs-, Schmerz- und Mechanorezeptoren vermittelt wird. Bis zu 80 Prozent werden vom Geruch bestimmt. So kann das Geschmackserlebnis von Glutamat laut einer Oxford-Studie etwa in Kombination mit einem wohlriechenden Gemüse-Duft gesteigert werden – Hirnscans der Probanden bestätigen die verstärkte Aktivität.

„Der fünfte Geschmack" wurde vom GEO-eigenen Quality Board einem Faktencheck unterzogen

Maik Behrens sagt: „Glutamat im Essen ist an sich nichts Schlimmes." Der Geschmacksstoff ist von Natur aus in vielen Lebensmitteln enthalten, sogar in Muttermilch. „Glutaminsäure ist eine natürliche Aminosäure, die in Eiweiß vorkommt. Wir können sie gar nicht vermeiden." Für unseren Organismus ist sie sogar lebenswichtig: Im zentralen Nervensystem etwa fungiert Glutamat als Neurotransmitter.

D

Die US-Lebensmittelbehörde FDA gibt die durchschnittliche Glutamataufnahme mit 13 Gramm am Tag an, davon 0,55 Gramm aus Zusatzstoffen. Abgeleitet aus Tierstudien, liegt die empfohlene maximale Tagesdosis für 70 Kilogramm schwere Menschen bei 2,1 Gramm – zusätzlich zu dem natürlichen Glutamat in Lebensmitteln.

Ist es an der Zeit, Glutamat neu zu bewerten? Studien zeigen, dass Glutamat helfen kann, bis zu 30 Prozent Kochsalz ohne Geschmacksverluste einzusparen. Der Trick könnte es Bluthochdruck-Patienten erleichtern, natriumarm zu essen. Einen wissenschaftlichen Konsens gibt es dazu allerdings noch nicht. Um die empfohlene Tagesmenge nicht zu überschreiten, rät das Bundesinstitut für Risikobewertung weiterhin davon ab, Kochsalz durch MSG zu ersetzen.

Als Geschmacksverstärker regt Glutamat zudem den Speichelfluss an und kann appetitlosen älteren Menschen die Lust am Essen wiedergeben. Zugleich soll es laut ersten Studien das Sättigungsgefühl erhöhen und den Abbau von Fettmasse begünstigen. Groß angelegte Langzeituntersuchungen stehen aber auch hierfür noch aus.

Steven Witherly jedenfalls vermischt Glutamat gern mit etwas Inosinat und Guanylat zu einem „Supersalz". Für alle, denen das zu heikel ist, hat er eine Alternative: „Wenn Sie wollen, dass etwas lecker schmeckt, geben Sie Parmesan darüber." Denn auch Parmesan bringt einen unfehlbaren Umami-Kick – dank Glutamat. •

Warum essen wir *Tiere* und

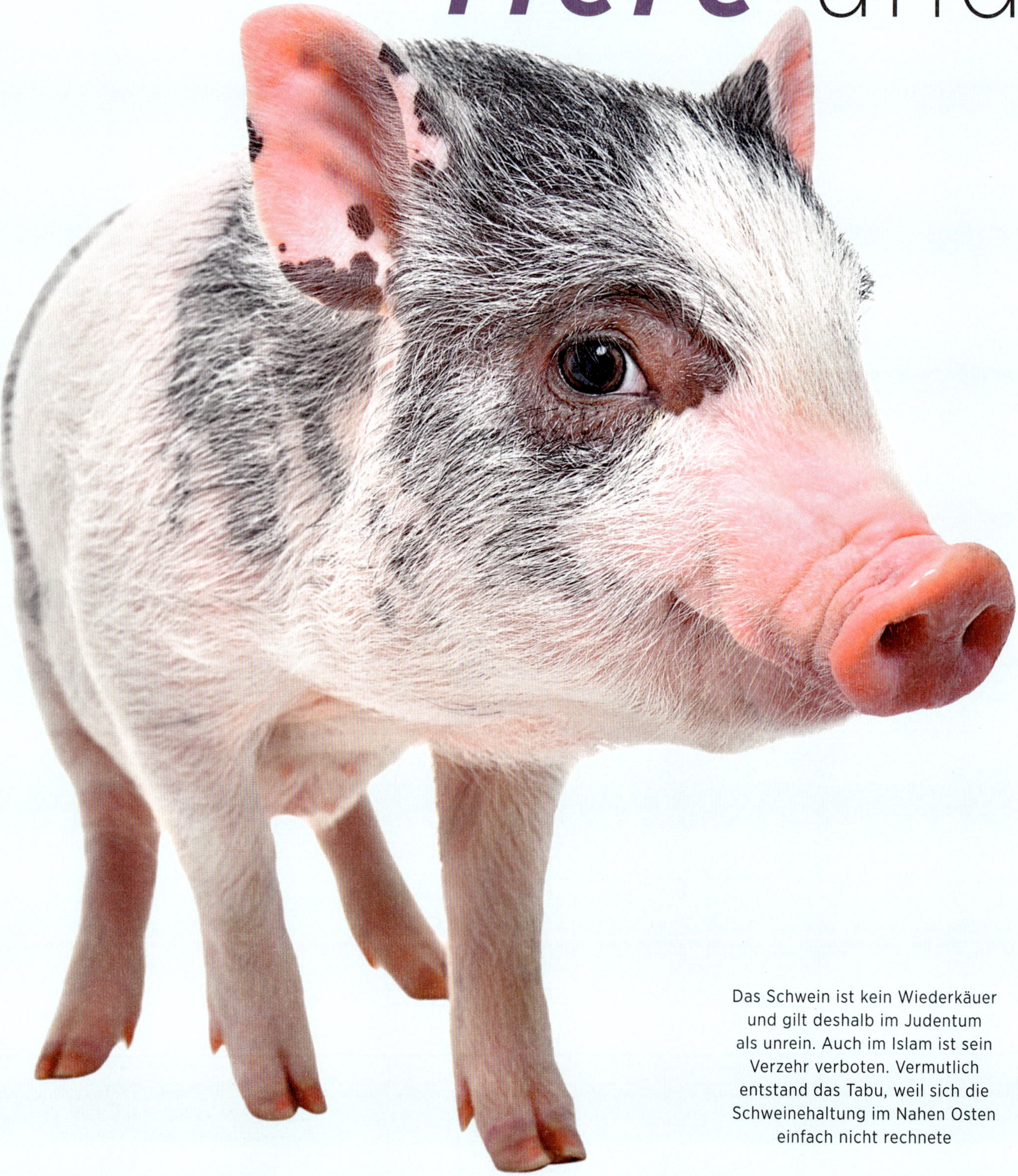

Das Schwein ist kein Wiederkäuer und gilt deshalb im Judentum als unrein. Auch im Islam ist sein Verzehr verboten. Vermutlich entstand das Tabu, weil sich die Schweinehaltung im Nahen Osten einfach nicht rechnete

manche andere nicht?

Text: Minerva Fois

Schweinefleisch, Hundesteak oder gegrillte Spinne:

Was in der einen Kultur als schmackhaft gilt, ist in einer anderen tabu.

Aber wieso? Meist liegt des Rätsels Lösung weit in der Vergangenheit

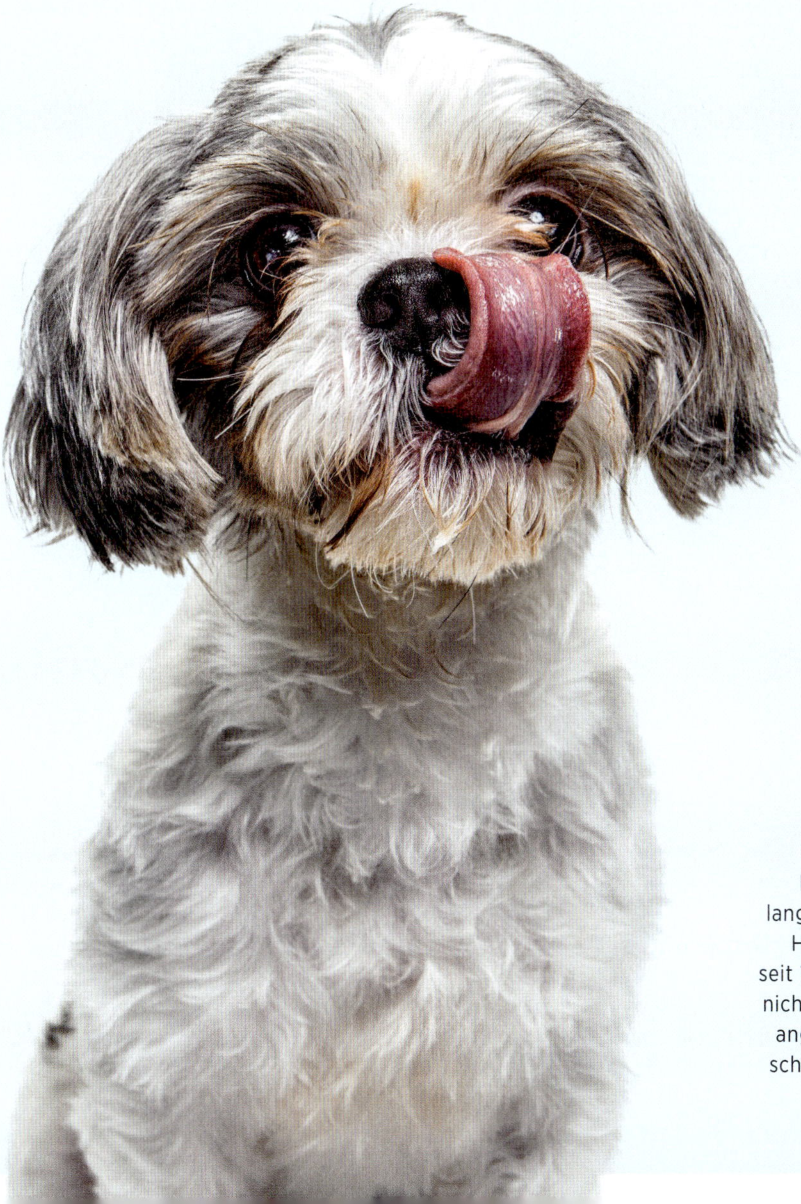

Noch vor nicht allzu langer Zeit haben auch wir Hunde gegessen. Erst seit 1986 werden sie offiziell nicht mehr als Schlachtvieh angesehen – sondern als schützenswerte Gefährten

Essen hält nicht nur Leib und Seele zusammen – die Nahrungsaufnahme ist auch ein hochsozialer Akt. Was wir verspeisen und was nicht, verrät viel über die Gemeinschaft, in der wir leben, über deren Wertvorstellungen und Ängste. Aber wer legt fest, was essbar ist – und was „tabu"?

Der britische Entdecker James Cook importierte den Begriff „Tabu" 1777 von den polynesischen Inseln nach England. „Tapu" bezeichnete im damaligen Polynesien eine göttliche Verbotssphäre, von der sich die Normalsterblichen fernzuhalten hatten – zu ihrem eigenen, aber auch zum Schutz der Gemeinschaft. Eine gewisse Undurchsichtigkeit gehört also zum Tabu dazu. Der eigentliche Zweck dahinter lässt sich oft erst von einem modernen Blickpunkt aus erkennen.

Beispiel Insekten: Egal ob fett oder zartgliedrig, geflügelt oder wurmartig – in Europa und den USA herrscht eine tiefe Abscheu vor Gekreuch und Gefleuch. Obwohl Insekten mittlerweile als klimafreundliches Superfood der Zukunft angepriesen werden, verziehen wir bei ihrem Anblick angeekelt das Gesicht. Viele Menschen in Afrika, Lateinamerika und Teilen Asiens hegen diese Aversion nicht – im Gegenteil. Auch unsere antiken Vorfahren in Athen und Rom stärkten sich noch gern mit Krabbeltierfleisch, das wertvolle Proteine und Fette enthält. Doch seit dem Mittelalter ist der Wurm drin, halten Europäer*innen Insekten bis auf Ausnahmen („Maikäfersuppe") für ungenießbar. Mit den aus Europa Ausgewanderten verfestigte sich diese Überzeugung auch in den USA.

Der Grund: Seit dem Mittelalter lohnte sich die Insektenjagd nicht mehr, es gab ungleich bessere Proteinquellen. Dank des gemäßigten mitteleuropäischen Klimas verwandelten sich abgeholzte Flächen quasi über Nacht in saftige Weiden, auf denen erstklassige Fleischlieferanten wie Schafe und Rinder prächtig gediehen. Und auf den Höfen drängelten sich Schwein und Geflügel. Im Vergleich dazu waren die recht kleinen europäischen Insekten ziemlich unergiebig.

Zudem war Europa um das 15. Jahrhundert relativ dünn besiedelt – der „Schwarze Tod" hatte ein Drittel der Bevölkerung dahingerafft. Die Verbliebenen konnten sich mitunter bis zu 100 Kilogramm Fleisch pro Jahr leisten. „Europe carnivore" nannte der Historiker Fernand Braudel jene Gemengelage, „Europa der Fleischfresserei".

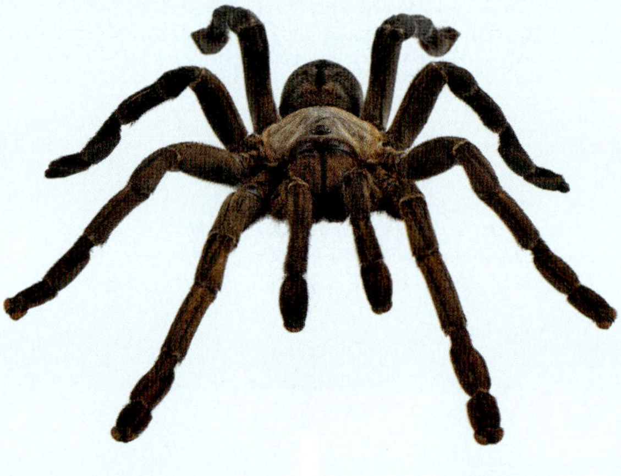

Während an hiesigen Achtbeinern kaum etwas dran ist, gelten fette, gebratene Spinnen in Kambodscha als Delikatesse. Auch Nahrhaftigkeit bedingt Essvorlieben

Eine üppige Versorgungslage begünstigt also die Entstehung von Ekel-Tabus – wer die Wahl hat, neigt zur Mäkelei. Umgekehrt gilt: Wer Hunger leidet, isst deutlich anspruchsloser.

Insbesondere der Süden Chinas ist bekannt für einen ungewöhnlich dicken Katalog von Lebewesen, die als Rezeptzutat infrage kommen. Laut Sprichwort ist „jedes Tier, dessen Rücken zur Sonne zeigt, essbar". Dahinter stecken historische Erfahrungen von Knappheit in einem dicht besiedelten, schwer urbar zu machenden Land. Es gibt sogar die passende Philosophie dazu: Dem traditionellen Yin-und-Yang-Prinzip zufolge soll man möglichst unterschiedliche Lebensmittel verspeisen, damit der Körper ein gesundes Gleichgewicht erlangt. So kommt alles infrage, egal ob Qualle oder Wasserwanze, Skorpion oder Seepferdchen. Die einzige handfeste Abneigung bezog sich bis vor nicht allzu langer Zeit auf Milchprodukte. Mindestens neun von zehn Chines*innen vertragen keine Milch, sie reagieren auf die darin enthaltene Laktose mit Bauchschmerzen und Durchfall. Der chinesische Milchmarkt boomt mittlerweile trotzdem: Laut chinesischer Ernährungsrichtlinien wird derzeit eine tägliche Aufnahme von 300 Gramm Milchprodukte empfohlen.

Von den Pythagoreern im antiken Griechenland dagegen wurden lange Zeit Bohnen gemieden. Teils hielt man die Hülsenfrüchte offenbar für beseelt, teils fürchtete man sich wohl vor Verdauungsgasen oder gar Sexgier. Doch letztlich steckt auch dahinter vermutlich die Genetik: Für von der Erbkrankheit Favismus Betroffene wird ein Inhaltsstoff bestimmter Bohnen zum lebensbedrohlichen Gift.

Derartige Unverträglichkeiten spielen dagegen bei den prominentesten Speisetabus keine Rolle – sie beruhen auf religiösen Vorgaben. Im Judentum und Islam ist Schweinefleisch verpönt, die Hindu-Religionen verbieten Rindfleisch. Religiöse Vorschriften kommen meist ohne eine genaue Begründung aus. Dennoch werden zumindest den Schweinefleisch-Verächtern bereits seit vielen Jahrhunderten gesundheitliche Vorteile in Aussicht gestellt.

So befand der jüdische Religionsphilosoph und Arzt Maimonides im 12. Jahrhundert, das Fleisch „unreiner" Tiere sei ungesund. Auch verdirbt Schweinefleisch generell rascher als andere, weniger fette Fleischsorten. Als 1859 Trichinen (Fadenwürmer) als typische Schweinefleisch-Parasiten wissenschaftlich dingfest gemacht wurden, wurde das zentrale Speisetabu nachträglich als göttlicher Fingerzeig in Sachen Hygiene interpretiert.

Keime und Parasiten betreffen jedoch nicht nur Schweinefleisch, sondern alle unzureichend gegarten Fleischarten. Mit Hygiene allein lassen sich starke Tabus, die Jahrtausende überdauern, nicht befriedigend erklären. Inzwischen haben sich zwei gegensätzliche Deutungsansätze herausgebildet, vertreten durch die britische Sozialanthropologin Mary Douglas auf der einen und den US-Anthropologen Marvin Harris auf der anderen Seite.

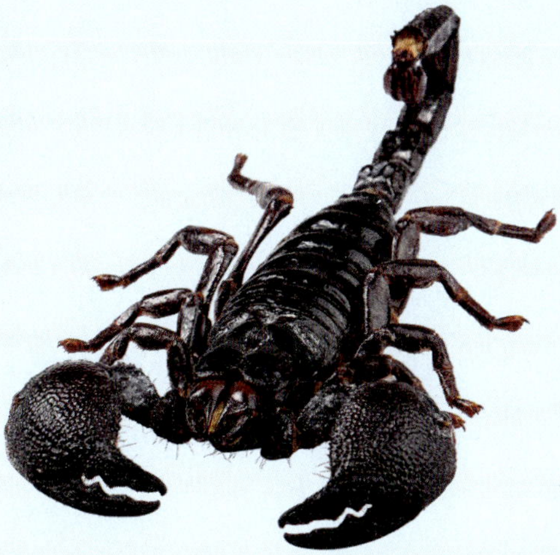

In China sagt ein Sprichwort, dass jedes Tier essbar sei, »dessen Rücken zur Sonne zeigt«. Darunter auch Skorpione – gern geröstet am Spieß

Mary Douglas interpretiert Nahrungsverbote sinngemäß als Ausdruck einer menschlichen Sehnsucht nach geordneten Verhältnissen. Wenn Nahrungsmittel in die Kategorien „rein" und „unrein" aufgeteilt sind, mündet dies in Normen und Regeln des sozialen Verhaltens.

Für Marvin Harris dagegen steckt hinter jedem noch so mysteriösen Nahrungstabu letztlich eine Kosten-Nutzen-Bilanz. Klima, Bevölkerungsdichte, Wirtschaftsweise: Ein Gefüge, das sich über Jahrtausende entwickelt hat, führt möglicherweise zu einer Tabuisierung. Beispiel Schwein: Im Nahen Osten wurden die Landschaften in biblischer Zeit zwecks Besiedelung und Bewirtschaftung sukzessive entwaldet. Schweinehaltung wurde im heißen Klima somit immer unwirtschaftlicher, denn die Tiere brauchten Schatten und feuchte Böden.

Ganz anders Rinder, Schafe und Ziegen: Den Wiederkäuern genügte karger Grasbewuchs, und sie lieferten obendrein allerlei Nebenerzeugnisse. Da Schweinefleisch jedoch eine nahr- und schmackhafte Verlockung darstellte, brauchte es ein göttlich sanktioniertes Tabu: „Alle Tiere, die gespaltene Klauen haben, Paarzeher sind und wiederkäuen, dürft ihr essen", heißt es im dritten Buch Mose der Tora. Schweine sind keine Wiederkäuer, also ungenießbar. Auch im Koran gilt das Schweinefleischverbot.

Aus heutiger Forschungssicht schließen sich die Ansätze von Douglas und Harris nicht unbedingt aus. Hinter einem Tabu steckt oft ein ganzes Geflecht aus Gründen. Etablierte Tabus dienen etwa auch der Abgrenzung von anderen Gemeinschaften: Wer gewisse Essensregeln nicht kennt oder befolgt, gehört nicht dazu.

Manches Tabu dient auch ***politischen Zwecken*** – als Abgrenzung gegen andere soziale Gruppen

So werden indische Rinder, Zebus, als heilig verehrt, ihr Fleisch ist tabu – und auch das ist im Grunde sinnvoll: Die ärmeren Schichten profitieren seit jeher, wenn Kühe ihnen Milch, Dung und Ochsen für den Pflug liefern. Wer Kühe schlachtet, beraubt sich so der eigenen Lebensgrundlage. Darüber hinaus dient das Rindfleischtabu aber auch politischen Zwecken: Es nährt den Hindu-Nationalismus, mit dem sich die Mehrheitsbevölkerung von der muslimischen Minderheit abgrenzt.

„Alles, was Gott geschaffen hat, ist gut, und nichts ist verwerflich", heißt es dagegen im christlichen Neuen Testament. Trotzdem untersagt Papst Gregor III. im Jahr 732 strengstens den Genuss von Pferdefleisch – aus strategischen Erwägungen: Pferde werden zur Verteidigung des Kreuzes benötigt. Durchgesetzt hat sich dieses Tabu nie; bis heute steht es auch deutschen Halterinnen und Haltern frei, ihr Pferd zwecks Fleischverarbeitung einer Rossschlachterei zuzuführen. Noch immer machen Tausende davon Gebrauch.

Zugleich empfinden westlich sozialisierte Menschen meist sehr großes Unbehagen beim Gedanken, Tiere zu essen, die sie als liebe Gefährten schätzen: Pferde, Hunde, Katzen. In den westlichen Industrienationen erfüllen diese Tiere inzwischen neue, nicht minder wichtige Funktionen – sie dienen etwa als Ersatzmenschen gegen Einsamkeit. Trotzdem ist nicht einmal das Hundefleischtabu in unserer Gesellschaft fest verankert. Erst seit 1986 sind Hunde in Deutschland offiziell kein Schlachtvieh mehr.

Das größte Speiseverbot von allen sitzt dagegen so tief, dass wir normalerweise nicht darüber nachdenken: Menschenfleisch ist über nahezu alle Kulturen hinweg unantastbar. Das Menschenfleischtabu gilt als unverrückbare Basis für soziales Miteinander. Es gibt jedoch genug Beispiele dafür, dass sogar dieses Tabu unter extremen Hungerbedingungen fallen kann. Selbst unabhängig von Hungersnöten ist Kannibalismus im Verlauf der Menschheitsgeschichte immer wieder aufgetreten; als Teil religiöser Kriegs- und Opferrituale.

So unvorstellbar es in diesem Fall klingen mag: Letztlich ist kein Tabu der Welt absolut. •

»Meine Küche ist eine Chuzpe – eine ›mutige Unverschämtheit‹!«

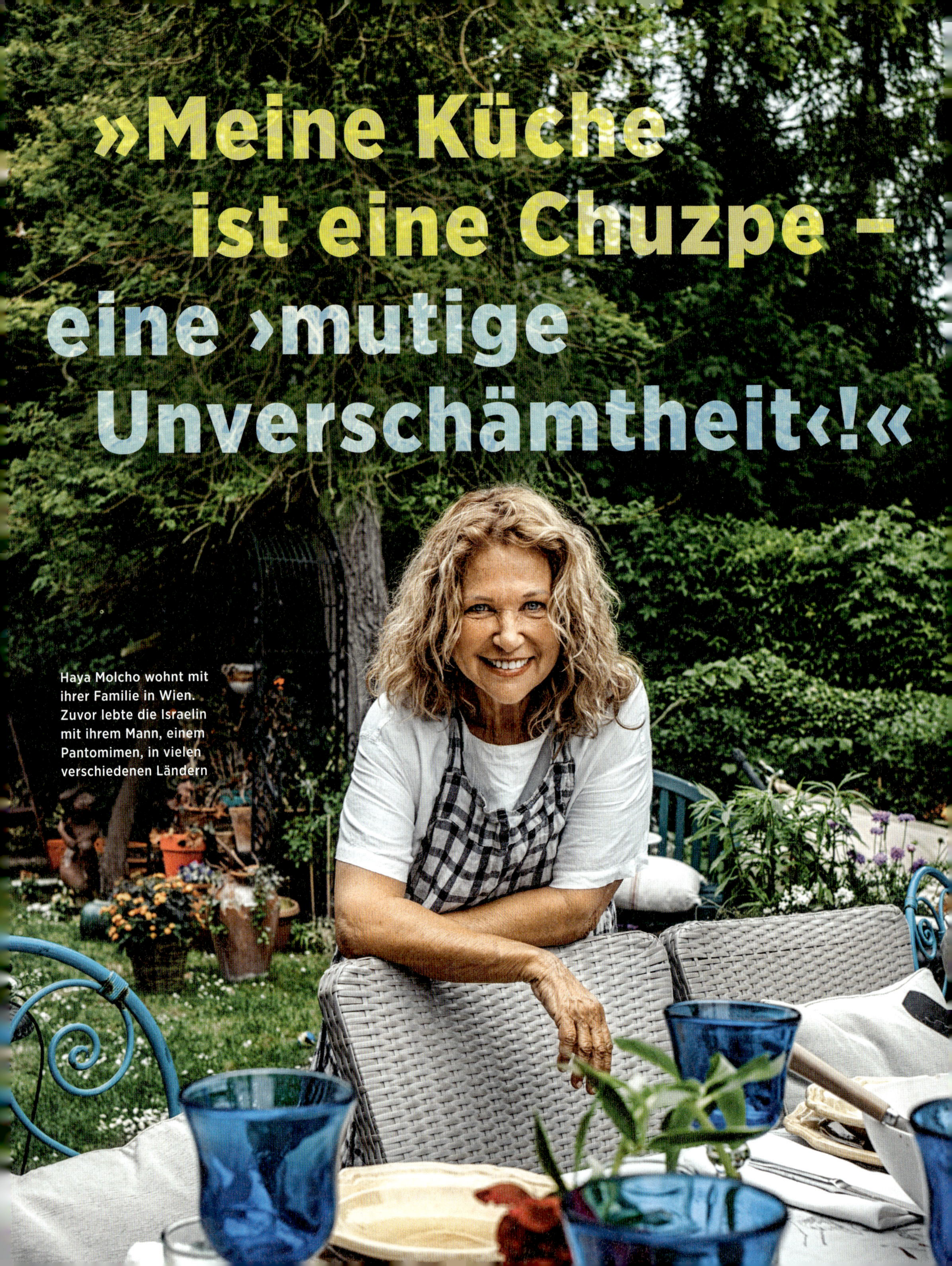

Haya Molcho wohnt mit ihrer Familie in Wien. Zuvor lebte die Israelin mit ihrem Mann, einem Pantomimen, in vielen verschiedenen Ländern

Traditionelle israelische Gerichte, verbunden mit Spezialitäten aus aller Welt – das ist das Erfolgsrezept von **Haya Molcho**. Die Autodidaktin hat zwölf Restaurants gegründet und erzählt, wie die Kulinarik hilft, Grenzen in den Köpfen zu überwinden

Text: Anja Reumschüssel
Fotos: Nuriel Molcho

Hummus gibt es in Dutzenden Varianten: Auch Molchos Küche sorgte dafür, dass man das Kichererbsenmus in deutschen Supermärkten kaufen kann

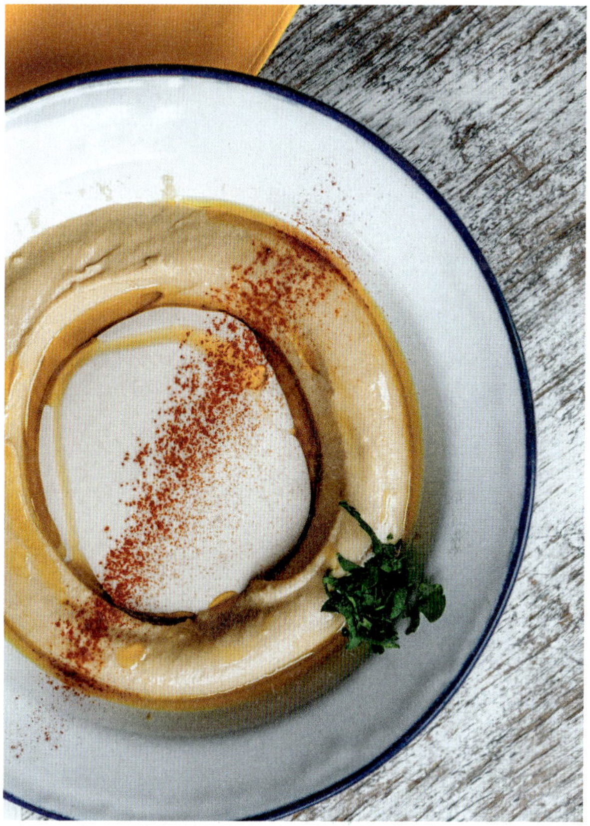

GEO WISSEN: ***Frau Molcho, wie schmeckt die Welt?***
HAYA MOLCHO: Nach würzigem Curry und säuerlich-frischem Hummus, nach dem rauchigen Auberginenpüree Baba Ganoush und dem scharfen, etwas sauren Fischgericht Ceviche aus Peru, nach dem herben gefüllten Kraut Rumäniens und dem zuckersüßen schmelzenden Käsegebäck Knafeh von einem türkischen Markt – einfach einzigartig vielfältig!

Als ich in Israel aufwuchs, war die Welt meine Nachbarschaft. Meine Schulfreunde kamen aus dem Jemen und Marokko, Paris und Moskau, New York und Berlin. Weil wir als Kinder ständig draußen zusammen gespielt haben, waren wir auch immer bei einer anderen Familie und in einer anderen Küche zu Gast. Ich habe einfach alles probiert: Jemenitische Fleischsuppe mit der aromatischen Gewürzmischung Hawaij aus Pfeffer, Kurkuma, Kardamom und anderen Gewürzen. Den besten Borschtsch aus Roter Bete mit Kraut und Schmand oder Ikra, das ist russischer Brotaufstrich aus Fischrogen mit Öl, Zitrone und roten Zwiebeln. Das sind meine Kindheitserinnerungen.

Ihr Vater stammt aus Rumänien, Sie gingen später in Bremen zur Schule und zur Universität und reisten danach mit Ihrem Mann durch die halbe Welt. Welche Küche hat Sie am meisten beeindruckt?

Als ich mit meinem Mann Samy unterwegs war, lebten wir in Indien, China, Marokko. Mich hat die indische Küche besonders inspiriert. Samy war als Pantomime täglich beim Proben und auf der Bühne, ich hatte nichts zu tun. Also habe ich die Ärmel hochgekrempelt und bin in die Küchen gegangen. Ich habe mit Freunden gekocht, bin mit ihnen über die trubeligen, bunten, duftenden Märkte gestreift, habe Gewürze gemahlen, geröstet und gelernt, in welcher Reihenfolge sie gemischt werden: zuerst Senfkörner, dann Kreuzkümmel, dann Fenchel. Ich kaufe niemals fertige Mischungen – alles frisch rösten, mit dem Mörser mahlen, selbst vermengen, so schmeckt es erst richtig. Gewürze und Kochen, das wurde meine Leidenschaft.

Dort haben Sie Kochen gelernt?

Kochen habe ich schon von klein auf gelernt, in der Küche meiner Mutter. Mein Vater war als Zahnarzt auf den Dörfern unterwegs und hat als Bezahlung oft Gemüse bekommen. Einmal kam er mit 100 Wassermelonen zurück. Meine Mutter war entsetzt! Dann habe ich von ihr gelernt, wie man Melonen einlegt, sie grillt oder mit Schafskäse zu Salat verarbeitet. Sie hat schließlich sogar die Schalen fermentiert!

In den Küchen der Welt habe ich mir dann nicht nur neue Gerichte abgeschaut, sondern auch Respekt vor anderen Kulturen. Jede Kultur hat ihre eigenen Spezialitäten und damit auch ihre eigenen Gerüche. Durch unsere Poren schwitzen wir diese Gerüche wieder aus. In Israel gibt es viele Jemeniten. Manche Israelis finden, sie riechen unangenehm. Dabei ist das einfach nur der würzige, sirupartige Geruch von Bockshornklee, der zu ihrer Küche gehört.

Das ist so wie mit uns Deutschen und Knoblauch?

Ja, als ich in Deutschland gelebt habe, habe ich das oft gehört: Für die Deutschen ist Knoblauch ein unangenehmer Geruch. Für mich ist es wie Parfüm.

Geruch und Geschmack wecken Erinnerungen. Gibt es ein Gericht, das Sie besonders mit Ihrem Leben in Deutschland verbinden?

Allerdings, etwas Schreckliches! Für mich war es ein Grauen, wenn ich im Ferienlager war und es diesen passierten Spinat mit Spiegelei gab. Das kann ich bis heute nicht essen. Ich liebe Spinat, aber nur Blattspinat mit Knoblauch und Butter. Dann ist er für mich eine Delikatesse.

Und was verbinden Sie mit Israel?

Balagan! Das heißt „sympathisches Chaos", also multikulturelle Vielfalt, auch beim Essen. Juden aus der ganzen Welt haben sich in Israel niedergelassen und ihre Küche mitgebracht. Fleisch mariniere ich zum Beispiel am liebsten mit einer Mischung aus würzig-salziger Miso-Paste, scharfer Harissa-Paste aus roten Chilis und eingelegten Zitronen, da treffen sich Japan, Iran und Marokko. Außerdem liebe ich das Essen auf dem Gemüsemarkt in Tel Aviv, dem Shuk Ha'Carmel: Shawarma natürlich, Kebab und Falafel, aber vor allem die Maiskolben, die auf der Straße in Kesseln köcheln, oder Kaktusfrüchte, die geschnitten und auf Eis gelegt verkauft werden. Man nennt uns Israelis übrigens „sabres", Kaktusfrüchte: Außen stachelig und innen weich.

Wer nach Asien oder Afrika reist, bekommt oft den Rat, Essen nur erhitzt oder geschält zu verzehren, um Durchfallerkrankungen zu vermeiden. Daran haben Sie sich nicht gehalten?

Nie! Wenn ich in ein anderes Land reise, esse ich als erstes Street Food. In Marokko zum Beispiel habe ich Babouche gegessen, eine scharfe Suppe aus gekochten Schnecken, vielen Gewürzen und Kräutern wie Thymian, Orangenschalen und grünen Teeblättern. In Thailand und Vietnam habe ich sehr gern Reispapierrollen mit allen möglichen Füllungen gegessen, Mangostreifen, Sojasprossen, Garnelen. Erst wenn ich mich durch die Straßen gegessen habe, besuche ich die Restaurants. Natürlich habe ich manchmal Durchfall bekommen. Na und? Das Essen war trotzdem lecker!

Nach Ihrer Erfahrung in der Welt: Gibt es eine Küche, die besonders gesund ist?

Die Küche der Levante, wo man viel mit Olivenöl statt Butter kocht, viel Gemüse verwendet und wenig Fleisch. Da isst du gesund, ob du willst oder nicht. Aber auch die original japanische Küche ist sehr gesund, guter Reis, Gemüse, Algen und Fisch, wenig Fleisch. In den meisten Kulturen werden Nahrungsmittel auch fermentiert. Das macht die Lebensmittel haltbar und soll besonders gut für den Darm sein. Zitronen eignen sich zum Beispiel. Ich fermentiere auch Kimchi, Karotten, Blumenkohl, grüne Tomaten oder Kohl, gemischt mit dem Mango-Chutney Amba und Salz.

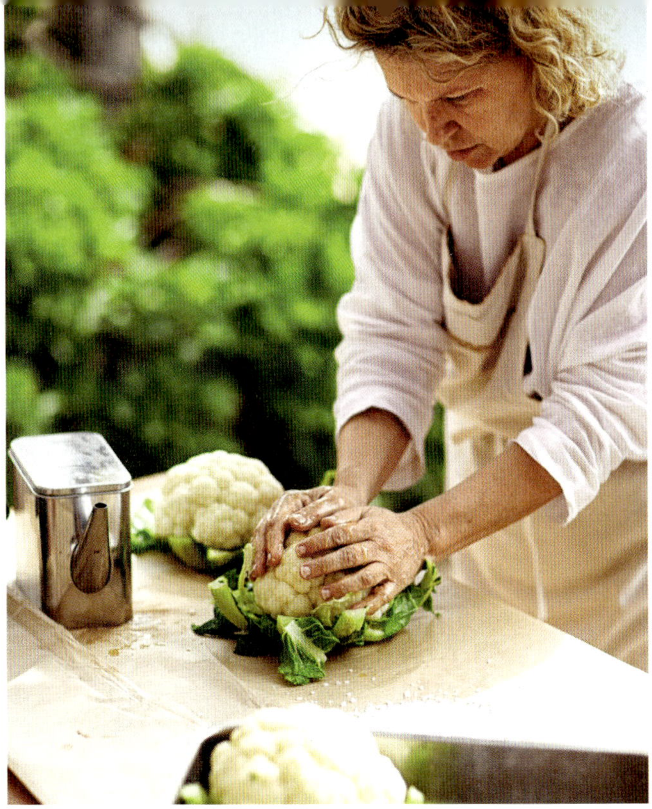

Blumenkohl ist auch in Israel ein Klassiker. Dort genießt man ihn frittiert oder geröstet – und intensiv gewürzt

Der deutschen Küche sagt man nach, sie sei sehr fleisch- und krautlastig, die britische sei gewöhnungsbedürftig, und in den USA gebe es gar keine richtige Esskultur. Was sagen Sie zu solchen Vorurteilen?

Das hat sich alles geändert. Die Köche sind moderner geworden, sie kochen nicht mehr so oldschool mit Milch und Mehl und alles verdickt. Immigranten vor allem aus Indien haben die Weltküche nach London gebracht, da gibt es inzwischen viel mehr als Baked Beans und Essigchips. In den USA breitet sich die Fusionsküche aus, bei der verschiedene Esskulturen miteinander kombiniert werden: Passionsfrucht mit Tahina, einer arabischen Sesampaste, Lachs mit Miso-Paste und Polenta oder Lammkoteletts mit Honigjoghurt und gerösteten Auberginen. Ich hab noch nie besser gegessen als in Los Angeles und New York.

Die Leute aus Österreich, Deutschland, der Schweiz fahren ins Ausland und nicht mehr nur ins Waldviertel, nach Bayern oder in den Schwarzwald. Wir haben uns der Welt gegenüber geöffnet. Es wird jetzt in den Küchen viel mehr fermentiert, experimentiert, verschiedene Esskulturen gemischt. Deswegen kommt inzwischen auch die israelische Küche in Europa so gut an. Sie ist frisch, gesund, vegetarisch, lecker und lässt sich gut mit einheimischen Gerichten kombinieren. Die israelische Küche nach Europa zu bringen, das war meine Bestimmung.

Was für ein Glück, die eigene Bestimmung zu finden. Manche suchen sie ein Leben lang.

Bei mir lag es ganz nahe. Mit Anfang 40, meine vier Söhne waren schon größer, hatte ich eine Krise und habe meinen Mann gefragt: „Was mache ich jetzt mit meinem Leben?“ Er fragte: „Was liebst du?“ „Kochen“, sagte ich. „Dann koche.“ Und so begann es. Bis heute koche ich jeden Tag. Erst für Feste und Veranstaltungen, nun in der Küche in meinem eigenen Restaurant in Wien, in Koch-Shows oder in einem meiner elf anderen Restaurants, etwa in Köln, Hamburg oder Berlin.

Dort gibt es Fusionsküche – Gerichte aus aller Welt, kombiniert und neu interpretiert mit frischen Zutaten aus Israel. Wir verbinden Polenta, wie ich sie aus Rumänien kenne, mit Pilzen und Sellerie aus Österreich und orientalischen Gewürzen. Oder wir backen Wiener Schnitzel in Mandelkruste, die Mandeln kommen aus Israel. Unsere Küche ist eine Chuzpe, eine „mutige Unverschämtheit“! Es geht uns darum, die Grenzen in den Köpfen zu überwinden.

Passen Sie Ihre Gerichte an unsere mitteleuropäischen Ernährungsgewohnheiten an, wie es zum Beispiel in chinesischen oder japanischen Restaurants in Deutschland gemacht wird?

Ach, das ist so verfälscht, ich bin sehr dagegen. Wenn japanisch, soll es japanisch sein. Wir müssen uns nicht immer danach richten, was die Leute gewohnt sind. Was glauben die Deutschen, was türkische Küche ist? Döner Kebab? Erst in der Türkei lernst du, wie reichhaltig diese Küche eigentlich ist, jüdische, arabische, persische Einflüsse: das süße Baklava mit grün leuchtenden Pistazien, wie man es auch in arabischen Ländern isst, orangefarbene Ezogelinsuppe aus Bulgur und roten Linsen oder Sebzeli Palamut, ein gedämpfter Fischeintopf mit knackigen Paprika, Tomaten und Zitronenscheiben.

Aber viele Deutsche bestellen selbst im Urlaub in der Türkei Sauerkraut mit Würsten. Wo ist die Neugier, die Offenheit? Sie müssen auch andere Geschmacksrichtungen kennenlernen.

Wie reagieren denn Europäer, wenn sie zum ersten Mal ein israelisches Gericht probieren?

Ein Beispiel: Führungskräfte der Supermarktkette Spar hatten gehört, dass ich Hummus in den Supermarkt bringen will. Sie dachten, ich will Kompost verkaufen. Erde! Ich habe gesagt: Nein, das ist Hummus zum Essen. Die kannten Hummus einfach noch nicht. Als sie dann vor sieben Jahren bei mir zum ersten Mal echten israelischen Hummus mit Tahina probierten, sagten sie: „Das ist eine Geschmacksexplosion!“ So geht es vielen. So etwas einfaches wie Hummus ist ein echter Genuss mit Gemüsesticks, sautierten Pilzen, Tomaten, Lamm, etwas Tahina darauf – es ist fantastisch!

Hummus ist ja geradezu ein Standard-Lebensmittel in Israel, hausgemacht natürlich. Wer steht denn in den Küchen Israels und der Welt?

Immer die Frauen. Jedenfalls in den Familien. Die Männer werfen mal den Grill an, drehen zweimal ein Steak, und alle klatschen, weil er „gekocht“ hat. Frauen kochen immer, aber versteckt. Männer kochen nur, wenn sie dafür gelobt und beklatscht werden. Aber das ändert sich. In den Restaurants gibt es mehr und mehr Köchinnen, in Israel zum Beispiel. Wir gehen zum Militär, wir sind nicht pingelig, wir sagen auch den Männern, dass sie mal zu Hause bei den Kindern bleiben sollen. Auch in Indien, Marokko, der Türkei gibt es immer mehr Restaurantchefinnen. Aber je weiter man nach Westeuropa kommt, desto mehr dominieren die Männer in den Restaurantküchen.

»Die israelische Küche ist frisch, gesund, vielseitig. *Sie nach Europa zu bringen,* das war meine Bestimmung«

Warum?

In westlichen Ländern ist Kochen als Beruf lange eine Männerwirtschaft gewesen. Sie schimpften in den Küchen, verwendeten Kraftausdrücke, warfen Teller, tranken zu viel. Die konnten mit dem Stress nicht umgehen. Ich verstehe das, aber trotzdem wird eine Frau nach zwölf Stunden in der Küche nicht hingehen und sich besaufen. Die Küchenkultur bessert sich aber allmählich. In meinen Küchen arbeiten sehr viele Frauen. Und wer sich als Mann danebenbenimmt, fliegt raus. Ich brauche keinen Sexismus in meinen Küchen. Ich brauche Respekt.

Ihr erstes Restaurant haben Sie 2009 in Wien eröffnet, dort leben Sie auch. Wie schmeckt Wien?

Süßlich, einfach gut, nach Apfelstrudel und warmen Germknödeln mit einem süßherben Herz aus Pflaumenmus. Denn ich habe die besten Freunde und die beste Familie in dieser Stadt. Es gibt hier so gute Bäckereien, leckere Süßigkeiten. Wien schmeckt aber auch irgendwie morbide, altbacken, wie Mottenkugeln riechen. Es ist hier immer noch ein bisschen Kaiserreich. Die Leute sind etwas grantig, Geschäfte machst du in Kaffeehäusern. Es ist nicht wie in Deutschland, alles so korrekt und perfekt. Eher sympathisches Chaos. Österreich ist ja auch ein *melting pot*, ein Schmelztiegel aus verschiedenen Kulturen, Ungarn, Italien, Ex-Jugoslawien. So vielfältig wie Israel. So wie ich. •

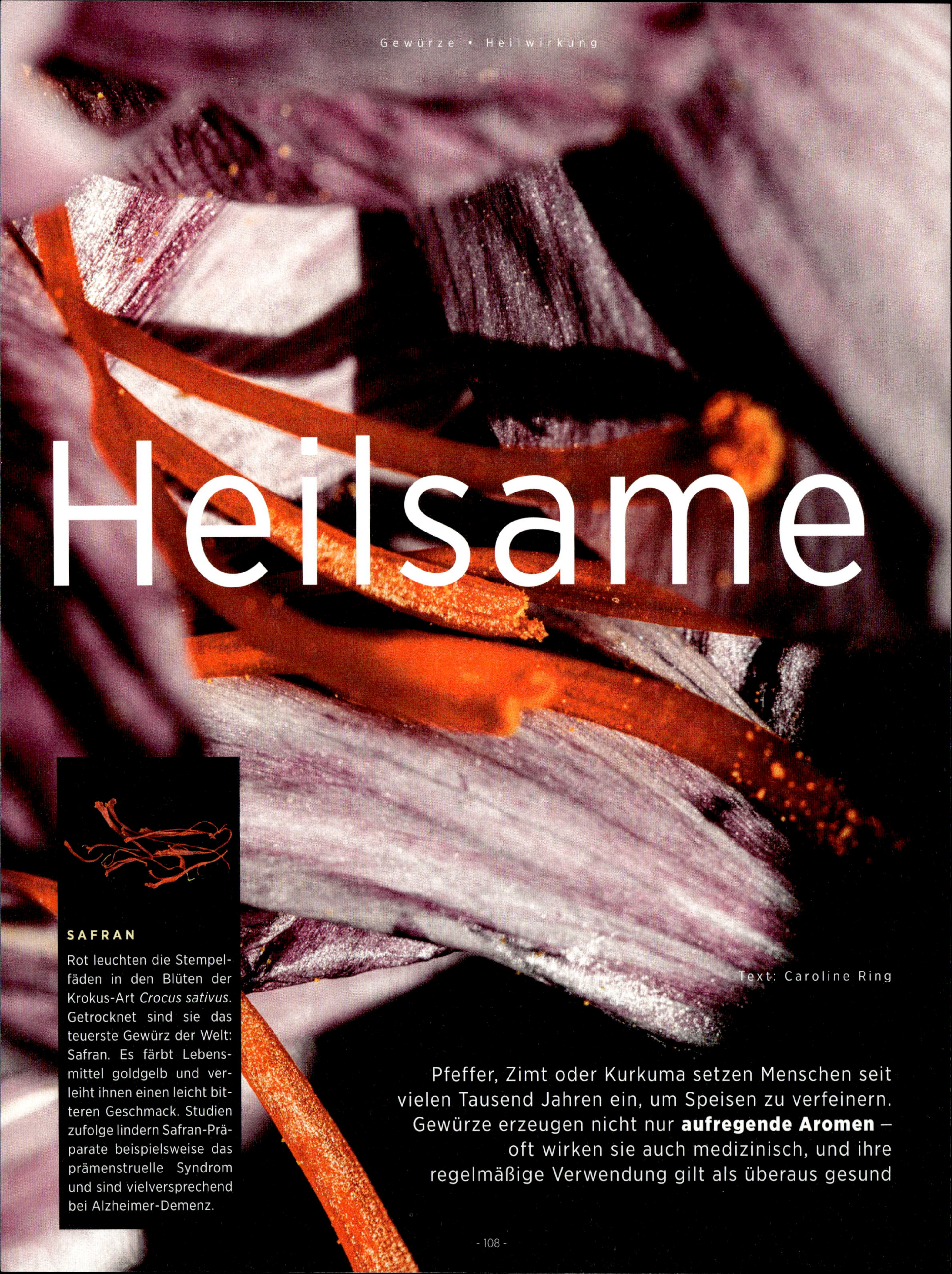

Heilsame

SAFRAN

Rot leuchten die Stempelfäden in den Blüten der Krokus-Art *Crocus sativus*. Getrocknet sind sie das teuerste Gewürz der Welt: Safran. Es färbt Lebensmittel goldgelb und verleiht ihnen einen leicht bitteren Geschmack. Studien zufolge lindern Safran-Präparate beispielsweise das prämenstruelle Syndrom und sind vielversprechend bei Alzheimer-Demenz.

Text: Caroline Ring

Pfeffer, Zimt oder Kurkuma setzen Menschen seit vielen Tausend Jahren ein, um Speisen zu verfeinern. Gewürze erzeugen nicht nur **aufregende Aromen** – oft wirken sie auch medizinisch, und ihre regelmäßige Verwendung gilt als überaus gesund

Würze

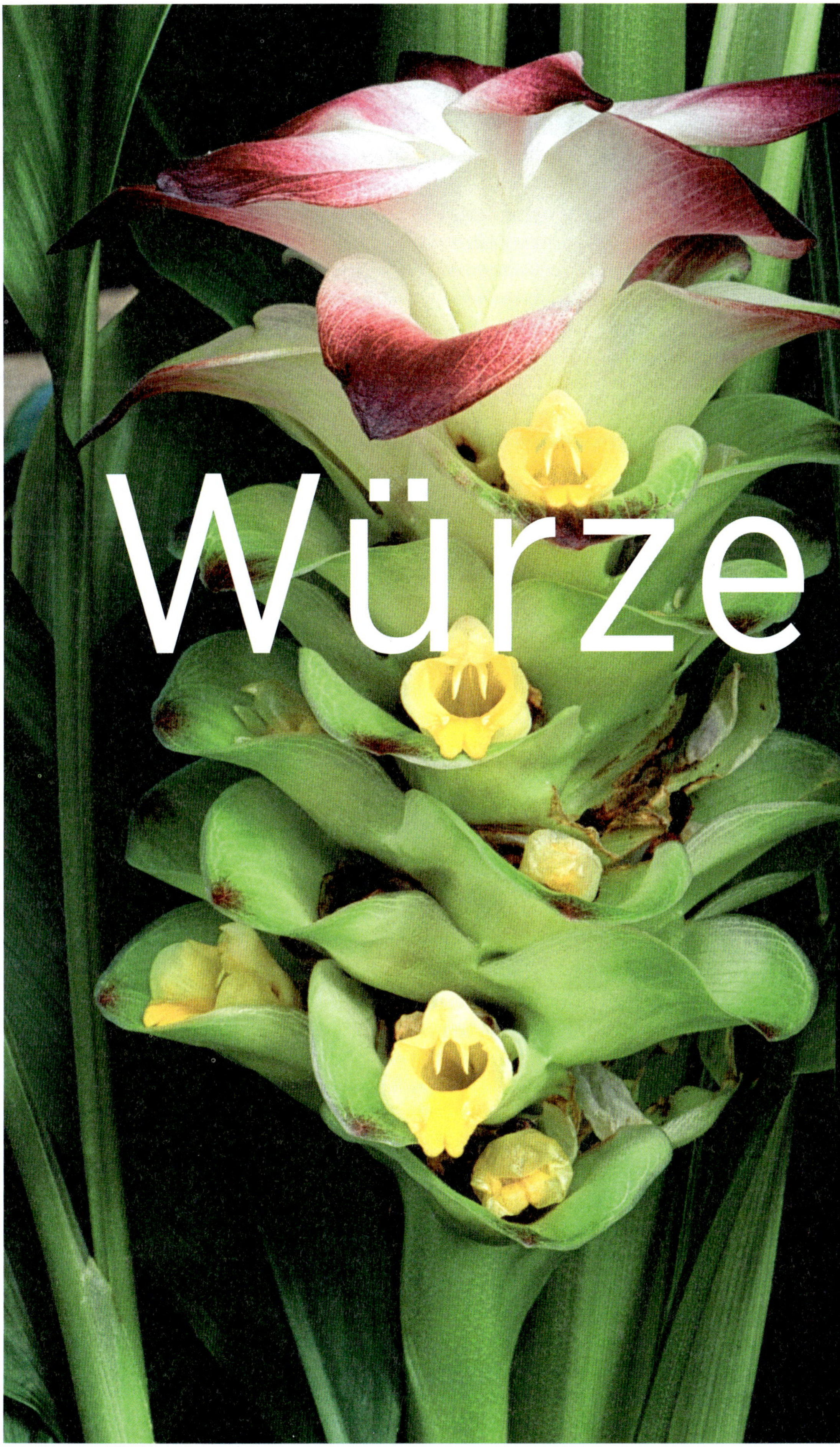

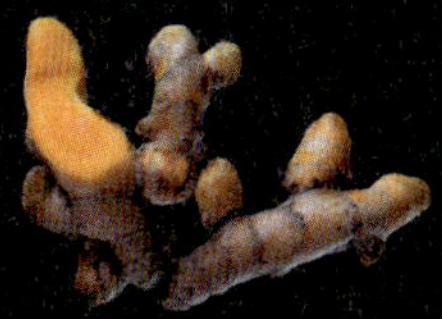

KURKUMA

Unscheinbar sind die Blüten der Kurkuma-Pflanze, spektakulär dagegen ihre orangefarbenen Rhizome. Sie enthalten Curcumin, um das sich in letzter Zeit ein regelrechter Hype entspann. Es wirkt entzündungshemmend, manche Studien deuten gar auf eine Anti-Krebs-Wirkung hin – die meisten Fachleute halten Letzteres jedoch für übertrieben.

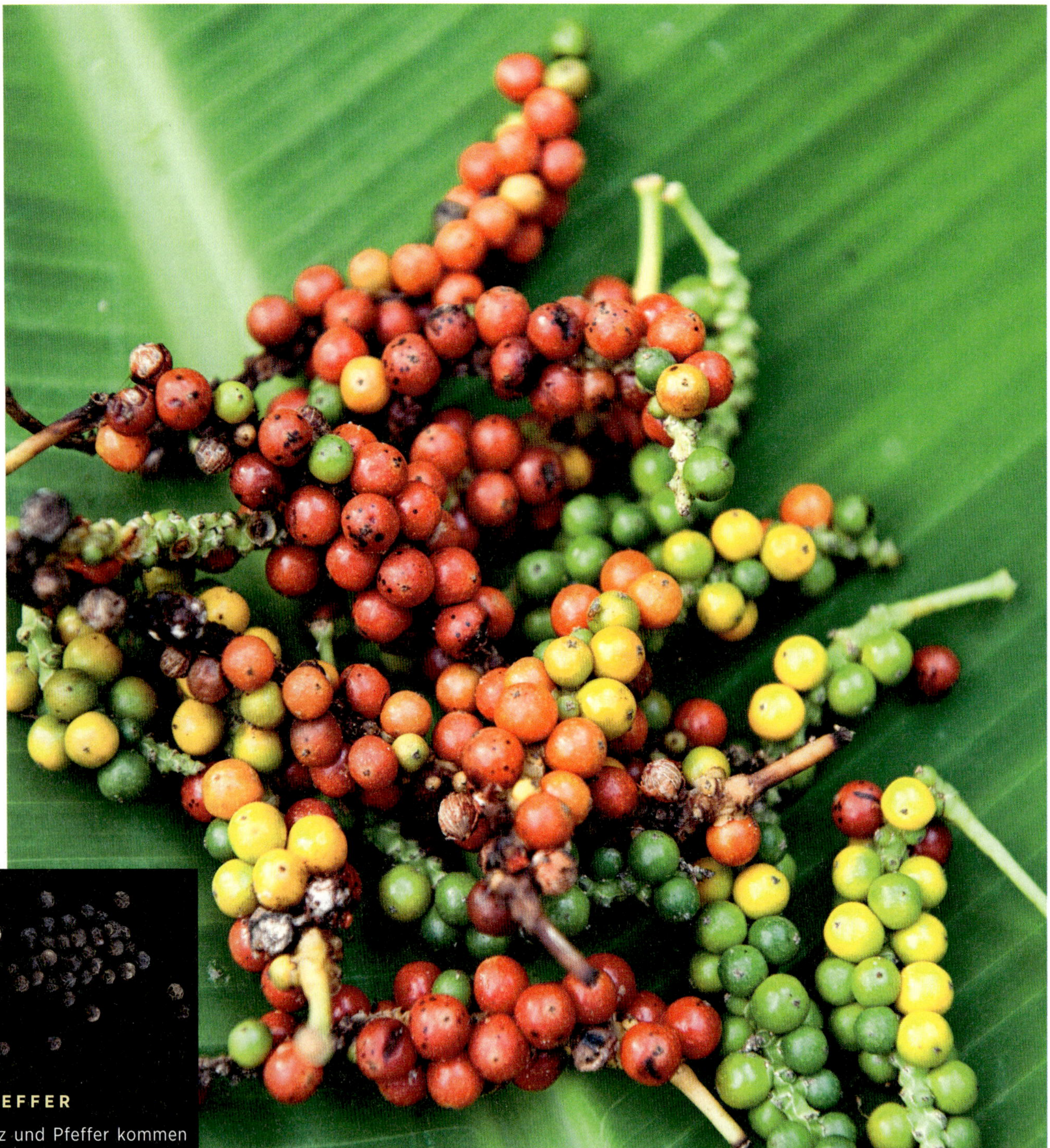

PFEFFER

Salz und Pfeffer kommen in vielen Haushalten als Grundwürze an jedes Essen. Bei den beliebten schwarzen Körnern handelt es sich um getrocknete Früchte des Pfefferstrauchs. Pfeffer wärmt, löst Krämpfe, hemmt Entzündungen und regt die Verdauung an. Außerdem bremst Pfefferextrakt das Wachstum von Schimmelpilzen.

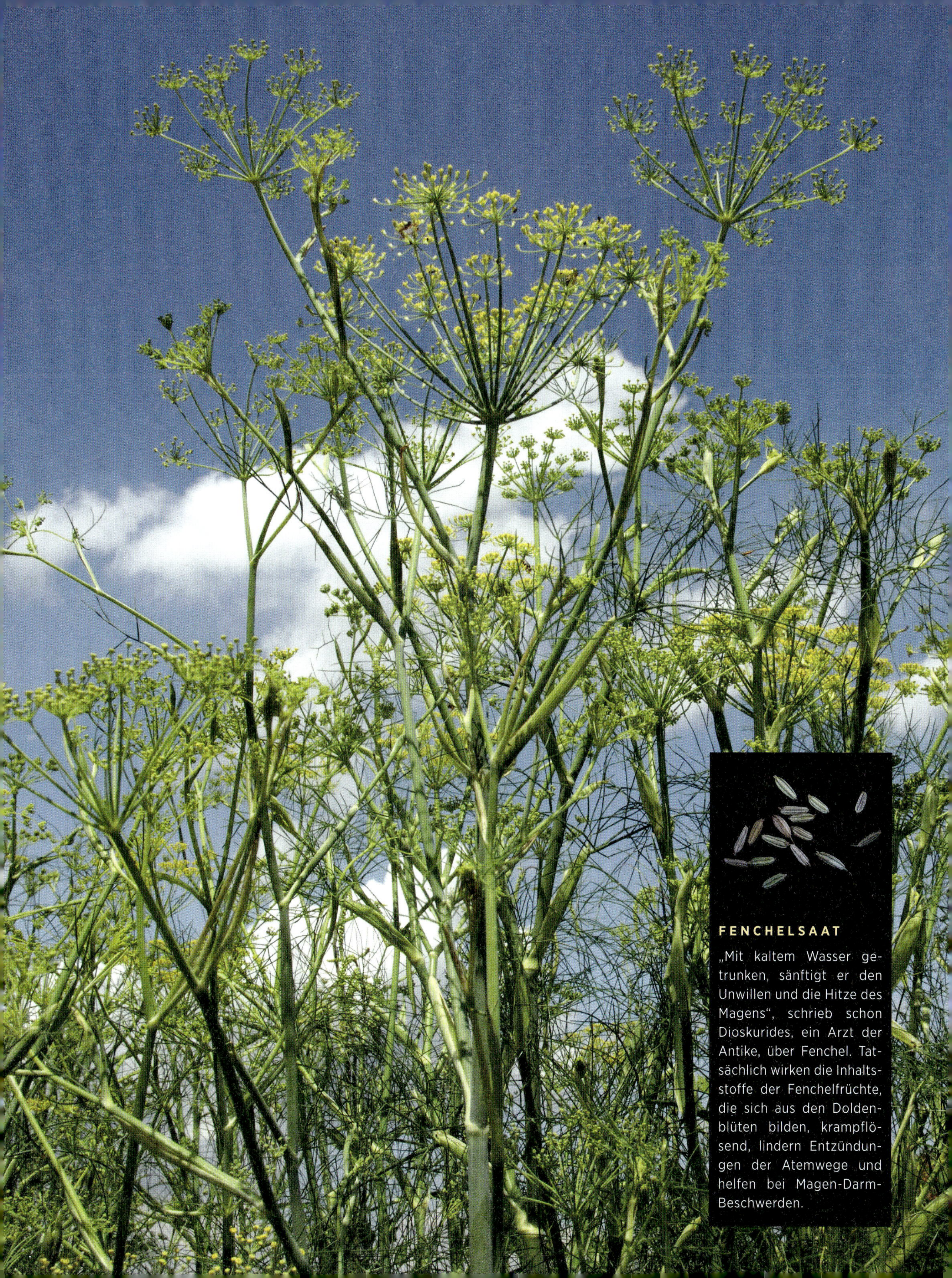

FENCHELSAAT

„Mit kaltem Wasser getrunken, sänftigt er den Unwillen und die Hitze des Magens", schrieb schon Dioskurides, ein Arzt der Antike, über Fenchel. Tatsächlich wirken die Inhaltsstoffe der Fenchelfrüchte, die sich aus den Doldenblüten bilden, krampflösend, lindern Entzündungen der Atemwege und helfen bei Magen-Darm-Beschwerden.

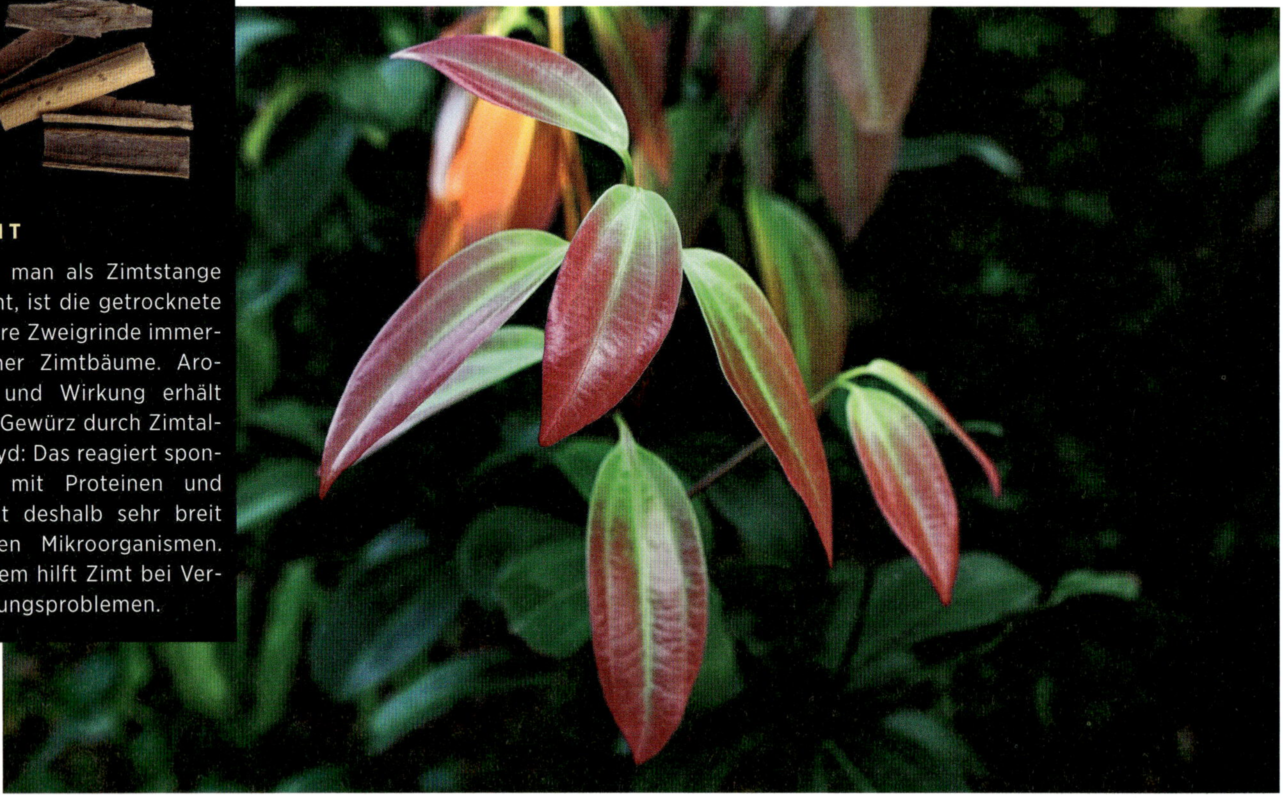

ZIMT

Was man als Zimtstange kennt, ist die getrocknete innere Zweigrinde immergrüner Zimtbäume. Aroma und Wirkung erhält das Gewürz durch Zimtaldehyd: Das reagiert spontan mit Proteinen und wirkt deshalb sehr breit gegen Mikroorganismen. Zudem hilft Zimt bei Verdauungsproblemen.

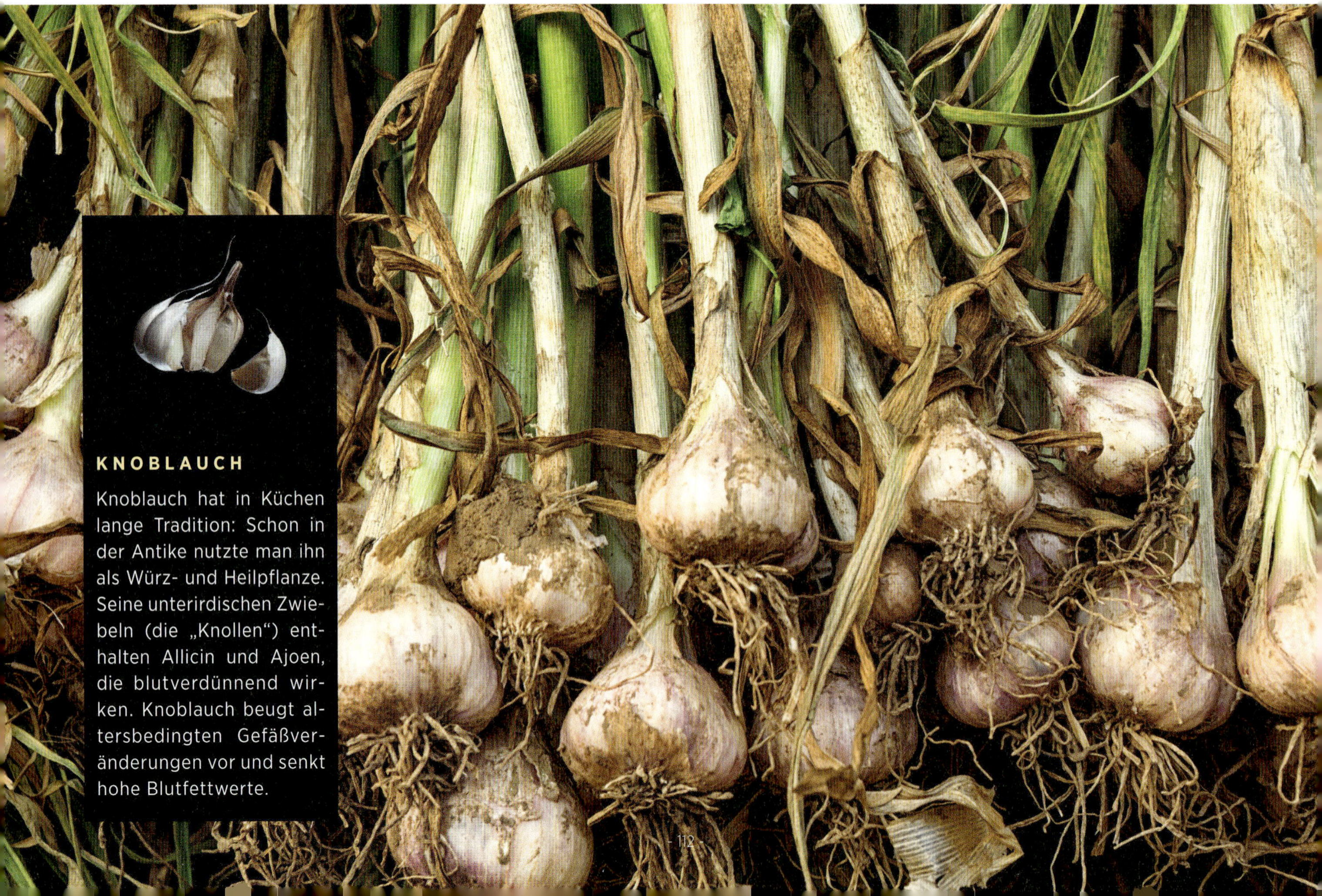

KNOBLAUCH

Knoblauch hat in Küchen lange Tradition: Schon in der Antike nutzte man ihn als Würz- und Heilpflanze. Seine unterirdischen Zwiebeln (die „Knollen“) enthalten Allicin und Ajoen, die blutverdünnend wirken. Knoblauch beugt altersbedingten Gefäßveränderungen vor und senkt hohe Blutfettwerte.

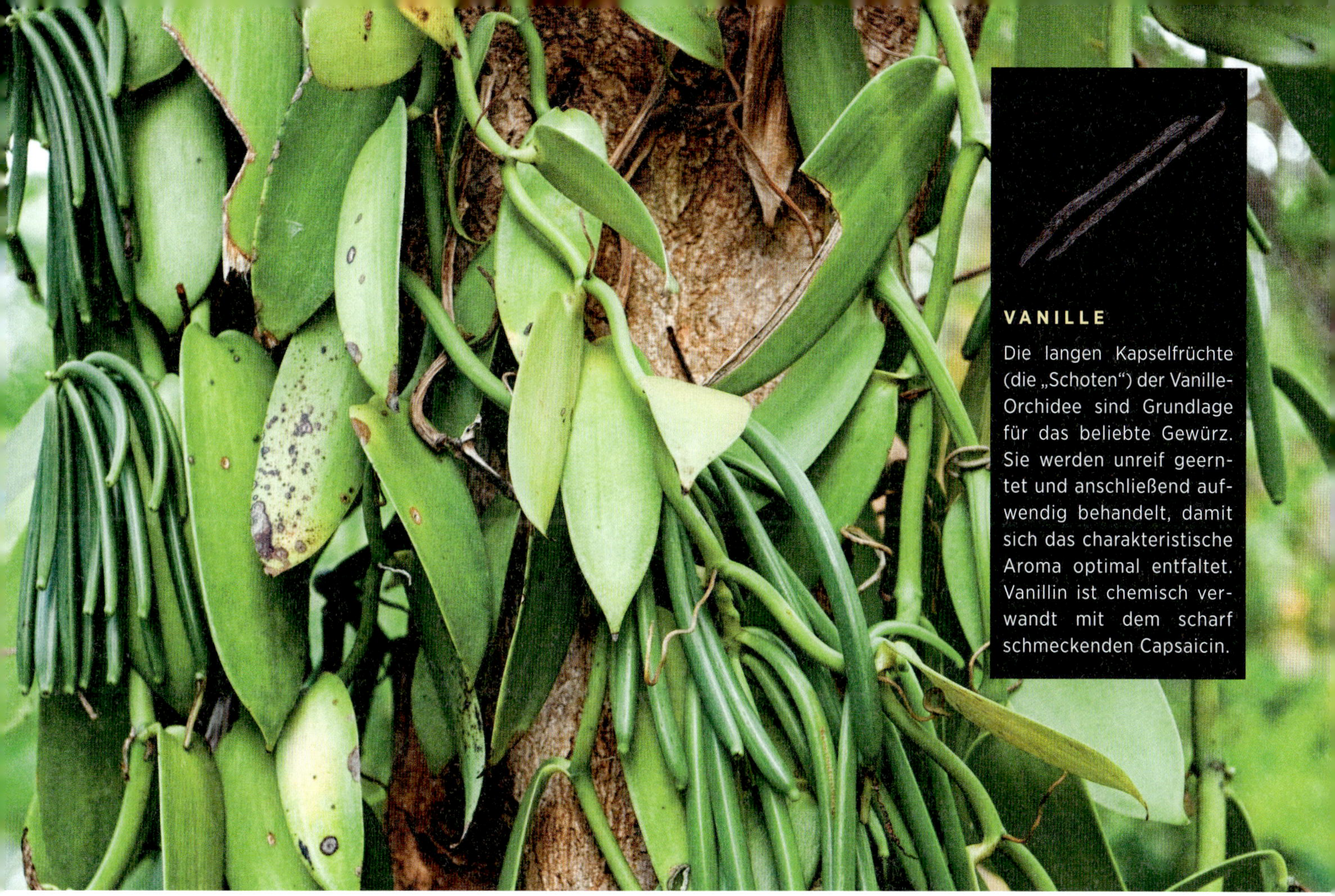

VANILLE

Die langen Kapselfrüchte (die „Schoten") der Vanille-Orchidee sind Grundlage für das beliebte Gewürz. Sie werden unreif geerntet und anschließend aufwendig behandelt, damit sich das charakteristische Aroma optimal entfaltet. Vanillin ist chemisch verwandt mit dem scharf schmeckenden Capsaicin.

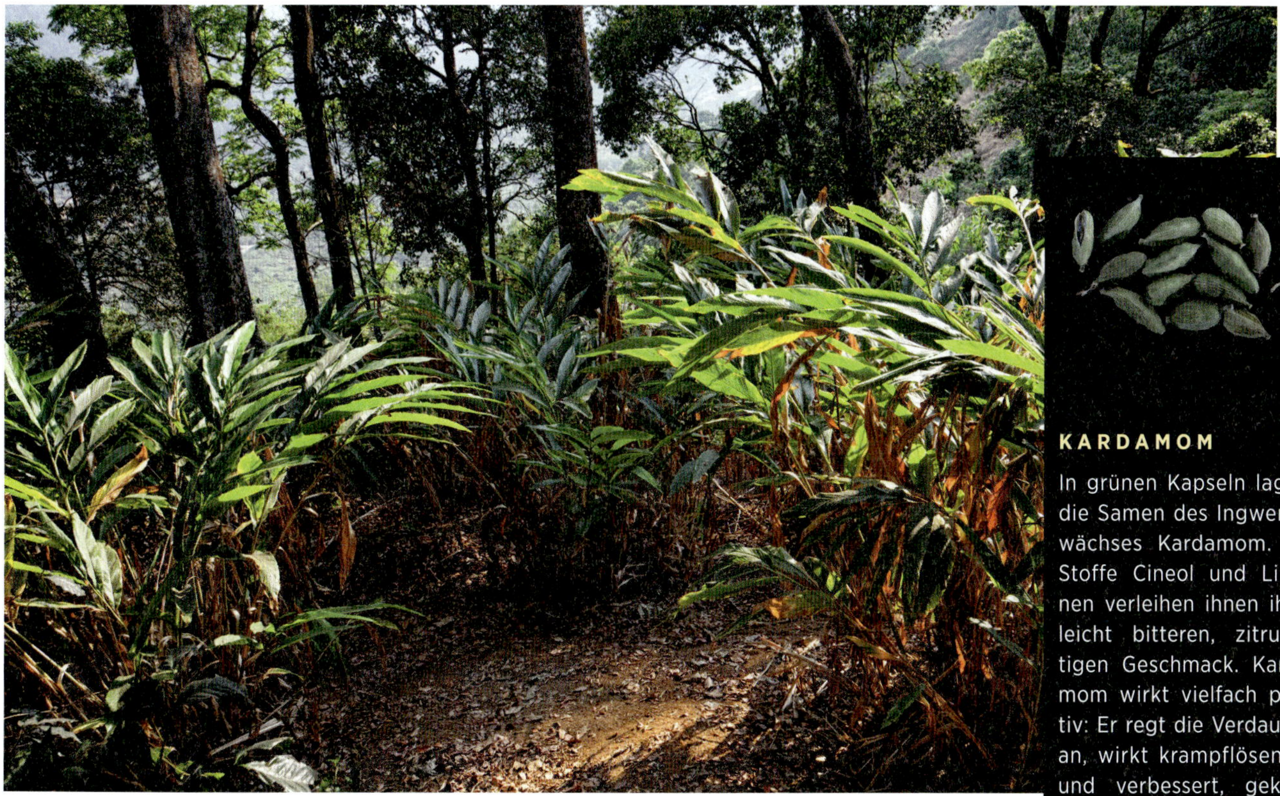

KARDAMOM

In grünen Kapseln lagern die Samen des Ingwergewächses Kardamom. Die Stoffe Cineol und Limonen verleihen ihnen ihren leicht bitteren, zitrusartigen Geschmack. Kardamom wirkt vielfach positiv: Er regt die Verdauung an, wirkt krampflösend – und verbessert, gekaut, Mundgeruch.

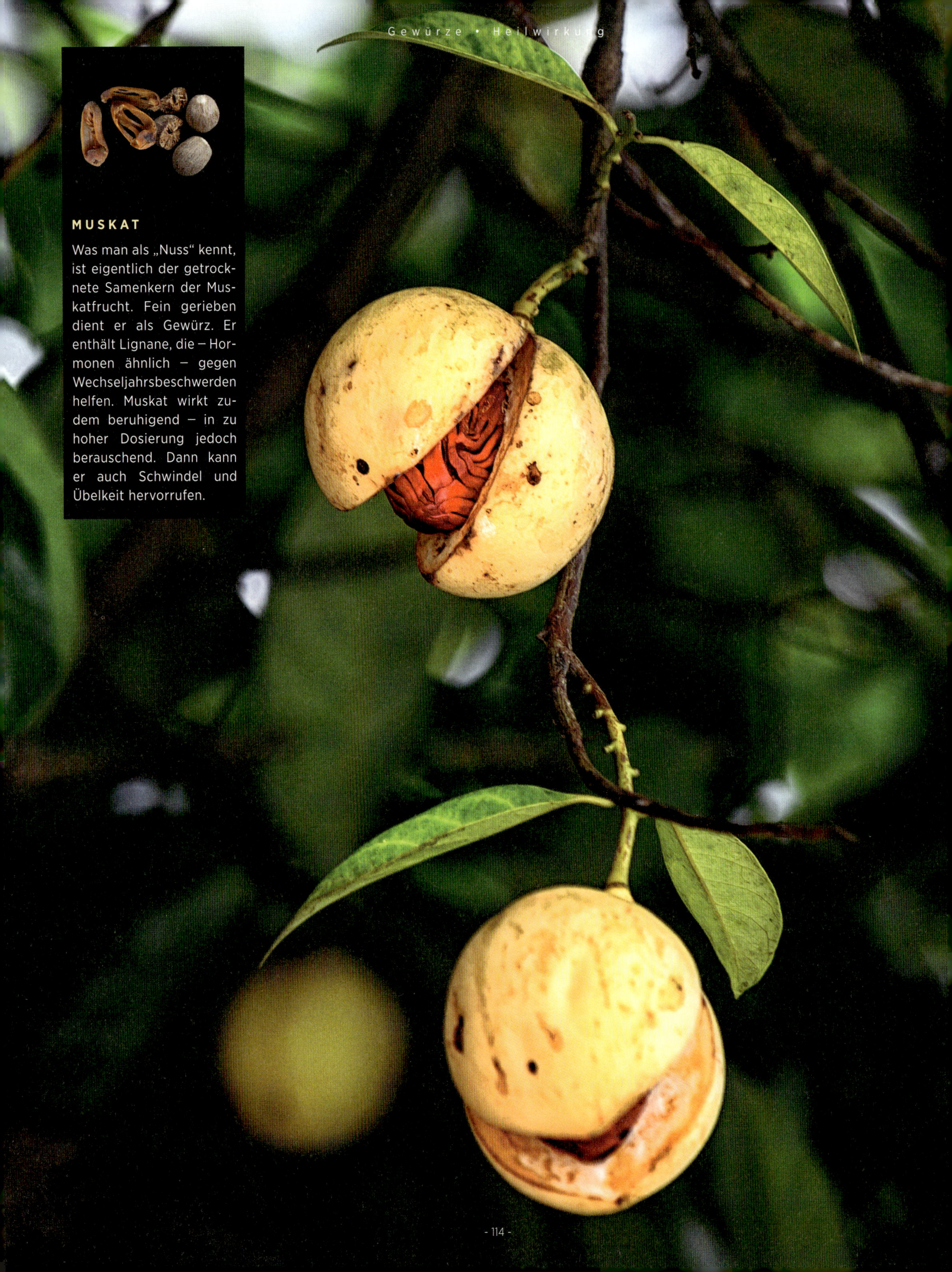

MUSKAT

Was man als „Nuss" kennt, ist eigentlich der getrocknete Samenkern der Muskatfrucht. Fein gerieben dient er als Gewürz. Er enthält Lignane, die – Hormonen ähnlich – gegen Wechseljahrsbeschwerden helfen. Muskat wirkt zudem beruhigend – in zu hoher Dosierung jedoch berauschend. Dann kann er auch Schwindel und Übelkeit hervorrufen.

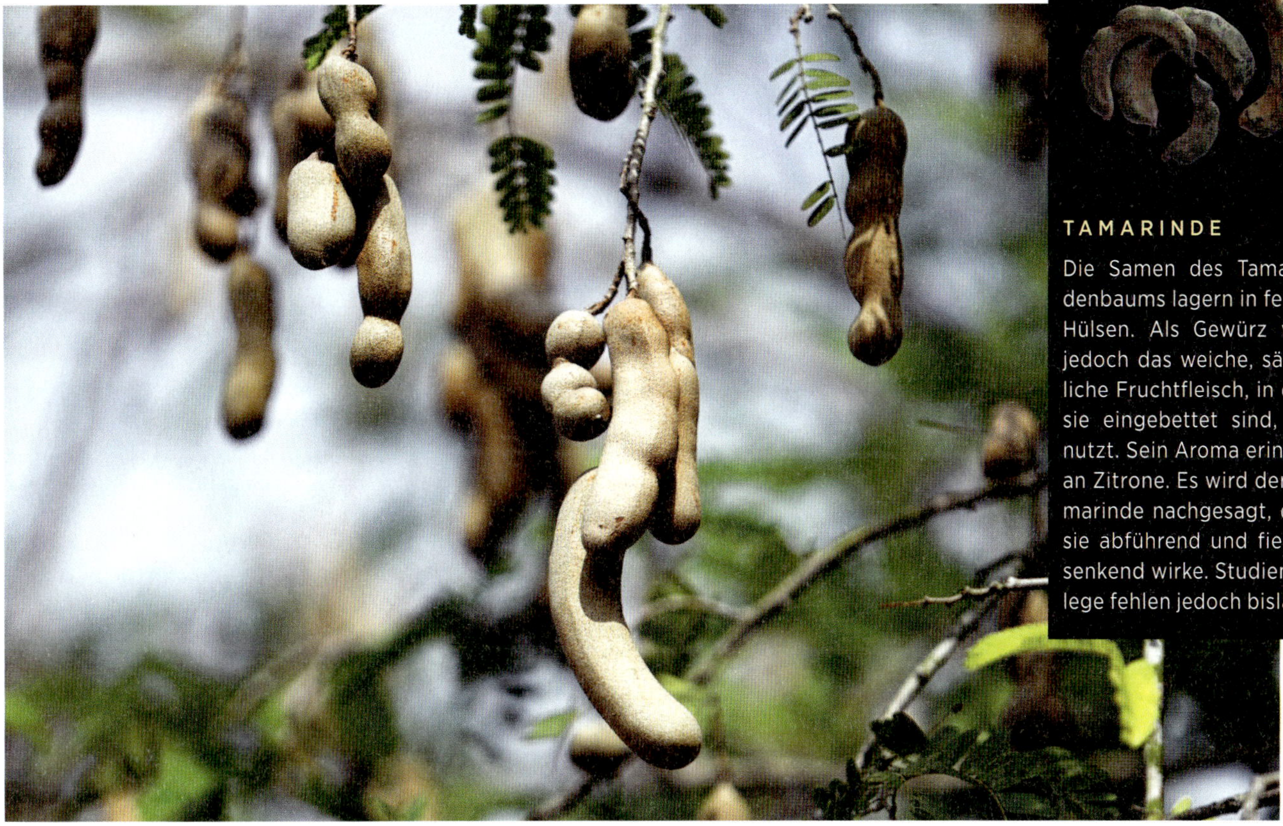

TAMARINDE

Die Samen des Tamarindenbaums lagern in festen Hülsen. Als Gewürz wird jedoch das weiche, säuerliche Fruchtfleisch, in dem sie eingebettet sind, genutzt. Sein Aroma erinnert an Zitrone. Es wird der Tamarinde nachgesagt, dass sie abführend und fiebersenkend wirke. Studienbelege fehlen jedoch bislang.

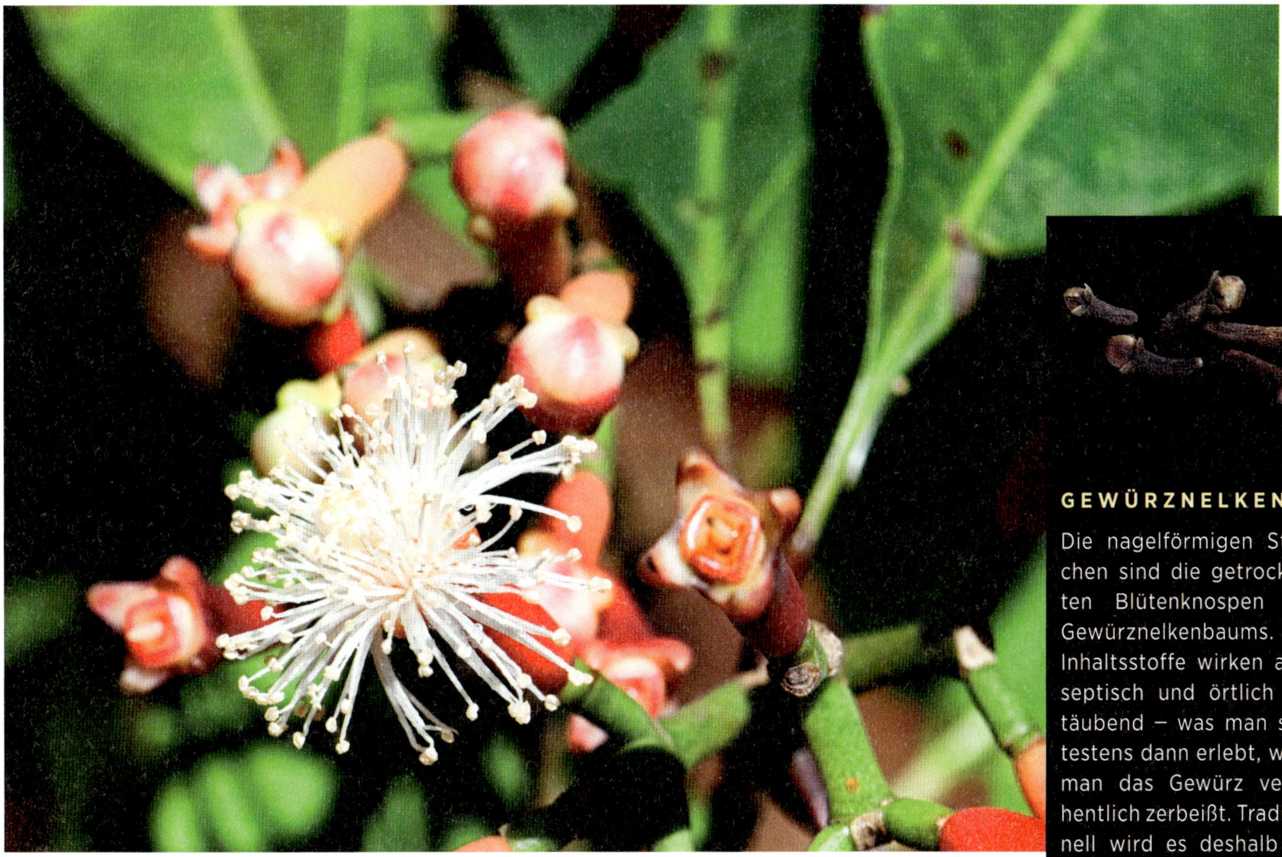

GEWÜRZNELKEN

Die nagelförmigen Stäbchen sind die getrockneten Blütenknospen des Gewürznelkenbaums. Ihre Inhaltsstoffe wirken antiseptisch und örtlich betäubend – was man spätestens dann erlebt, wenn man das Gewürz versehentlich zerbeißt. Traditionell wird es deshalb bei Zahnschmerzen gekaut.

M

Man nehme: einen Esslöffel gemahlene Kurkuma, ein daumenbreites Stück frischen Ingwer (fein gerieben), eine gute Prise schwarzen Pfeffer, ebenso viel Zimt und ein wenig Muskatnuss, nach Belieben auch zwei, drei Kardamom-Kapseln. Alle Zutaten in einem großen Glas Wasser oder Pflanzenmilch mit einem Teelöffel Kokosöl gut vermengen, erwärmen und mit etwas Zucker oder Honig nach Geschmack süßen. Fertig ist: Goldene Milch. Ein würziger Trunk aus der ayurvedischen Küche, dem gleich mehrere zuträgliche Wirkungen nachgesagt werden.

Goldene Milch soll Entzündungen im Körper hemmen und positiv auf die Gelenke wirken. Sie soll das Immunsystem stärken und die Hautalterung bremsen. Sie regt angeblich die Leber an, die Verdauung und den Geist, soll bei Schlafstörungen helfen und manchen Behauptungen zufolge sogar vor Alzheimer schützen. Alles dank der vereinten Kraft ihrer Komponenten, aus denen sie zusammengemischt wird. Wie ist das möglich?

Menschen nutzen Gewürze seit vielen Tausend Jahren. Sie verfeinern damit Speisen, runden Aromen ab und machen Nahrung bekömmlich. Blätter, Blüten und Sprossen werden – bevorzugt frisch – als Kräuter verwendet. Getrocknete Pflanzenteile wie Wurzeln, Rinden, Beeren und Samen oder ebenfalls Blüten werden dagegen zu Gewürzen verarbeitet.

Ihren intensiven Geruch und Geschmack erhalten sie durch Substanzen wie ätherische Öle: Pflanzen bilden diese etwa, um Insekten anzulocken oder zu verschrecken, oder auch, um Krankheitserreger abzutöten. Da verwundert es nicht, dass Menschen irgendwann auf die Idee kamen, ihre Wirkung am eigenen Leib zu prüfen – und schließlich gezielt einzusetzen, um Infektionen zu bekämpfen und körperliche Beschwerden zu lindern.

Thymol etwa, wichtige Komponente des ätherischen Thymianöls, wirkt effektiv gegen Bakterien, Pilze und auch Viren. Menthol, Inhaltsstoff der Minze, wirkt krampflösend und schmerzstillend. Chili und Cayennepfeffer enthalten das Alkaloid Capsaicin: Säugetiere empfinden es als scharf, für Vögel dagegen, die die Früchte fressen und die Samen verbreiten, ist es geschmacklos. Wir Menschen nutzen derweil seinen betäubenden Effekt gegen Muskelverspannungen und Nervenschmerzen.

Bereits historische Überlieferungen erwähnen die medizinische Wirkung mancher Gewürze. Der Papyrus Ebers zum Beispiel, eine 3600 Jahre alte Schrift aus Ägypten, erwähnt Koriander, Kreuzkümmel, Bockshornklee und Minze als Heilmittel. In der Antike und auch noch im europäischen Mittelalter trank man gewürzten Wein bei Magenschmerzen: Eine typische Mischung bestand aus Zimt, Ingwer, Guineapfeffer, Muskat, Galgant und Honig. „Bald's Leechbook", eine angelsächsische Handschrift aus dem zehnten Jahrhundert, enthält ein Rezept, das sich im Tierversuch als hochpotent gegen multiresistente *Staphylococcus-aureus*-Erreger erwiesen hat. Neben Wein und Ochsengalle braucht es nur Zwiebeln und Knoblauch.

Auch die Gewürze, aus denen Goldene Milch besteht, enthalten medizinisch wirksame Substanzen. In Muskat findet sich Myristicin, das schläfrig machen und beruhigen kann. Zimt lindert unter anderem Appetitlosigkeit und Völlegefühl, Blähungen oder leichte Magen-Darm-Krämpfe. Auch Ingwer hilft bei Verdauungsbeschwerden, der Weltgesundheitsorganisation zufolge lässt er sich ebenso bei Magengeschwüren und rheumatischen Beschwerden einsetzen.

Und dann ist da noch Kurkuma, eine Pflanze, die allein rund 720 Wirkstoffe enthält. Der prominenteste: Curcumin, das für die leuchtend gelbe Farbe des als Gewürz verwendeten Wurzelstocks sorgt. Kurkuma wurde zuletzt eine ganze Reihe von Anwendungsbereichen zugeschrieben. Es wurde als Mittel gegen Krebs, Alzheimer und Rheuma genannt, als wirkungsvoll gegen Hautleiden, koronare Herzkrankheit und Zahnschmerzen.

Allerdings fehlen verlässliche Studien, um derlei Effekte wissenschaftlich zu belegen. Manche lassen sich bislang nur in Versuchen an Tieren oder Zellkulturen nachweisen. Deren Ergebnisse sind aber nicht unbedingt auf den Menschen übertragbar. Zweifelsfrei gesichert ist bislang nur eine medizinische Wirkung: Curcumin hilft gegen Verdauungsbeschwerden. Das Beispiel zeigt, dass allzu überzogen klingende Heilsversprechen mit Vorsicht zu genießen sind.

Dennoch: Der positive Effekt vieler Gewürze auf den Körper wird bereits seit Jahrhunderten beschrieben und ist inzwischen auch vielfach wissenschaftlich belegt. Sie ersetzen bei schweren Erkrankungen zwar keine Medikamente – doch kann man davon ausgehen, dass ihr regelmäßiger Konsum die Gesundheit fördert. •

Scharf statt salzig

Bei der Recherche zu gesundem Würzen las Verifikationsredakteurin Regina Franke, dass salzige Aromen von Älteren schwächer wahrgenommen werden. Könnte dies der Grund dafür sein, dass eine befreundete Seniorin herzhafte Mahlzeiten noch großzügig mit extra scharfem Cayennepfeffer würzt, dessen Feuer jüngeren Familienmitliedern Tränen in die Augen treibt? Tatsächlich bestätigt eine Studie der Washington State University: Pikantes Abschmecken beispielsweise mit Chili gleicht einen geringeren Salzgehalt von Speisen geschmacklich aus. Durch diesen Trick könnten also gerade ältere Menschen auf zu starkes Nachsalzen verzichten und so ihr Risiko für Herz-Kreislauf-Erkrankungen verringern.

»Heilsame Würze« wurde vom GEO-eigenen Quality Board einem Faktencheck unterzogen

IMPRESSUM

GRUNER + JAHR DEUTSCHLAND GMBH, AM BAUMWALL 11, 20459 HAMBURG

POSTANSCHRIFT DER REDAKTION: BRIEFFACH 24, 20444 HAMBURG.
TELEFON: 040/37 03-0
E-MAIL: BRIEFE@GEO-WISSEN.DE
INTERNET: WWW.GEO-WISSEN.DE

CHEFREDAKTION: Jens Schröder, Markus Wolff
REDAKTIONSLEITUNG: Meike Kirsch (Reise), Christiane Löll, Jürgen Schaefer (Wissen), Katharina Schmitz (Natur und Nachhaltigkeit), Joachim Telgenbüscher (Geschichte)
VISUAL DIRECTION: Andreas Pufal
INNOLAB: Margitta Schulze Lohoff
STELLV. VISUAL DIRECTION (FOTOGRAFIE): Lars Lindemann
MANAGING DESIGNER: Arne Kluge (P. M.), Torsten Laaker (GEO WISSEN, GEO kompakt), Tatjana Lorenz (GEOEPOCHE), Eva Mitschke (GEO Saison), Daniel Müller-Grote (GEO)
TEXTLEITUNG: Stephan Draf, Birte Lindlahr, Katharina Priebe
REDAKTIONSGSCHÄFTSFÜHRUNG: Maike Köhler, Bernd Moeller
LTG. DIGITALE MAGAZINE/SONDERPRODUKTE: Rainer Droste
TEXTREDAKTION: Jörg-Uwe Albig, Jörn Auf dem Kampe, Klaus Bachmann, Jens-Rainer Berg, Kirsten Bertrand, Insa Bethke, Tilman Botzenhardt, Dr. Anja Fries, Marlene Göring, Gesa Gottschalk, Rainer Harf, Lara Hartung, Gunnar Herbst, Maria Kirady, Diana Laarz, Fred Langer, Barbara Lich, Dr. Mathias Mesenhöller, Theresa Palm, Dr. Vivian Pasquet, Ines Possemeyer, Samuel Rieth, Nora Saager, Martin Scheufens, Katja Senjor, Iona Marie Schlußmeier, Claus Peter Simon, Johannes Teschner, Bertram Weiß, Sebastian Witte
ABENTEUER & EXPEDITIONEN: Lars Abromeit
REDAKTEUR FÜR BESONDERE AUFGABEN: Siebo Heinken
BILDREDAKTION: Julia Franz, Mareile Fritzsche, Christian Gargerle, Christian Gogolin, Anja Jöckel, Frauke Körting, Chantal Alexandra Pilsl, Roman Rahmacher, Jochen Raiß, Carla Rosorius, Trixi Rossi, Simone Thürnau, Katrin Trautner, Carina Weirauch
GRAFIK: Sharare Amirhassani, Ulrike Darwisch, Dennis Gusko, Anja Klingebiel, Jan Krummrey, Christina Schäfer, Christina Stahlke, Frank Strauß, Nele Wievelhove
KARTOGRAFIE: Stefanie Peters
CHEF VOM DIENST/KOORDINATION: Ralf Schulte
QUALITY BOARD – VERIFIKATION, RECHERCHE, SCHLUSSREDAKTION: Leitung: Tobias Hamelmann, Norbert Höfler; Melanie Moenig (Stellvertreterin) Sven Barske, Lenka Brandt, Regina Franke, Hildegard Frilling, Dr. Götz Froeschke, Thomas Gebauer, Susanne Gilges, Cornelia Haller, Dagny Hildebrandt, Sandra Kathöfer, Judith Ketelsen, Petra Kirchner, Dirk Krömer, Michael Lehmann-Morgenthal, Jeanette Langer, Dirk Liedtke, Kirsten Maack, Jörg Melander, Andreas Mönnich, Adelheid Molitoris, Susan Molkenbuhr, Alice Passfeld, Christian Schwan, Andreas Sedlmair, Stefan Sedlmair, Olaf Stefanus, Bettina Süssemilch, Torsten Terraschke, Elke v. Berkholz, Antje Wischow
ASSISTENZ DER CHEFREDAKTION/REDAKTIONSASSISTENZ: Ümmük Arslan, Judith Swiderek, Silvia Wieking
HONORARE/SPESEN: Angelika Györffy, Heidi Hensel, Daniela Klitz, Katrin Schäfer, Carola Scholze, Katrin Ullerich, Andrea Zysno
GEO.DE: Leitung: Julia Großmann, Jan Henne
Redaktion: Peter Carstens, Jaane Christensen (Bildredaktion), Solvejg Hoffmann, Malte Joost
VERANTWORTLICH FÜR DEN REDAKTIONELLEN INHALT: Jens Schröder, Markus Wolff
HEAD OF PUBLISHING: Frank Thomsen, Julian Kösters (Stellvertreter)
PUBLISHING MANAGEMENT: Patricia Hildebrand, Svenja Urbach, Eva Zaher
DIGITAL BUSINESS DIRECTION: Julian Kösters
SALES DIRECTION: Franziska Bauske, Betsy Edakkamannil, Maren Falke, DPV Deutscher Pressevertrieb
MARKETING DIRECTION: Sandra Meyer, Frank Thomsen
MARKETING MANAGEMENT: Pascale Victoir
PRESSE- UND ÖFFENTLICHKEITSARBEIT: Xenia El Mourabit
HERSTELLUNG: G+J Herstellung, Heiko Belitz (Ltg.), Oliver Fehling
LINZENZEN: BRANDS Licensing by G+J: Siegel und Sonderdrucke, Koordination: Petra Martens, E-Mail: feldmann.luisa@guj.de
VERANTWORTLICH FÜR DEN ANZEIGENTEIL: Petra Küsel, Head of Brand Print + Direct Sales, Ad Alliance GmbH, Am Baumwall 11, 20459 Hamburg. Es gilt die jeweils aktuelle Preisliste unter www.ad-alliance.de

Bankverbindung: Deutsche Bank AG Hamburg,
IBAN: DE30 2007 0000 0032 2800 00, BIC: DEUTDEHH
ISSN: 0933-9736
Druckvorstufe: Peter Becker GmbH, Würzburg
Druck: appl druck GmbH, Wemding
GEO WISSEN ERNÄHRUNG wird auf chlorfrei gebleichtem Papier gedruckt. Die Papierfasern stammen aus nachhaltiger Waldbewirtschaftung. Die Nachhaltigkeit ist nach ISO 14001 zertifiziert.

USA: GEO WISSEN ERNÄHRUNG (German) (USPS no 00011476) is published by Gruner+Jahr Deutschland GmbH.
Known Office of Publication: Data Media (A division of Cover-All Computer Services Corp.), 2221 Kenmore Avenue, Suite 106, Buffalo, NY 14207-1306. Periodicals postage is paid at Buffalo, NY 14205. Postmaster: Send address changes to GEO (German), Data Media, P.O. Box 155, Buffalo. NY 14205-0155,
E-Mail: service@roltek.com, Toll free: 1-877-776-5835
Kanada: Sunrise News, 47 Silver Shadow Path, Toronto, ON, M9C 4Y2, Tel. + 1 647-219-5205, E-Mail: sunriseorders@bell.net

GEO-LESERSERVICE

FRAGEN AN DIE REDAKTION
Tel.: 0049/40/37 03 20 84
E-Mail: briefe@geo-wissen.de

EINZELHEFTBESTELLUNG
ONLINE-KUNDENSERVICE: www.geo.de/kundenservice
POSTANSCHRIFT: GEO WISSEN-Kundenservice, 20080 Hamburg
Tel.: 0049/40/55 55 89 90
SERVICE-ZEITEN: Mo–Fr 7.30–20 Uhr, Sa 9–14 Uhr
PREISE EINZELHEFT:
11,00 € (D), 12,50 € (A), 18,60 sfr (CH);
Preise für weitere Länder auf Anfrage erhältlich.

BESTELLADRESSE FÜR GEO-BÜCHER, GEO-KALENDER, SCHUBER ETC.:
GEO-Versand-Service, 74569 Blaufelden
Tel.: 0049/40/422 36 427

BILDNACHWEIS/COPYRIGHT-VERMERKE

Anordnung im Layout: l. = links, r. = rechts, o. = oben, m. = Mitte, u. = unten

TITEL *Shutterstock*

EDITORIAL *Ulrike Jürgens für GEO WISSEN: 3 l.*
INHALT *siehe entsprechende Seiten*

SO ISST DIE WELT
Maria Feck/laif: 6 o.; John Taggart/The New York Times/Redux/laif: 6 u.; Dina Litovsky/The New York Times/Redux/laif: 7 o., 10–11; MC Kennedy/Gallery Stock: 7 u.; Leroy Francis/hemis/laif: 8/9; Emanuela De Santis/Anzenberger: 12–13; Jun Michael Park/laif: 14/15; Brian Finke/Redux/laif: 16–17; Julia Knop/laif: 18–19; Florian W. Mueller: 20/21; Maria Schiffer: 22–23; Ben Quinton/The New York Times/Redux/laif: 24–25
DAS WELTGERICHT
Hans Hansen: 26–28
»KOLUMBUS BEWIRKTE EINE KULINARISCHE REVOLUTION«
Lêmrich für GEO WISSEN: 30–38
WIE ERNÄHREN WIR ZEHN MILLIARDEN?
Luca Locatelli/INSTITUTE: 40–53
DAS GEHEIMNIS GUTER PASTA
Johann Cohrs für BEEF!-Magazin: 56–62; Illustrationen: Shutterstock: 63
ESSEN FÜR EIN LANGES LEBEN
Sascha Montag/Zeitenspiegel: 64–69
GLOBAL GESUND: VEGAN KOCHEN
Vanessa Maas/Brandstätter Verlag: 70–75
SALZ, FETT, SÄURE, HITZE
Illustrationen: Rinah Lang für GEO WISSEN: 76–93
DER FÜNFTE GESCHMACK
Nino Andonis/Gallery Stock: 94/95; Davide Luciano/The Licensing Project: 97 l.; Lucas Zarebinski/The Licensing Project: 97 r.; Heinz Baumann/Gallery Stock: 97 u.; Sarah Anne Ward/The Licensing Project: 98 o.; Claire Benoist/ The Licensing Project: 98 l.; Jens Mortensen/Gallery Stock 98 r.
WARUM ESSEN WIR MANCHE TIERE UND ANDERE NICHT?
Adobe Stock: 100; Evan Kafka/Gallery Stock: 101; Shutterstock: 102; Getty Images: 103
»MEINE KÜCHE IST EINE CHUZPE«
Nuriel Molcho: 104–106
HEILSAME WÜRZE
Kleine Bilder Gewürze: Rainer Harf für GEO WISSEN: 108–115; Pflanzen: Julia Sellmann/laif: 108; Royal Botanic Garden Edinburgh/ Science Photo Library: 109; Bernd Jonkmanns/laif: 110, 113 o., 115 u.; imagebroker/FOTOFINDER: 111; Bloomberg/Getty Images: 112 o.; Getty Images: 112 u.; Martin Child/robertharding/laif: 113 u.; Derek Galon/ Nature Picture Library: 114; Botanical Images/Flora Press: 115 o.
AUS DER EIGENEN KÜCHE DIE GANZE WELT BEREISEN
Adobe Stock: 118 (4), 119 (4); Stocksy: 119 m.l.; Getty Images: 119 o.r.; Eva Gründemann/Deepol/plainpicture: 120; Andrey Sheldunov/ Stocker Verlag: 121; Gianni Cipriano/The New York Times/Redux/laif: 122; Viktor Chan/Getty Images: 122/123; Shutterstock: 123; Taylor Weidman/ LightRocket/Getty Images: 124 o.; Mario Heller/Panos Pictures/VISUM: 124 u.; Jonas Bendiksen/Magnum Photos/Agentur Focus: 125; Matt Russell/ Südwest Verlag: 126 l.; Kirill Bordon/Stocksy: 126 r.; Alexander Spatari/ Getty Images: 127; Vivi d'Angelo/Südwest Verlag: 128–129; Graham Miller/ The New York Times/Redux/laif: 130 o.; Matthew Abbott/Panos Pictures/ VISUM: 130 u.; Edita Horvath, Andreas Knecht/Anexa Books: 131; Maria Schiffer/ Dorling Kindersley Verlag: 132, 133 r.; Frederic Courbet/ Panos Pictures/VISUM: 133 l.; Sebastian Liste/NOOR/laif: 134 l.; Annamaria Zinnau/EMF Verlag: 134 r.; Peter Groenendijk/Robert Harding/ laif: 135; Sian Kennedy/Image Source/imago: 136 o.; Bryan Thomas/ The New York Times/Redux/laif: 136 u.; Danielle Acken/ZS Verlag: 137 Karten: Stefanie Peters für GEO WISSEN: 120–136
DIE SPEISEN DER DIKTATOREN
Kuba Celej: 141; Illustrationen: Katharina Gschwendtner für GEO WISSEN: 140–145

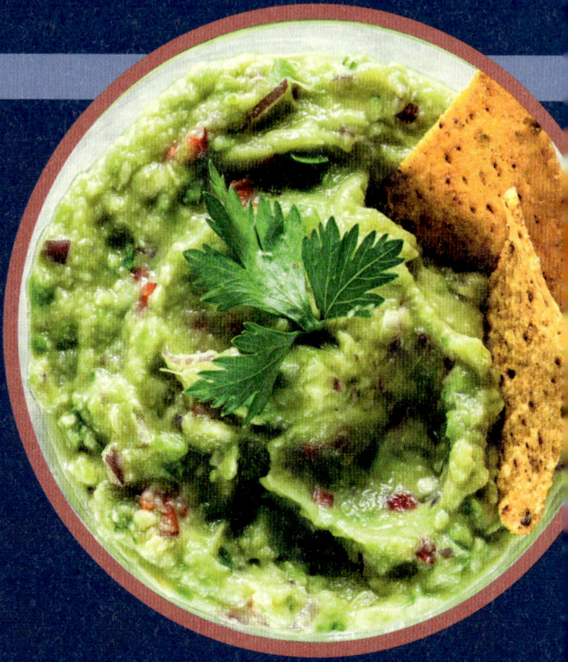

Aus der eigenen **Küche** die ganze Welt **bereisen**

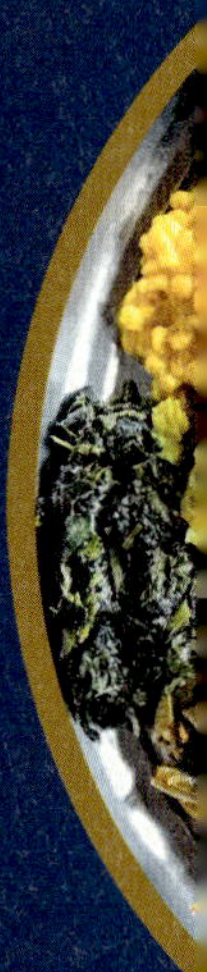

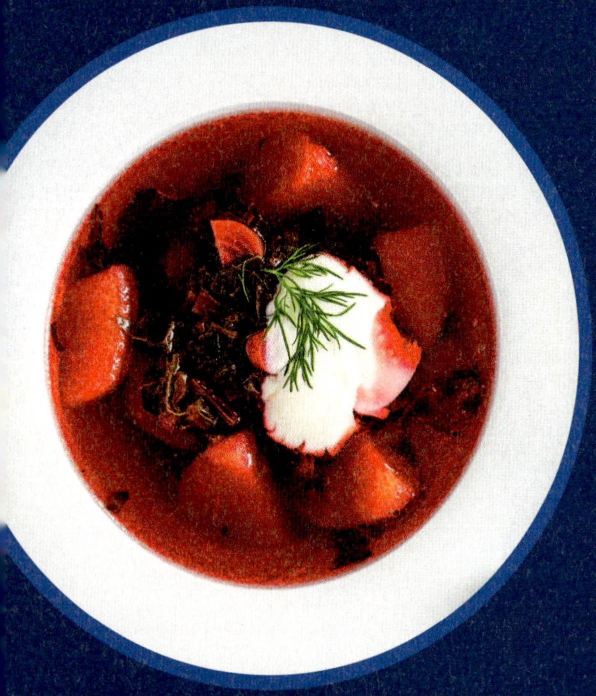

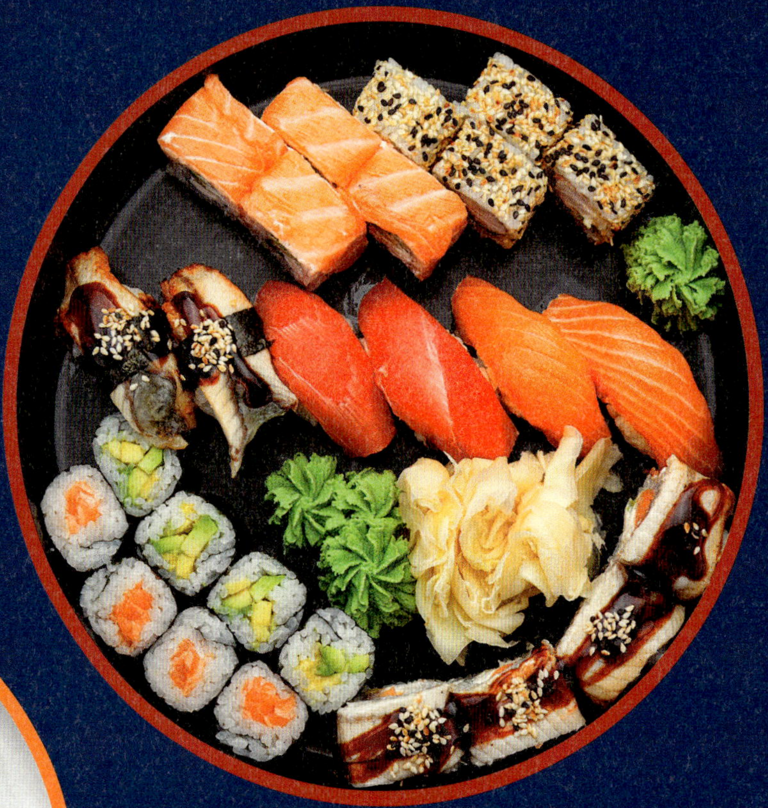

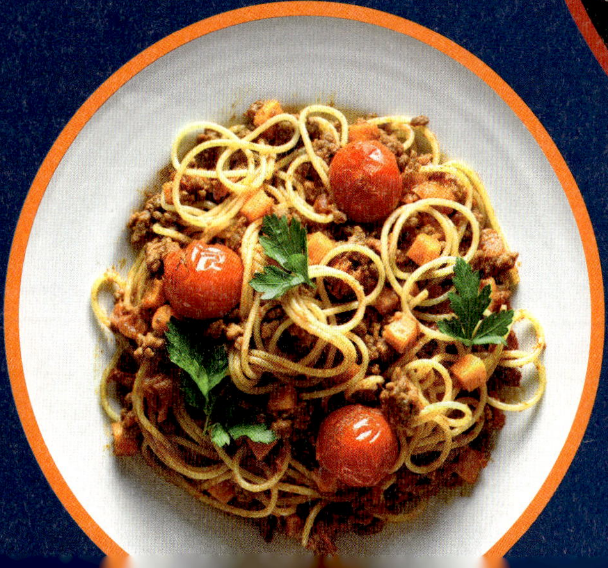

Wer gut kochen will, muss zunächst die heimische Kulinarik kennen – kein Zweifel. Dann aber sollte die **Welttour** des Essens folgen. Wir haben einen Reiseführer zusammengestellt

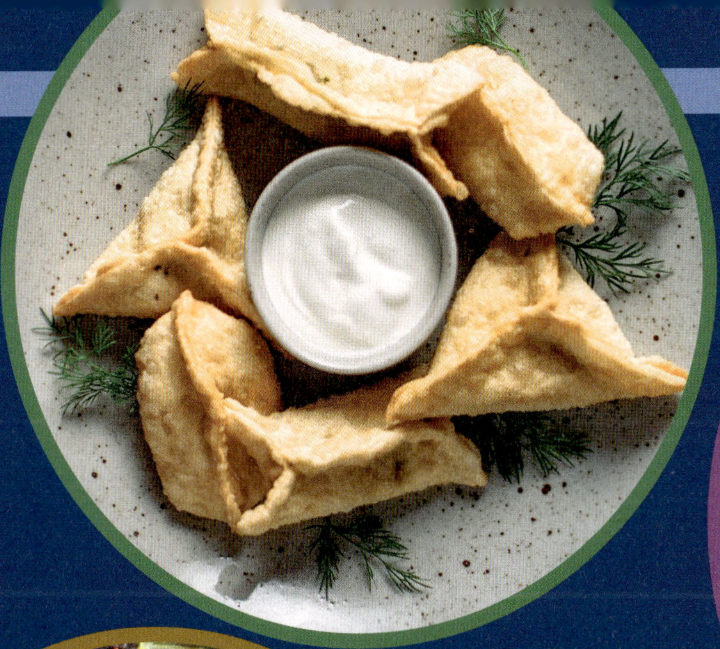

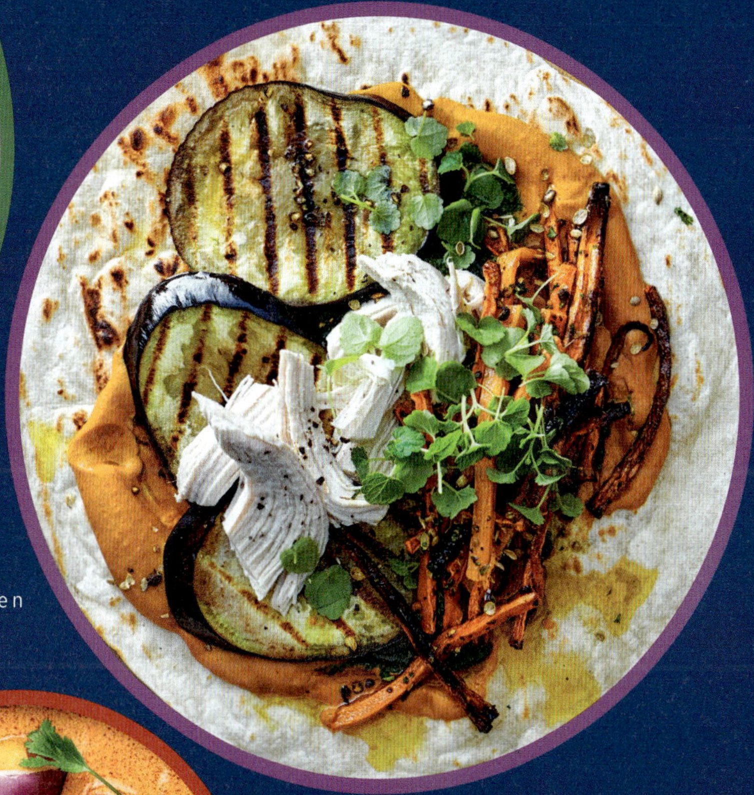

Texte: Susanne Paulsen

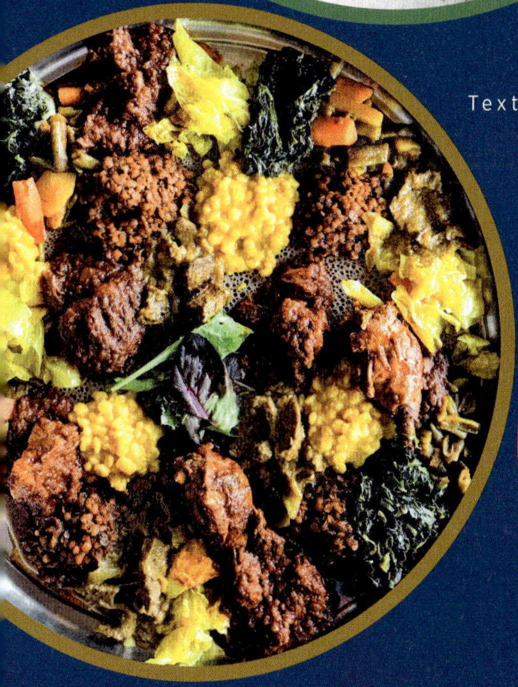

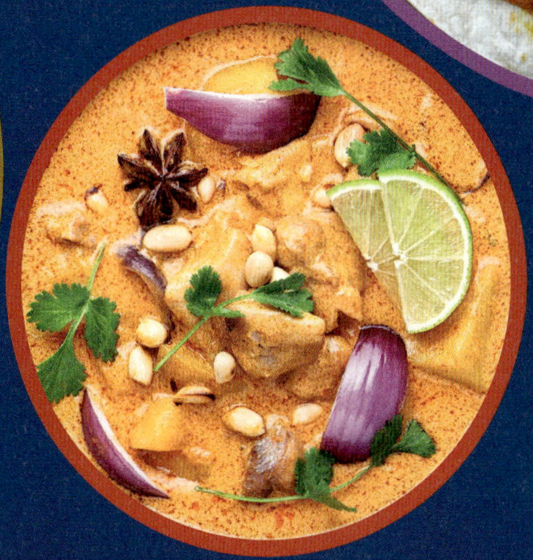

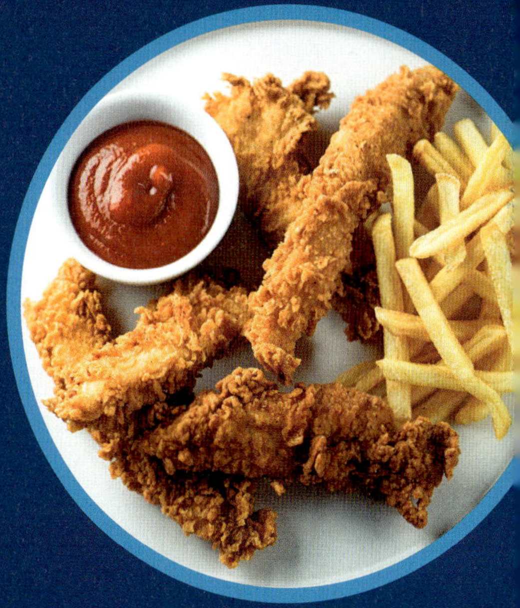

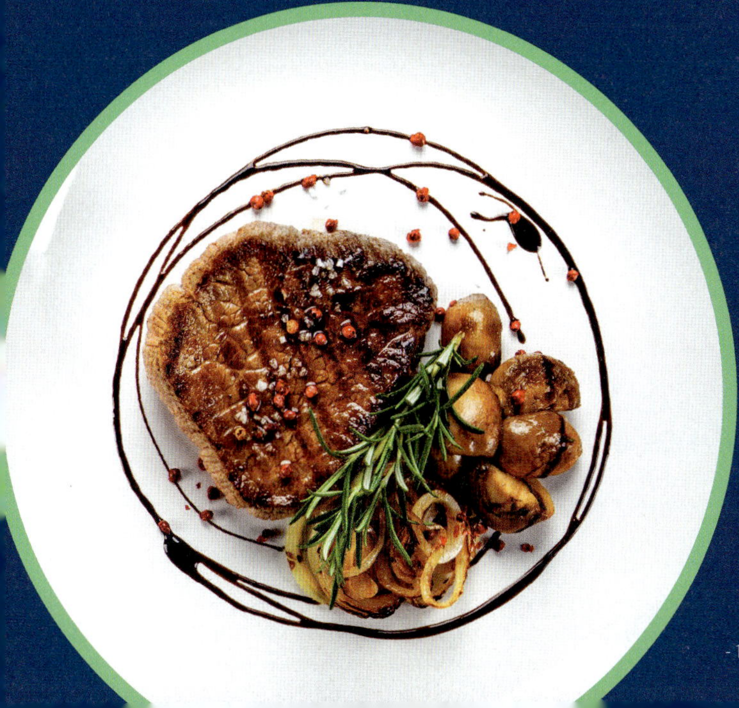

Inhalt

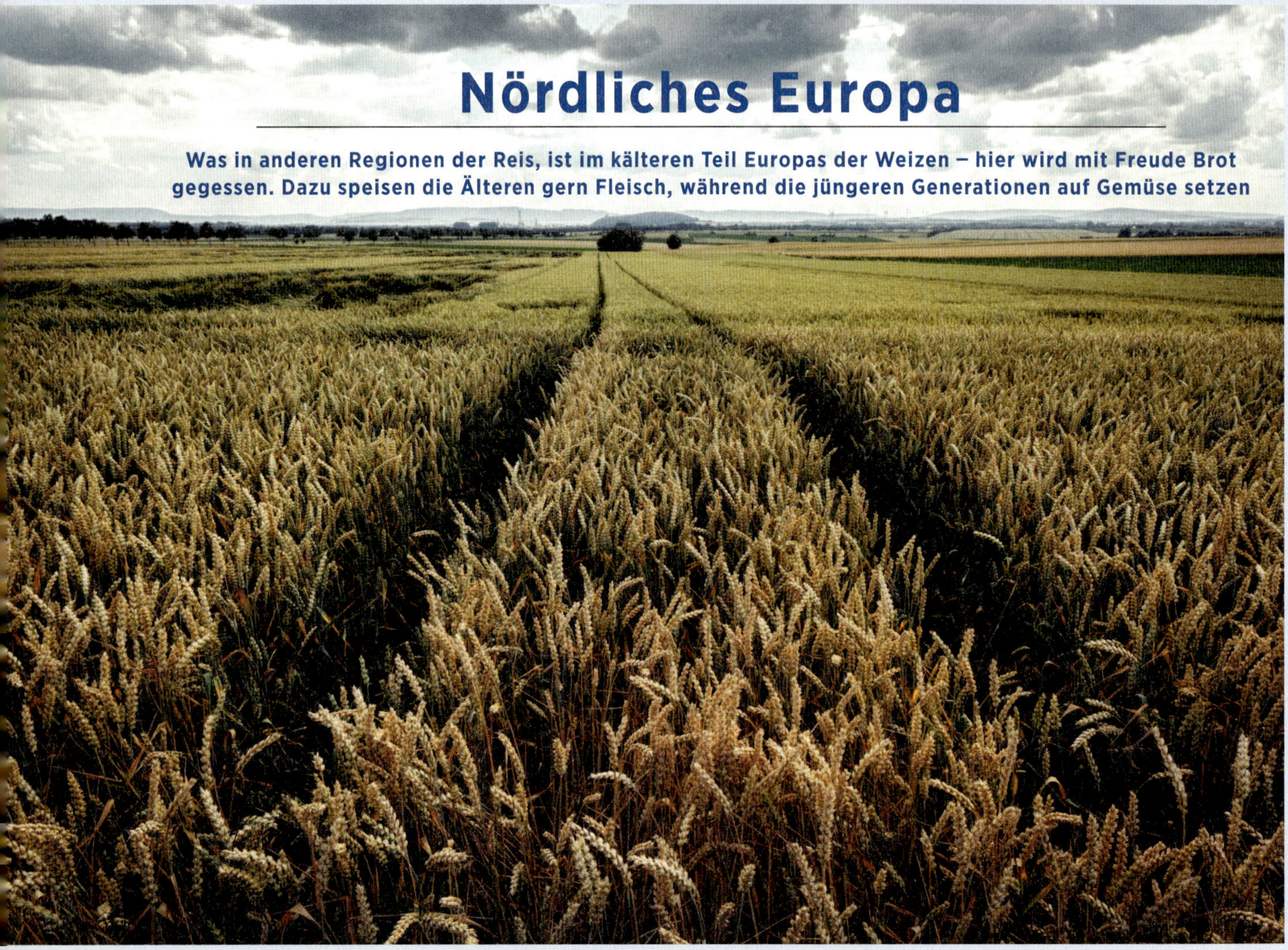

Nördliches Europa

Was in anderen Regionen der Reis, ist im kälteren Teil Europas der Weizen – hier wird mit Freude Brot gegessen. Dazu speisen die Älteren gern Fleisch, während die jüngeren Generationen auf Gemüse setzen

Riesige Brotkörbe: Weizen- und andere Getreidefelder prägen viele europäische Kulturlandschaften

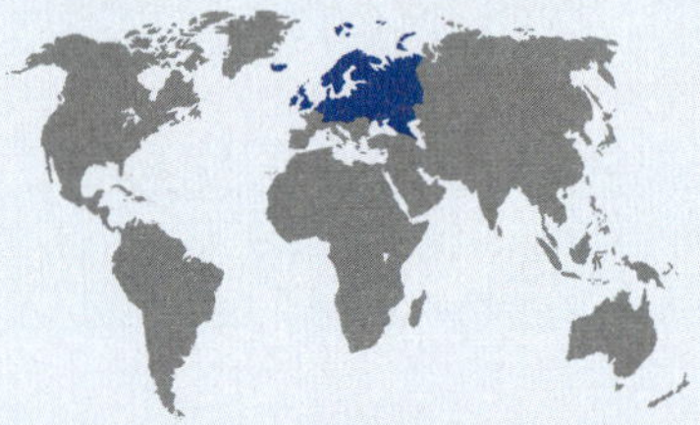

ESSKULTUR

Die traditionelle Küche dieser Region enthält viele deftige Gerichte, zum Beispiel den englischen „Shepherd‘s Pie“ – mit Kartoffelpüree und Käse überbackenes Hackfleisch vom Lamm. Im skandinavischen Raum wird von alters her Labskaus aus püriertem Pökelfleisch serviert, in Osteuropa Borschtsch-Eintopf aus Roter Bete, Weißkohl und Rind. Und bis heute würden viele Norddeutsche ihren Grünkohl niemals ohne Schmalz, Kasseler, Kochwurst, Schweinebacke und Bratkartoffeln verzehren.

Solche Vorlieben sind allerdings eher in der älteren Generation verbreitet. Jüngere kennen manche der überlieferten Speisen nur noch vom Hörensagen, geschweige denn, dass sie sie kochen könnten. In einer Hinsicht sind sie dennoch von der Küche ihrer Vorfahren geprägt: Brot, geschnitten von einem Laib, verzehren viele täglich.

Brot war – neben Getreidebrei – vom Mittelalter bis ins 19. Jahrhundert in Europa das wichtigste Lebensmittel. In der Nordhälfte des Kontinents wurde es normalerweise als Mischbrot aus Weizen und Roggen gebacken. Diese beiden Getreidearten enthalten viel Klebereiweiß (Gluten). Es hält das während des Backvorgangs entstehende Kohlendioxid im Teig zurück, sodass in entsprechenden Öfen statt flacher Fladen Laibe hergestellt werden konnten. Erst ab dem 17. Jahrhundert setzte sich zusätzlich zu Getreide ein weiteres stärkehaltiges Grundnahrungsmittel durch: die aus Südamerika stammende Kartoffel.

Neben Brot schätzen die Nord-, Mittel- und Osteuropäer*innen seit der Antike Fleisch – geschmort, gekocht, geräuchert oder gepökelt und je fetter, desto besser. Obst und Gemüse galten – bis im 20. Jahrhundert die

UKRAINE

Fischpirogge

500 g Blätterteig
500 g Lachsfilet
350 g Zwiebeln
3 EL Pflanzenöl
2 EL fein gehackte Petersilie
500 g Zanderfilet
Salz
weißer, gemahlener Pfeffer
1 Ei

- Den Teig in zwei Teile schneiden und beide dünn ausrollen, eine Teigschicht auf ein mit Backpapier ausgekleidetes, mit Öl gefettetes Backblech legen, darauf das Lachsfilet in Form eines Fisches drapieren (hierzu Teile des Filets zurechtschneiden, um aus ihnen den Fischkopf und die Flossen zu formen).
- Die Zwiebeln klein schneiden, in etwas heißem Öl goldgelb anbraten und anschließend mit der fein gehackten Petersilie vermengen.
- Diese Zwiebel-Petersilie-Mischung in einer gleichmäßigen Schicht auf dem Lachs verteilen, darauf das Zanderfilet auslegen, salzen und pfeffern.
- Alles mit der zweiten Teigschicht bedecken und mit einem Rand von 1 cm nach den Konturen der Fischform ausschneiden, Teigreste abschneiden, die Ränder zusammendrücken.
- Aus den Teigresten Augen und Kiemen formen, die Fischpirogge mit verquirltem Ei bestreichen und im auf 180 °C vorgeheizten Backofen 30 Minuten backen.
- Zum Servieren die Pirogge in Portionen schneiden.

Dieses Rezept stammt aus „Das große Buch der ukrainischen Küche" von Andrey Sheldunov und Mariia Polonchuk (siehe S. 138).

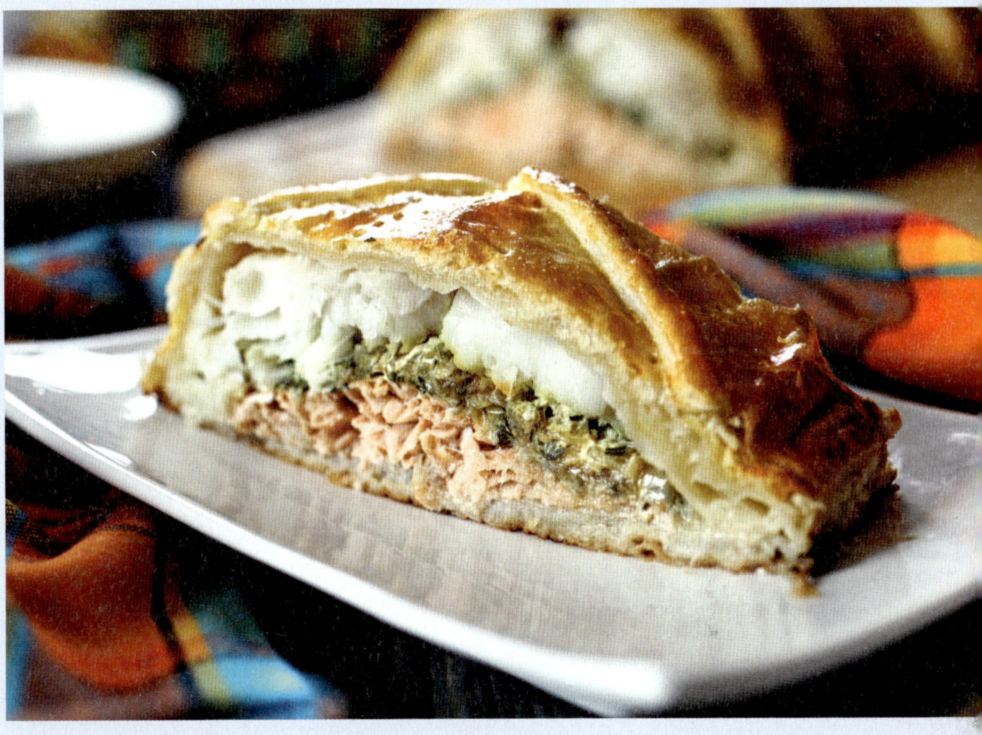

Ein klassisches europäisches, allerdings fleischloses Gericht: zweierlei Fisch, nicht zu viel Gemüse, im Getreideteig gegart (siehe Rezept)

Vitamine entdeckt wurden – dagegen vielerorts als vergleichsweise ungesunde Armennahrung.

Heute mögen viele Menschen in dieser Weltregion lieber mageres Fleisch als fettes. Sie verzehren mehr Zucker und Weißmehl als ihre Vorfahren, aber auch mehr Obst und Gemüse. Einige leben vegetarisch. Auch sie können in ihrer traditionellen Küche interessante Rezepte entdecken, von norddeutscher Holunderbeersuppe mit Grießklößen über Tiroler Spinatknödel bis hin zur würzigen Paprikapaste Ajvar von der Balkanhalbinsel.

Frisches Brot, **geschnitten von einem Laib**, verzehren hier viele täglich

BESONDERHEITEN

Norddeutsche schätzen ihre Kochtraditionen weniger als Süddeutsche, so der Ethnologe Marin Trenk. Die Grenze zwischen Pro- und Contra-Haltung zum Regionalessen verläuft etwa auf der Höhe von Frankfurt am Main.

Das Phänomen könnte damit zu tun haben, dass Spätzle, Maultaschen und Semmelknödel besser zu heutigen Ernährungstrends passen als die Kartoffel-Soße-Fleisch-Küche, die weiter nördlich üblich war.

GESUNDHEITSWERT

Zu den gesunden Traditionen Nordeuropas gehört es, Vollkornbrot zu verzehren. Das ist reich an wertvollen Ballaststoffen, Mineralien und Vitaminen. Entgegen manch anders lautender Behauptungen können die meisten Menschen glutenhaltiges Brot zum Beispiel aus Weizen, Dinkel oder Roggen problemlos verdauen.

Südliches Europa

Für viele Menschen eine beliebte Urlaubsregion, für kulinarisch Interessierte ein Paradies: eine enorm vielseitige Küche, voller Gemüse und Meeresfrüchte – und das seit der Antike

ESSKULTUR

Grob lässt sich die äußerst vielfältige Küche Südeuropas in Regionen diesseits und jenseits der „Fettgrenze" einteilen. Diese imaginäre Linie verläuft in Italien auf der Höhe von Bologna, in Frankreich südlich der Auvergne und entlang der Loire.

Nördlich von ihr gibt es wegen des etwas feuchteren Klimas gutes Weideland für Milchkühe. Die Köch*innen verwenden von alters her gern Butter und Sahne, oft kombiniert mit Weinessig oder Wein und geschlagenem Eigelb. So entstehen unter anderem Soßen mit cremiger Textur und sanft säuerlichem Aroma wie die französische butterbasierte, mit Estragon gewürzte Sauce béarnaise.

Weiter südlich kocht man bevorzugt mit Olivenöl, wie schon im alten Rom. Dessen Nahrungskultur hat

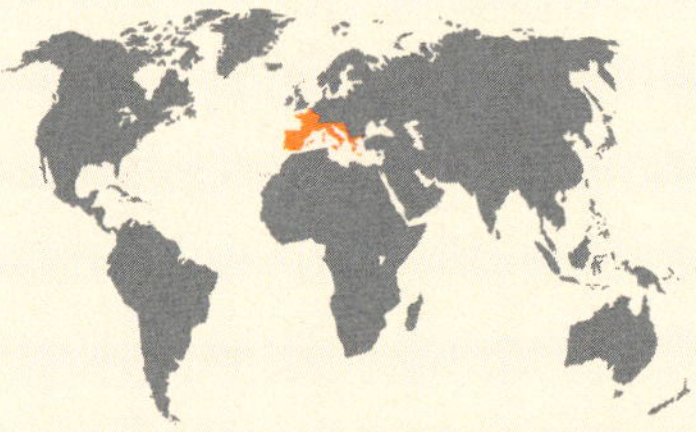

Europa bis hin zur Mainlinie kulinarisch mitgeprägt, ganz besonders aber die Länder am Mittelmeer. In ihnen flossen Kochtraditionen des römischen Weltreichs zusammen.

In manchen Haushalten wurde entsprechend vielseitig geschlemmt. Man garte Kürbis auf alexandrinische Art mit Koriandersamen, Honig und Pinienkernen, ließ Straußenfleisch mit zwei Sorten Datteln abschmecken und dazu Seezungen oder Kraniche in Wein und Kräutern schmoren.

Doch die meisten Menschen im alten Rom aßen bescheiden: Ihre Ernährung fußte auf Weizen- und Dinkelbrot, Gerstenbrei, Olivenöl, Hülsenfrüchten wie Saubohnen oder Linsen, Wein und lokal erzeugtem Gemüse, unter anderem Salat, Gurken, Mangold, Knoblauch und Zwiebeln. Ein wichtiger Eiweißlieferant war Garum, eine Würzsoße aus fermentierten Fischinnereien. Anders als in Ostasien stellt man in Europa solche Soßen heute nur noch an wenigen Orten her, etwa an der Amalfiküste zwischen Neapel und Salerno.

Der US-amerikanische Linguist Anthony Buccini, der auch zur Geschichte der Ernährung forscht, meint

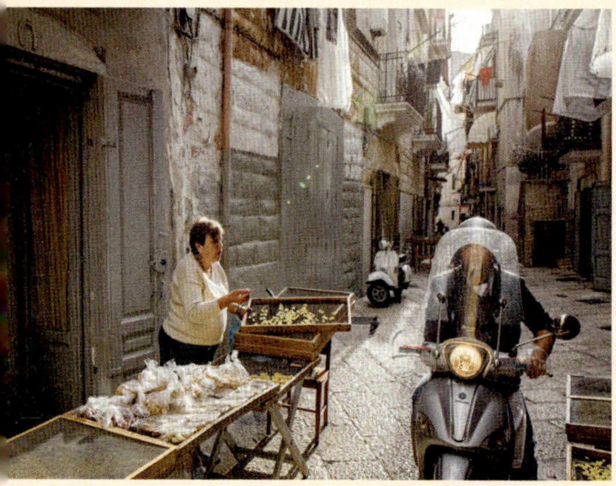

Pasta ist das Brot des Mittelmeerraums. In Bari verkauft eine Frau frische, selbst gemachte Nudeln

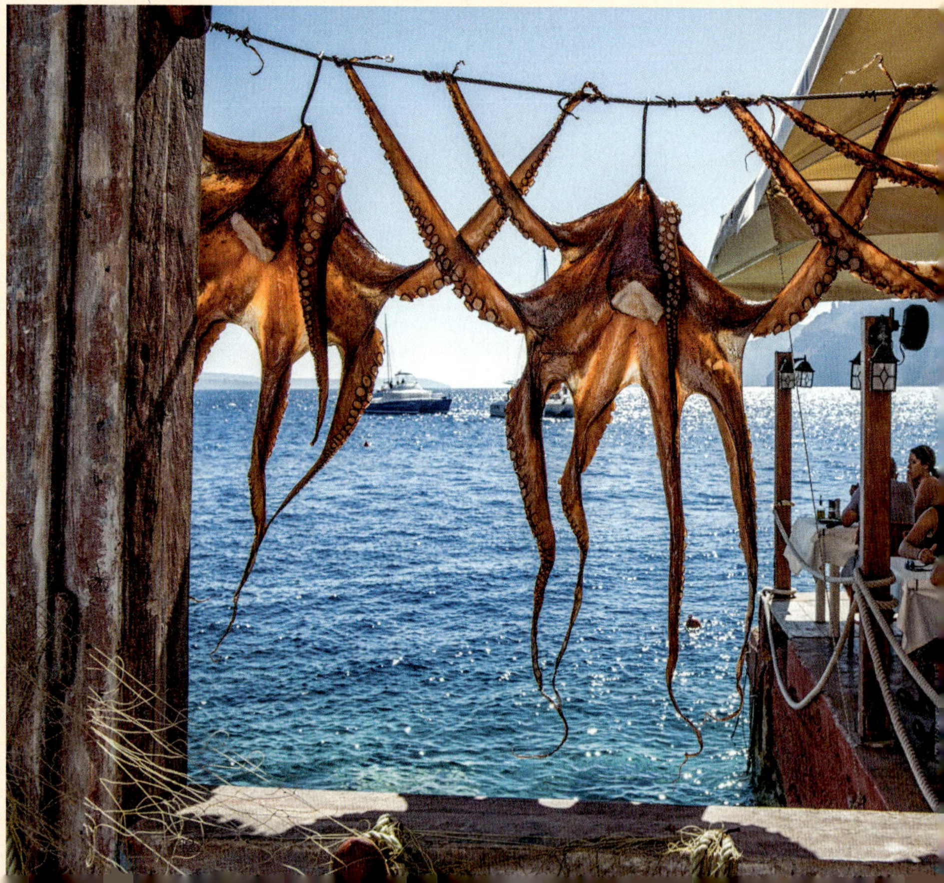

Meeresfrüchte sind an den vielen Küstenstreifen allgegenwärtig – und ein erstaunliches Dekor

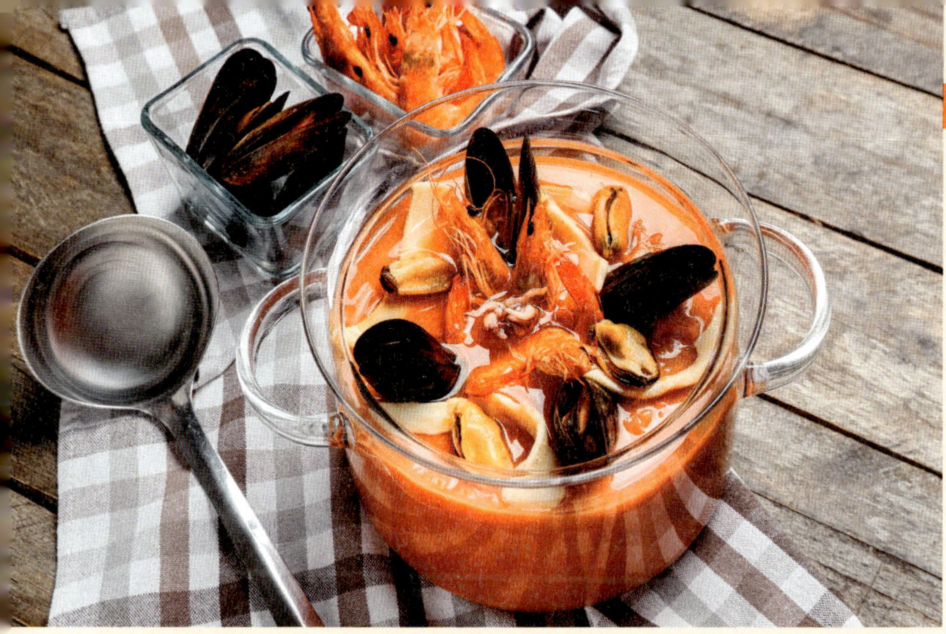

Die Livorneser Fischsuppe (siehe Rezept) ist berühmt und mit verschiedenen Fischen und Meeresfrüchten zuzubereiten – hier werden auch Garnelen verwendet

Die Tomate, **ursprünglich aus Südamerika**, prägt hier den Geschmack

allerdings, dass die altrömische Tradition nicht abgerissen sei. Moderne Köch*innen, so Buccini, ersetzten das salzig-kräftige Umami-Aroma von Garum durch Zutaten wie Anchovispaste, gepökeltes Fleisch oder Hartkäse – und durch einen Neuankömmling aus Südamerika: die Tomate als umamireiches Fruchtgemüse. Schmort man sie in Olivenöl, entsteht ein Geschmack, der heute als charakteristisch für den gesamten Mittelmeerraum gilt.

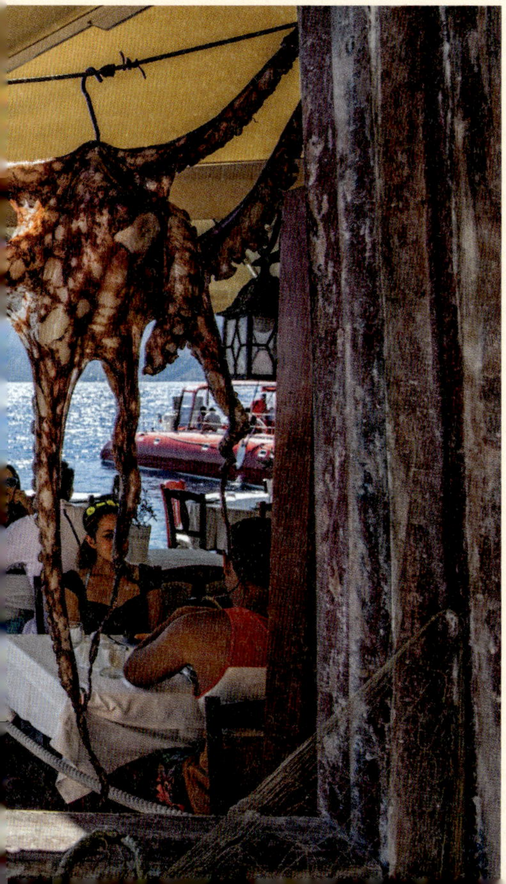

BESONDERHEITEN

Viele Menschen Südeuropas sind sehr stolz auf ihre kulinarischen Traditionen, anders als ihre Nachbarinnen und Nachbarn im Norden. Fachleute vermuten, dass diese Haltung zumindest in Italien ein geistiges Erbe des Römischen Reiches ist – dort wurde die Kochkunst hoch geschätzt.

GESUNDHEITSWERT

Am Mittelmeer wird gern und viel Gemüse gegessen. Doch die gesunde „Mittelmeerkost“, wie Mediziner*innen sie empfehlen, ist ein Konzept, nicht die Ernährungsweise eines bestimmten Landstrichs. Essgewohnheiten gelten als mediterran – und deshalb lebensverlängernd --, wenn man wenig Milch- und Fleischprodukte zu sich nimmt und stattdessen vorwiegend Gemüse, Hülsenfrüchte, Früchte, Getreide, Nüsse und Fisch verzehrt.

ITALIEN

Fischsuppe nach Art von Livorno

175 ml Olivenöl
1 Zwiebel, fein gewürfelt
1 Stängel gehackte Petersilie
2 fein gehackte Knoblauchzehen
1 frische, kleine Chili, entkernt und gehackt
500 ml Weißwein
300 g Tomaten, enthäutet und gewürfelt
2,5 kg frischer Fisch (etwa Seeteufel, Rotbarsch, Aal), in Stücke geschnitten
500 g Miesmuscheln, gebürstet
Fischfond
nach Belieben Salz, Pfeffer
Weißbrot, geröstet

Laut einer Legende entstand die berühmteste Fischsuppe Italiens so: Ein Fischer ertrank auf See in einem Sturm. Seine verzweifelte Frau schickte ihre Kinder hinaus, um Essen zu erbetteln. Mitleidige Fischer schenkten jedem Kind einen Fisch. Die Mutter bereitete aus den verschiedenen Fischen eine Suppe – und legte altes, geröstetes Brot dazu.

- Zwiebel, Petersilie, Knoblauch, Chili, Salz, Pfeffer im erhitzten Olivenöl bei niedriger Hitze garen, bis die Zwiebel goldbraun ist. Wein dazugeben, 10 Min. köcheln.
- Tomaten hinzufügen, weitere 10 Min. köcheln.
- Festen Fisch und etwas warmes Wasser oder Fond zugeben und 10 Min. stark kochen.
- Nach und nach zarteren Fisch, schließlich die Muscheln hinzufügen. Die gesamte Garzeit für den Fisch beträgt 30 Min.
- Mit geröstetem Weißbrot servieren.

Rezept aus: „Der Silberlöffel – die Bibel der italienischen Küche“ (siehe S. 139).

Nord- und Zentralasien

Ein teils raues Klima und vegetationsarme Landschaften prägen diesen Teil der Welt. Die Kulinarik gestaltet sich entsprechend: viel Fleisch, viele Milchspeisen – und nur wenig frisches Gemüse

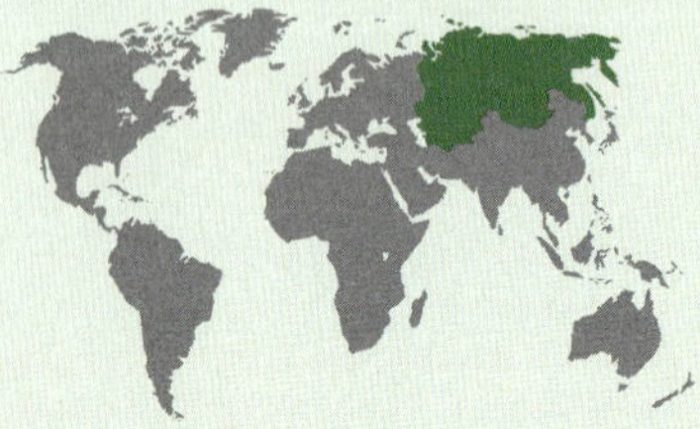

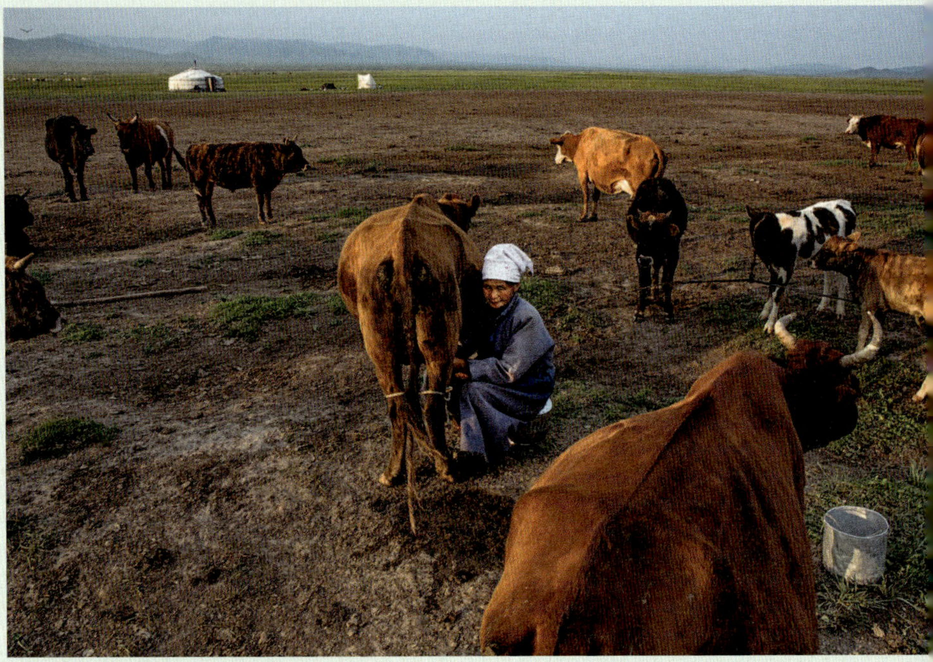

Tiere, hier Rinder beim Melken, bestimmen den mongolischen Speiseplan: In der Steppe werden meist Fleisch und Milchprodukte gegessen

ESSKULTUR

Der östlich des Ural gelegene Teil Russlands und – daran südlich angrenzend – die Mongolei und Kasachstan sind bis heute dünn besiedelt. Kalte Winter und geringe Niederschläge haben in dieser Weltgegend Taiga, Steppen-, Halbwüsten- und Wüstenlandschaften entstehen lassen. Vielerorts ist es schwierig oder unmöglich, Getreide oder Gemüse anzubauen.

Zwar haben Forschende nachgewiesen, dass zu Zeiten von Dschingis Khan – zu dessen Weltreich die Region im 13. Jahrhundert unserer Zeitrechnung gehörte – Hirse ein Grundnahrungsmittel war. Doch das ist nach der Ära des Mongolenherrschers vielerorts in Vergessenheit geraten.

Die überlieferte Esskultur basiert vielmehr auf den Traditionen nomadischer Viehhalter: Man isst – und schätzt – vor allem Fleisch und Milchprodukte von Pferden, Kühen, Yaks, Schafen, Ziegen oder Kamelen, im Norden Russlands auch Rentieren.

Bis heute ist zum Beispiel für viele Mongol*innen ein „richtiges" warmes Essen gleichbedeutend mit fettem, gekochtem Fleisch, etwa vom Hammel. Es zu verzehren soll nicht nur den Körper kräftigen, sondern auch Lebensglück spenden.

Die Fleischgerichte werden meist mild gewürzt und rustikal zubereitet,

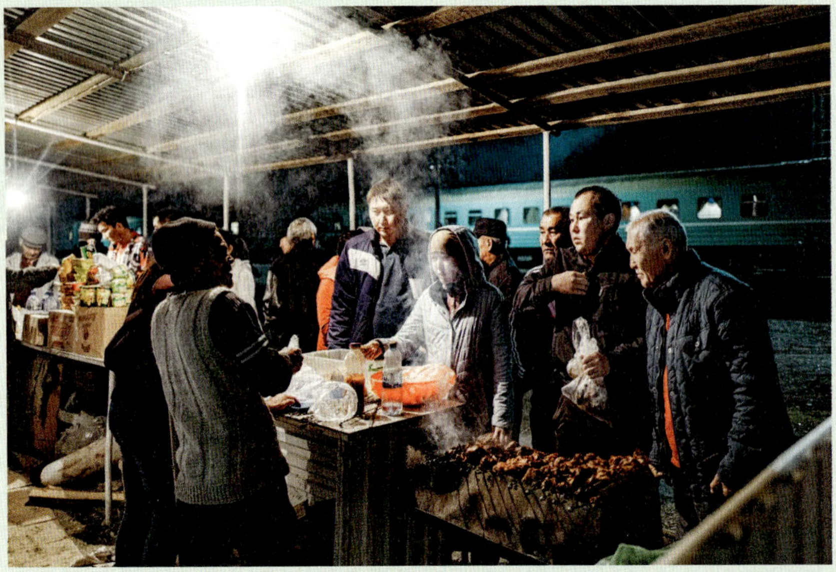

Beliebter Reisesnack: auf Spießen gegrilltes, mild gewürztes Fleisch – etwa an der reich bestückten Essenstheke am Bahnhof Khromtau in Kasachstan

Gern getrunken: **fermentierte Kamelmilch** – und das Pendant aus Stutenmilch

wie Kasachstans Nationalspeise Beshbarmak: In der Originalversion wird viel Pferdelende mit etwas Zwiebel und einigen selbst gemachten Nudeln gekocht. Um eine Nudelsoße zu erhalten, mischt man das abgeschöpfte Fett mit dem Rest der Zwiebel.

Neben Milchprodukten wie Joghurt und Käse servieren traditionelle Gastgeber das leicht süßliche, feste Aaruul aus getrocknetem Quark; oder Urum, einen Brei aus einer Art eingedickter Yak-Sahne. Beliebte Getränke sind säuerlich-prickelndes Schubat aus fermentierter Kamelmilch oder Airag, das Pendant aus Stutenmilch.

Heute ernähren sich auch direkte Nachfahren von Nomaden „westlicher", essen etwa mehr Getreideprodukte und Zucker. Auch Gemüse, wie Weißkohl, Karotte, Steckrübe, gehört zum neuen Speiseplan. Die Einheimischen haben diese Essgewohnheiten von Zuwander*innen beispielsweise aus dem europäischen Teil Russlands oder aus China übernommen, die eigene Kochtraditionen mitbrachten.

BESONDERHEITEN

In der mongolischen Kultur symbolisiert die weiße Farbe von Milch und Milchprodukten Eigenschaften wie Unschuld, Reinheit, und Freundlichkeit. Traditionell sprengt ein weibliches Familienmitglied morgens ein paar Tropfen Frischmilch oder Airag nach oben und in die vier Himmelsrichtungen – heute durchaus auch vom großstädtischen Hochhausbalkon oder -fenster.

GESUNDHEITSWERT

Gegen den einmaligen Verzehr einer gut gefüllten mongolischen Grillplatte, etwa anlässlich einer Reise oder eines Restaurantbesuchs, ist aus gesundheitlicher Sicht wenig einzuwenden. Für den Alltag empfehlen Ernährungsexpert*innen jedoch, Fleisch und Milchprodukte in Maßen zu verzehren.

Das Altai-Gebirge liegt zwischen der Mongolei, Russland, China und Kasachstan. Die Tuwa etwa spalten rituell Knochen mit der Axt, um an das Mark zu gelangen

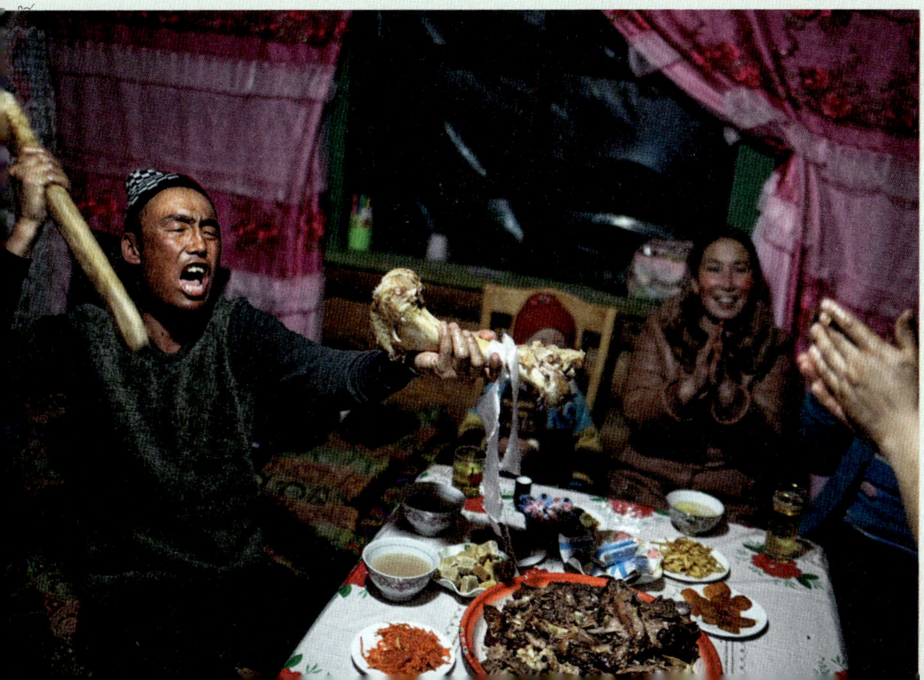

MONGOLEI

Gefüllter Lammrippenbraten

Für 4–6 Personen

Lammrippenstück
150 g Klebreis, Wildreis oder Hirse
2 kleine Zwiebeln oder Lauchzwiebeln
500 g Gemüse nach Wahl, vorzugsweise Karotten, weiße Rüben, Kürbis, Weißkohl
Salz, Pfeffer
Gewürze und Kräuter, die zum Lamm passen, nach Geschmack
frische Petersilie
1 EL Öl

- Den Rippenstrang (er sollte mindestens fünf Rippen umfassen) so lange in Salzwasser kochen, bis kein Saft mehr entweicht, wenn das Fleisch mit der Gabel eingestochen wird.
- Herausnehmen und am Knochenansatz der Rippen das Stück so einschneiden, dass sich eine Tasche ergibt. Dort hinein kommt die Füllung:
- Das zuvor klein geschnittene Gemüse, einschließlich Zwiebeln und Gewürzen, in die Tasche geben. Die Fleischtasche mit einem Baumwollfaden (beispielsweise Küchengarn) zunähen.
- Den Braten in einem offenen Bräter in den auf 200 °C vorgeheizten Backofen stellen. Zwischendurch mit Fett begießen, bis das Fleisch gleichmäßig braun ist. Oder in Aluminiumfolie einwickeln, so hält sich der Saft.
- Etwa 1 Stunde lang braten.
- Aufgeschnitten servieren und dazu zum Beispiel Reis reichen.

Dieses Rezept stammt aus „Königshuhn & Stutenmilch" von Amélie Schenk (siehe S. 138).

Levante und Nordafrika

Mindestens 1001 Zutaten prägen diese vielseitige Küche: Kichererbsen und Linsen, Reis und Bulgur, Käse aus Schaf- oder Ziegenmilch, jede Art frischer Kräuter – und nahezu unüberschaubar viele Gewürze

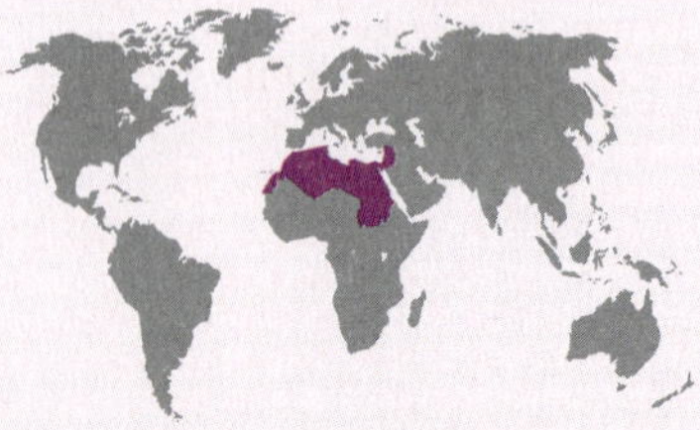

ESSKULTUR

Bis heute versammelt sich die „Tischrunde" im Nahen Osten und in Nordafrika gern auch um eine auf dem Boden ausgebreitete Decke. Sie ist nicht auf den Familienkreis beschränkt, denn viele Menschen befolgen das strikte Gebot der Gastfreundschaft. Es geht auf die Beduinenkultur zurück und ist fest im Islam verankert.

Speisen schmecken nach Kichererbsen, Linsen und Lammfleisch, nach Joghurt und Käse aus Schaf- oder Ziegenmilch, nach der unverwechselbaren Kombination aus reichlich Petersilie und reichlich Zitronensaft, der Gewürzpaste Harissa, nach Fleischgerichten verbunden mit Früchten, nach Datteln, Granatäpfeln und Sesam. Köchinnen und Köche dieser Regionen, in denen vorwiegend Arabisch, Hebräisch oder Persisch gesprochen wird, würzen oft intensiv, zum Beispiel mit Kreuzkümmel, Koriander, Minze oder wildem Oregano.

Als Beilage wird mancherorts Reis oder Bulgur (Getreideschrot) gereicht, häufig aber auch Brot. Bäcker*innen stellen es als dünne oder voluminösere Fladen her, oftmals aus einer Getreideart, die aus dem Nahen Osten stammt: dem Weizen.

Ganze 300 Sorten Brot soll eine 3700 Jahre alte sumerische Keilschrift-

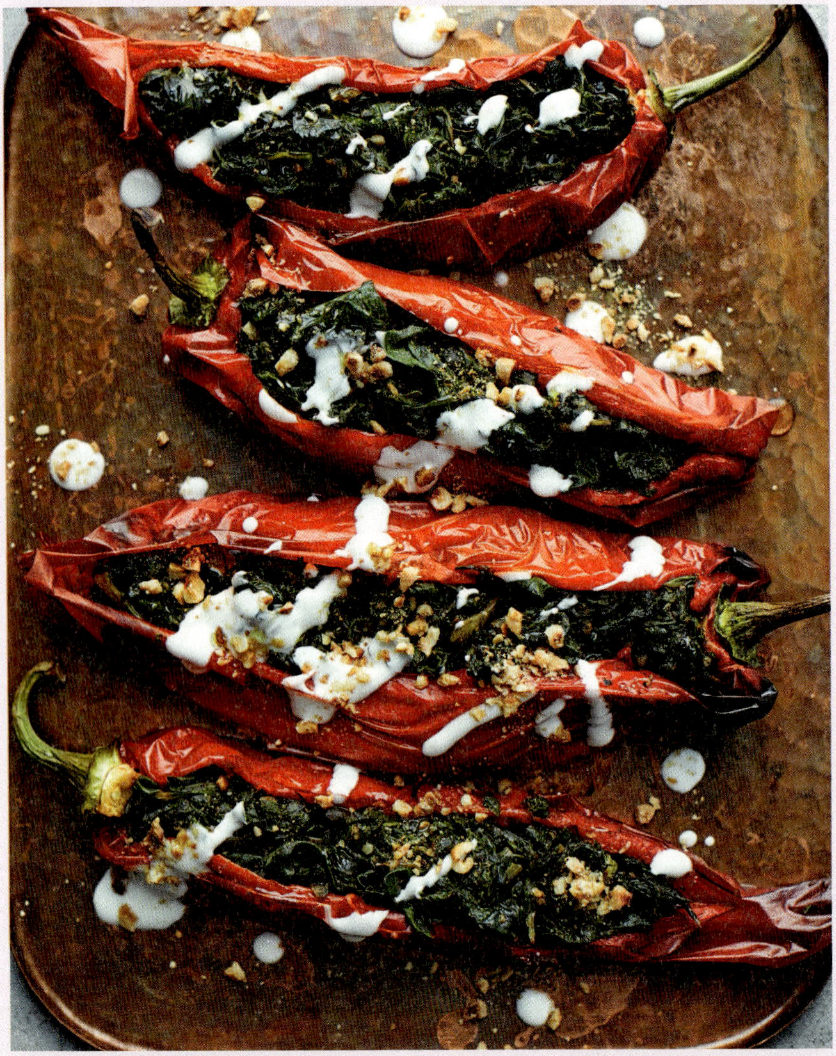

Leicht zu machen, geschmacklich enorm vielfältig: Spitzpaprika mit pikant gewürztem Blattgemüse, dazu Zitronenjoghurt und geröstete Haselnüsse (siehe Rezept)

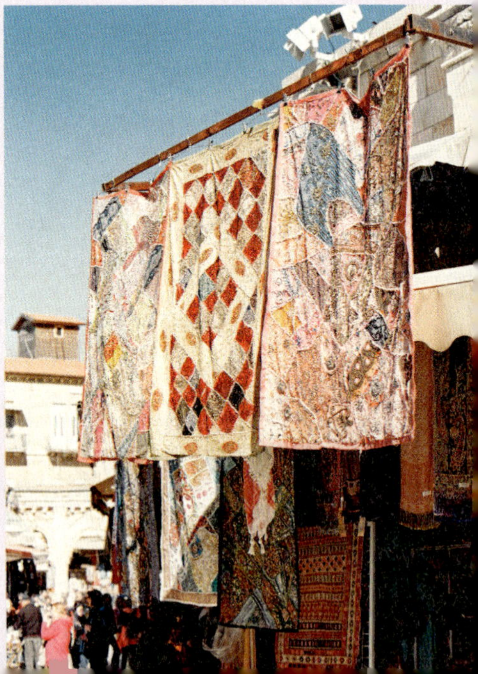

tafel aus den fruchtbaren Ebenen von Tigris und Euphrat im heutigen Irak verzeichnen. Auf der Tafel sind noch weitere Marktgüter aufgelistet – eine Fülle von Gemüsen, Obst, Fleisch und Fisch, Gewürzen, Butter, Schmalz und Öl. Auch etwa 100 Suppenzubereitungen werden erwähnt – Zeichen einer hoch entwickelten Küchentradition, die die gesamte Region des Nahen Ostens mitgeprägt hat.

Schon damals benutzten Köchinnen und Köche vielfältige Konservierungstechniken. Dadurch stand ihnen beispielsweise Gemüse oder Obst auch außerhalb der Saison zur Verfügung. Auch heute, im Zeitalter der Kühlhäuser und des weltumspannenden Handels mit Frischwaren, sind die charakteristischen Geschmacksrichtungen von mit uralten Methoden haltbar gemachten Speisen beliebt.

Zu entdecken ist etwa das intensive Aroma dünner „Fruchtleder" aus getrockneten Aprikosen, die feinherbe Säure von in Salzlake eingelegten jungen Weinblättern oder der komplexe Wohlgeschmack syrischer Makdoos – milchsauer fermentierter Babyauberginen in Olivenöl, gefüllt mit Walnüssen, Petersilie, Knoblauch, Salz, Chili.

Farbenfroh und gleichzeitig gut gealtert: So präsentiert sich auch die Küche der Levante

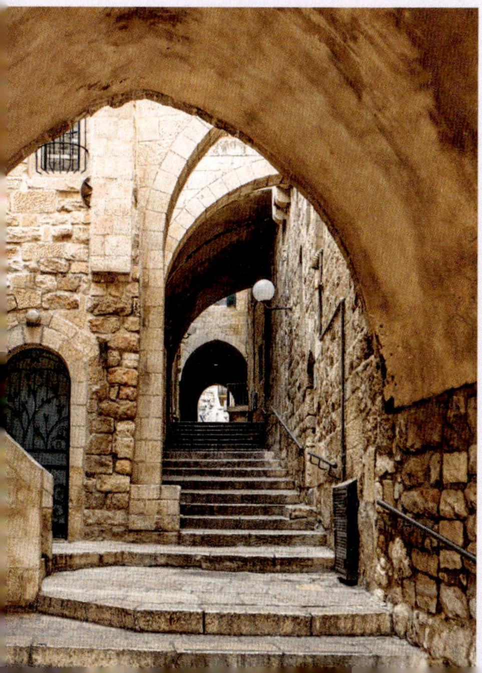

MAROKKO

Paprikaschoten mit Bakoula-Füllung und Joghurtsoße

4 Spitzpaprikaschoten,
50 g blanchierte Haselnusskerne
50 g griechischer Naturjoghurt
2 EL Zitronensaft

Bakoula
4 EL Olivenöl,
800 g Mangold, Stiele entfernt, Blätter in 3 cm breite Streifen geschnitten
3 EL fein gehackte glatte Petersilie
3 EL fein gehackter Koriander
3 EL Zitronensaft
3 Knoblauchzehen, abgezogen und zerdrückt
1½ TL Paprikapulver
¾ TL gemahlener Kreuzkümmel
½ TL Salz, oder nach Geschmack mehr

• Den Backofen auf 180 °C (Umluft 160 °C, Gas Stufe 4) vorheizen.
• Mit einem Messer 5 cm unterhalb des Stielansatzes in die Paprikaschoten stechen und die Schoten längs bis vor die Spitzen aufschlitzen. Über diese Öffnung werden nach dem Braten die Kerne herausgelöst.
• Die Paprikaschoten auf ein mit Backpapier ausgelegtes Backblech legen und Im Ofen etwa 25 Min. garen, bis das Fruchtfleisch weich ist. Aus dem Ofen nehmen und abkühlen lassen.
• Inzwischen eine Pfanne bei mittlerer Hitze heiß werden lassen und die Haselnüsse darin etwa 5 Min. unter gelegentlichem Wenden goldbraun rösten. Auf einen Teller geben und einige Minuten abkühlen lassen. Dann im Mixer oder Mörser grob mahlen und beiseitestellen.
• Für den Bakoula das Öl in einem Topf erhitzen und den Mangold mit den restlichen Zutaten hineingeben. Den Deckel aufsetzen und den Mangold bei schwacher bis mittlerer Hitze in etwa 8 Min. weich dünsten. Deckel abnehmen und den Mangold weitere 5 Min. unter gelegentlichem Rühren garen, bis die Flüssigkeit verdampft ist. Nach Geschmack mit Salz würzen. Beiseitestellen.
• Mithilfe eines Teelöffels die Kerne aus den Paprikaschoten entfernen, dabei darauf achten, dass das Fruchtfleisch nicht verletzt wird.
• Den Joghurt in einer Schüssel mit dem Zitronensaft verrühren. Die Schoten mit dem Bakoula füllen, mit der Joghurtsoße beträufeln und den Haselnüssen bestreuen.

Rezept aus: „Casablanca" von Nargisse Benkabbou (siehe S. 139).

BESONDERHEITEN

Früher wurden die Kochtraditionen des Nahen Ostens gern als „orientalische Küche" bezeichnet. Da der Begriff „orientalisch" allerdings häufig romantisierend beziehungsweise gar abwertend verwendet wird, gilt das Wort inzwischen als nicht mehr angemessen.

Ohnehin sind die Einflüsse in dieser Region so vielfältig, dass sie mit einem Wort nur ungenau beschrieben sind.

GESUNDHEITSWERT

Köch*innen vor allem aus Israel haben Spezialitäten der östlichen Mittelmeerländer als „Levante-Küche" international bekannt gemacht. Sie ist gemüsebasiert, fleischarm und gilt als gesund. Allerdings werden zahlreiche köstliche kleine Gerichte (Mezze) gleichzeitig aufgetischt – da lässt sich die verzehrte Menge schlecht abschätzen. Auch enthalten manche Speisen – etwa die Kichererbsenbällchen (Falafel), wenn sie frittiert werden – relativ viel Fett.

Süd- und Ostasien

Mehr Vielfalt geht nicht: Thailändische, chinesische, indische und viele andere Küchen basieren auf den unterschiedlichsten Zutaten – und vereinen sich in dieser Weltregion auf das Allerprächtigste

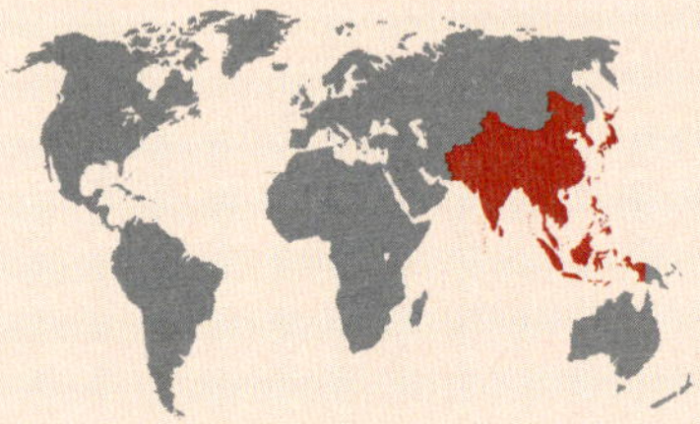

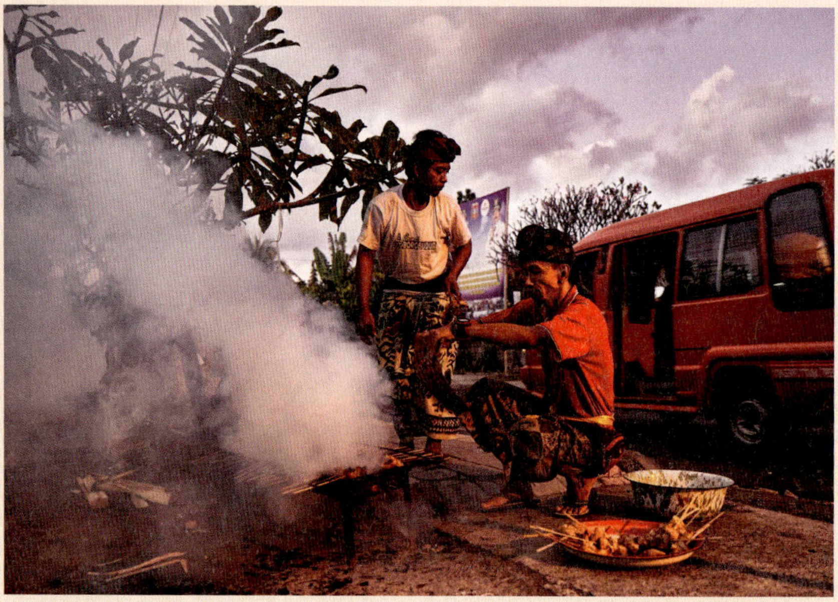

Streetfood ist in allen Regionen Südasiens omnipräsent. Und die schnellen, frischen, würzigen Speisen schlagen westliches Fast Food um Längen

ESSKULTUR

Die Küche im Süden und Osten Asiens gilt als überaus vielfältig. Das hat zum Teil mit den vielen lokalen Nahrungs- und Gewürzpflanzen zu tun, aber auch mit der Mentalität der Köch*innen in der Region. Sie bereiten die weltweit komplexesten Speisen zu – das zeigen Computeranalysen von im Netz veröffentlichten Rezepten. So hat zum Beispiel jedes zweite Gericht aus Laos mehr als 15 Zutaten, aber nur weniger als jedes zehnte aus Norwegen.

Zum Essen serviert man meist das Grundnahrungsmittel Reis. Mancherorts – etwa in Nordindien – wird ebenfalls häufig Fladenbrot gereicht. Auch Milchprodukte werden vor allem in der von Gewürzmischungen geprägten Küche Indiens verwendet, deren typische Geschmackskompositionen denen der äthiopischen Küche ähneln. Zahlreiche indische Rezepte sind im 16. Jahrhundert mit den Mogulherrschern aus dem nahe gelegenen Persien gekommen – zum Beispiel „Murg Masala", ein mit Hack, Nüssen und Reis gefülltes Hühnchen in reich gewürzter Joghurtsoße.

Weiter östlich zählt Milch, von regionalen Ausnahmen abgesehen, nicht zur hergebrachten Nahrung – auch wenn viele Menschen sie heute als modischen Starkmacher ansehen. Weit verbreitet ist dagegen das herzhafte Umami-Aroma von Soßen aus fermentierten Sojabohnen.

So gehört zur Pekingente, dem bekanntesten Gericht der kantonesischen Regionalküche in China, dickflüssige, dunkle Hoisin-Soße. Japaner*innen, die traditionell rohe Speisen wie Fisch hoch schätzen (während ihnen der Konsum mancher Fleischarten – etwa von Säugetieren – im Laufe der Geschichte wiederholt verboten wurde), geben zu ihren Sushis eine Spur aromatische, dünnflüssige Shoyu.

Charakteristisch süd- und südostasiatisch sind auch fermentierte Fischpasten- und -soßen, beispielsweise die thailändische Nam-Pla-Soße. Seit Jahr-

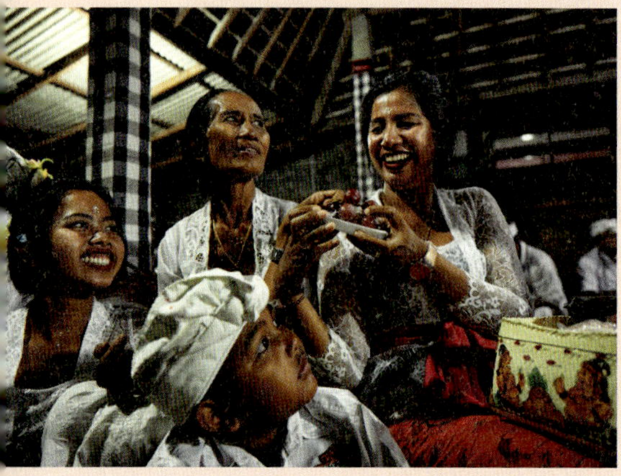

Südasiatisches Essen sieht meist aus, wie schnell gemacht – dabei sind die Gerichte hochkomplex

In China sind **fünf Elemente entscheidend**: scharf, süß, sauer, bitter, salzig

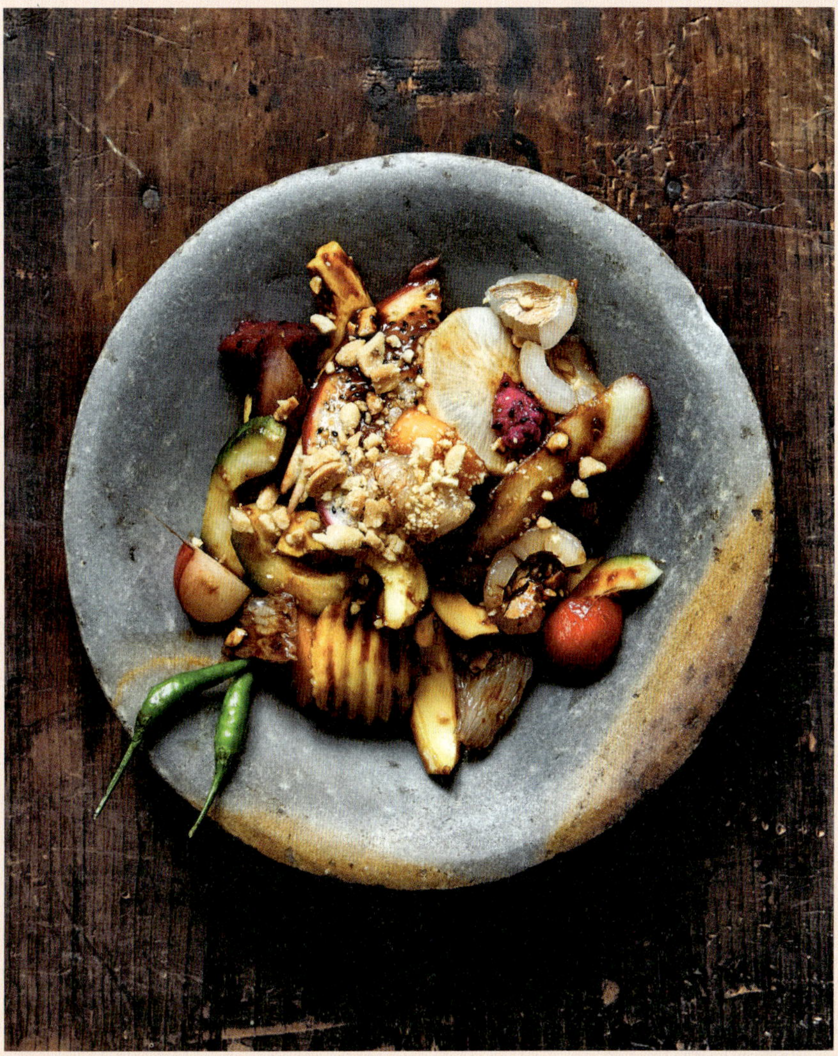

Dieser balinesische Fruchtsalat kann heute so aussehen. Und morgen ganz anders: Die Zutaten lassen sich beliebig variieren, an Obstsorten herrscht kein Mangel

tausenden dienen diese Spezialitäten als ganzjährig verfügbare Proteinquelle, denn Frischfisch gab es in den temporär überfluteten Reisfeldern nur zur Regenzeit.

BESONDERHEITEN

In der Region wurden ausgeklügelte Nahrungsphilosophien entwickelt. So gilt es in China als gesundheitsfördernd, viel Gemüse zu verzehren und alle fünf „Elemente" – repräsentiert durch scharf, sauer, salzig, bitter und süß – harmonisch miteinander zu kombinieren. Verfechter der in Indien entstandenen ayurvedischen Ernährungslehre wollen mit typgerechten Mahlzeiten die Konstitution des Menschen ausbalancieren.

GESUNDHEITSWERT

Forschende führen die hohe Lebenserwartung in Teilen Japans unter anderem auf die dortige Esskultur zurück. Gern verwendet werden Reis, Gemüse, Sojabohnenpaste (Miso), Fisch und Meeresfrüchte. Traditionell legen Köche und Köchinnen Wert darauf, den Eigengeschmack der möglichst hochwertigen, frischen Zutaten zu betonen.

BALI

Rujak Gula

Für 4 Personen
Zubereitungszeit ca. 40 Min

2 kleine rote Chilischoten
5 EL Gula Merah (Palmzucker)
3 EL Tamarindenmus (alternativ 2 EL Tamarindenpaste in 2 EL Wasser auflösen und dann die Kerne entfernen)
1 EL Ketjap Manis
1 Prise Meersalz
600 g gewaschene und geputzte Früchte (Ananas, Papaya, Java-Apfel oder normaler Apfel oder Nashi, Sternfrucht, Drachenfrucht, Rambutan, Zitrusfrüchte nach Belieben, Melone), gern auch erfrischende Gemüse wie Gurke, Staudensellerie, Radieschen, Rettich
2 Handvoll Krupuk (Cracker)
kleine grüne Chilischoten nach Gusto

- Für die Rujak-Soße die roten Chilischoten putzen und fein hacken. Zusammen mit Zucker, Tamarindenmus, Ketjap Manis und Salz in einem Topf mit 2 EL Wasser langsam erwärmen, bis sich der Zucker gelöst hat. Abkühlen lassen.
- Das Obst und gegebenenfalls das Gemüse je nach Bedarf schälen oder putzen und in mundgerechte Stücke schneiden. Mit der Rujak-Soße begießen. Krupuk und nach Wunsch kleine grüne Chilischoten dazureichen.

Dies ist die süß-scharfe Variante. Mit 1 TL gerösteter Garnelenpaste (Terasi) in der Soße wird es herzhafter.

Dieses Rezept stammt aus „Bali – Essen mit den Göttern" von Vivi D'Angelo und Antje de Vries *(siehe S. 138).*

Australien

Nein, Milch und Honig, wie einst versprochen, fließen hier nicht, zu karg sind viele der Landschaften. Aber die Indigenen aßen trotzdem abwechslungsreich – und Neuankömmlinge aus der ganzen Welt lernten von ihnen

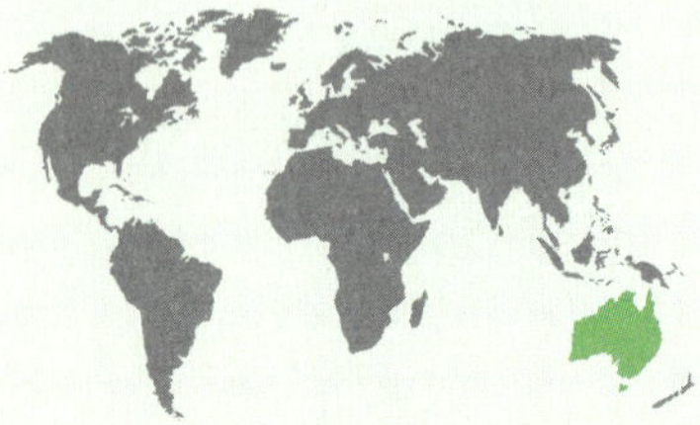

ESSKULTUR

Die vielen indigenen Völker Australiens aßen oft eher karg, aber – dank einer unglaublichen Detailkenntnis wilder Tiere und Pflanzen – vielfältig. Sie jagten, fischten, gruben nach Bleistift-Yamswurzeln oder fetten Insektenlarven, schlugen die Körner wild wachsender Hirse aus den Rispen oder pflückten Kakadu-Pflaumen, die als Vitamin-C-reichste essbare Frucht der Erde gelten. Hatten sie einmal einen Emu oder ein Känguru erbeutet, hoben sie ein Loch aus, sammelten Holz und backten das Tier in der Glut.

Allerdings ernährte die Wildnis nur kleine Gruppen. Zu ihren großen traditionellen Zeremonien zusammentreffen konnten die Aborigines deshalb nur, wenn die Natur ausnahmsweise einmal reichlich Nahrung lieferte – etwa, wenn im Süden Queenslands die Samen des Bunya-Bunya-Baumes reiften oder genügend nahrhafte Bogong-Schmetterlinge in die Berge Südostaustraliens gewandert waren.

Ab Anfang des 19. Jahrhunderts verdrängten Kolonisatoren die indigenen Völker in unfruchtbare Regionen. Und begannen, Ackerbau zu betreiben und Vieh zu züchten, etwa Schafe. So ließen sich auf dem Kontinent mit der Zeit sehr viel mehr Menschen mit Nahrung versorgen. Der Speisezettel der zunächst vor allem englischen und irischen Siedler und

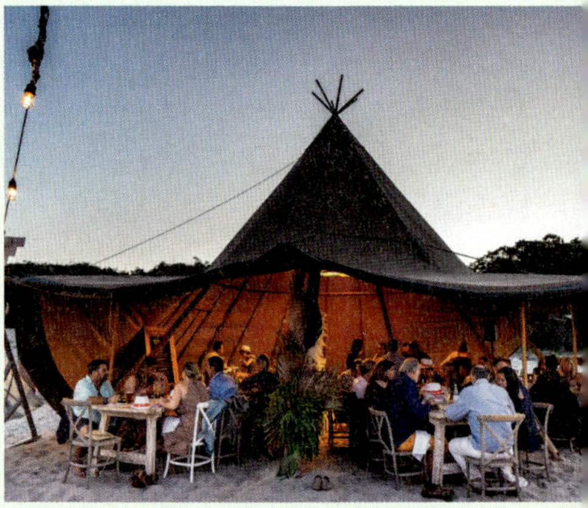

Australien ist ein Outdoor-Land, das gilt auch fürs Essen – Barbecues sind deshalb außerordentlich beliebt

Siedlerinnen blieb allerdings lange Zeit einförmig; viele aßen dreimal täglich fades Fleisch mit etwas verkochtem Gemüse. Bis heute ist Australien ein Land der Barbecues, mit dem nach den USA zweithöchsten Fleischkonsum weltweit.

Gleichzeitig haben Einwander*innen aus Europa, dem Nahen Osten und Asien eine Küche geschaffen, in der sich die Traditionen verschiedener Länder mischen. Familien kochen oft multikulturell, ebenso die Köch*innen vieler Restaurants und Pubs. „Typisch australisch" essen gehen, das kann bedeuten, dass sich Pasta, Asia-Nudeln,

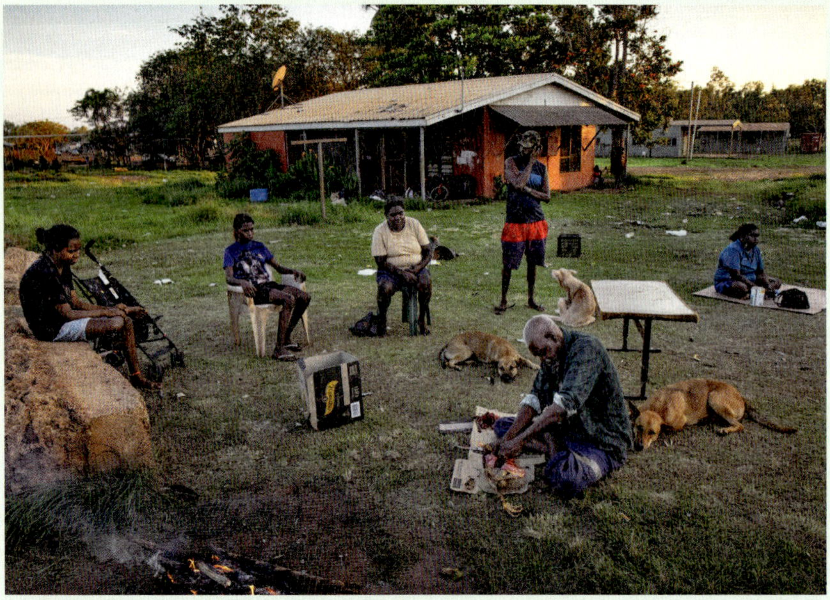

In Wadeye, einer von Aborigines bewohnten Stadt im Norden Australiens, wird Essen noch selbst geschossen: Ein Mann bereitet eine Wildgans küchenfertig vor

Viele **uraustralische Zutaten** sind gerade im Ausland beliebt

AUSTRALIEN

Avocado-Sandwich

für 2 Sandwiches

1 Avocado
6 Scheiben Brot, dünn geschnitten, getoastet
2 TL Fingerlimettenpulver
½ TL Tasmanischer Bergpfeffer
2 TL Buschtomatenpulver
1 Prise Salz
50 g Feta-Käse
2 EL Rote-Bete-Hummus
1 Ei
2 EL Essig
Rettichsprossen

Tasmanischer Bergpfeffer wächst nur in Australien und schmeckt erstaunlich fruchtig, er ist auch in Deutschland erhältlich. Fingerlimetten- (eine längliche Zitrusfrucht) und Buschtomatenpulver gibt es hierzulande kaum. Tipp: Fingerlimettenpulver durch Zitrusabrieb, die Buschtomaten durch fein gehackte, getrocknete Tomaten ersetzen.

- Avocado-Fruchtfleisch zermantschen und mit Salz, Fingerlimette, Buschtomate und Bergpfeffer würzen.
- Feta-Käse grob zerbröseln.
- 500 ml Wasser zum Kochen bringen, 2 EL Essig zugeben. Das Wasser mit einem Löffel umrühren, bis ein Wirbel entsteht. In diesem Moment das Ei aufschlagen und im Wasser 1 Min. pochieren.
- 4 Brotscheiben abwechselnd mit Avocado, Feta-Käse und Hummus schichten. Zwischen den Schichten den Sandwich mit Sprossen bestreuen. Am Schluss das pochierte Ei auflegen, mit Bergpfeffer bestreuen.

Das Rezept stammt aus „Edita – Superfood aus dem Busch Australiens" von Edita Horvath und Andreas Knecht (siehe S. 138).

„German Schnitzel", Laksa (südostasiatische Suppe mit Kokosmilch und Chili) und englische „Bangers and Mash" (Würste mit Kartoffelbrei) gemeinsam auf der Speisekarte finden.

Und auch wenn sie es noch nicht in den kulinarischen Mainstream geschafft haben – die uraustralischen Zutaten erfahren vor allem fernab der Heimat viel Aufmerksamkeit. So zeichnen Forschende das naturkundliche Wissen der Aborigines systematisch auf. Touristinnen und Touristen können „Native Creative"-Kochkurse" belegen. In guten Restaurants gilt es als angesagt, den Speisen Landestypisches wie Macadamianüsse oder Fingerlimette hinzuzufügen, und Kochzutaten aus dem Busch lassen sich inzwischen sogar direkt von indigen geführten Unternehmen bestellen.

BESONDERHEITEN

Mit dem „Kangatarismus" hat sich in Australien eine Sonderform der Ernährungseinschränkung entwickelt: Kangatarier verstehen sich als Vegetarier. Sie essen jedoch – als Ausnahme – Kängurufleisch. Begründung: Weil Kängurus wild leben, sei es besser, ihr Fleisch zu verzehren als solches aus der Nutztierhaltung.

GESUNDHEITSWERT

Frühe Berichte beschreiben die australischen Aborigines als schlank und fit. Denn anders als die Kost der Kolonisator*innen war ihre traditionelle Ernährung ungewöhnlich zucker- und fettarm, dafür reich an Protein, Ballaststoffen und Vitaminen.

Frisch, pikant und geprägt durch australische Gewürze: Dieser Avocado-Sandwich besticht durch Farbenpracht und ungewöhnlichen Geschmack (siehe Rezept)

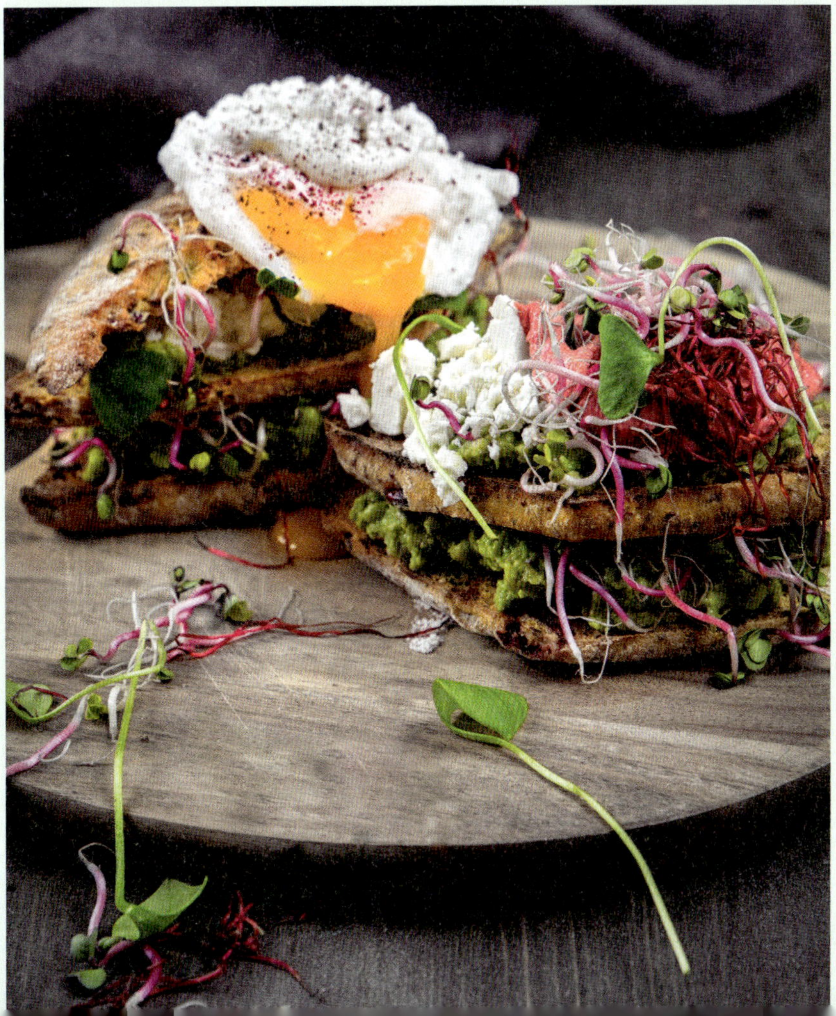

Afrika (Subsahara)

Die Wiege der Menschheit und seit Langem Heimat vieler uralter Grundnahrungsmittel wie Yams, Kochbananen oder Amadumbe-Knollen. Afrikanische Küche mag zunächst einfach erscheinen – schmackhaft ist sie allemal

ESSKULTUR

Zu Afrikas Küchentradition gehört unbedingt, dass die Speisen aufgrund der ausgeprägten Gastfreundschaft gern mit anderen geteilt werden. Was die Köchinnen und Köche servieren, ist jedoch so vielfältig wie die Kulturen und Sprachen des Kontinents.

Beliebt sind Eintöpfe, Sättigendes aus Getreide und Wurzeln und Grillfleisch oder -fisch. Dazu gibt es sehr viele lokale Gemüsesorten – etwa die leicht bitteren Blätter der Afrikanischen Spinnenpflanze oder die bis zu dreieinhalb Kilogramm schweren Amadumbe-Knollen mit ihrem erdigen Geschmack. Natürlich wird auch US-amerikanisches Fast Food gegessen oder Pizza, Pasta und Baguette. Doch bis heute empfinden viele Menschen ihre überlieferte Esskultur als Ausweis ihrer kulturellen Identität.

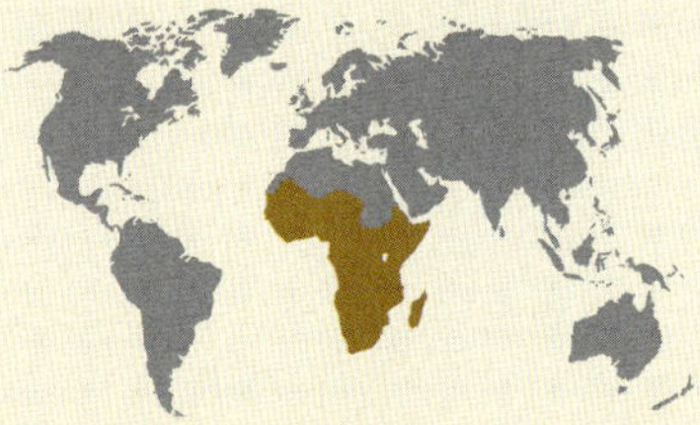

Besonders in Äthiopien und in Eritrea lassen sich die Einflüsse der gewürzintensiven Küche des Nahen Ostens erkennen. Dort werden aromatische Speisen wie die eritreische Tomatensoße Silsi mit der scharfen Gewürzpaste Berbere oder die äthiopische Gemüse- oder Fleischsoße Wot gern ausgiebig geschmort. Dazu verzehrt man Couscous (gekochten Grieß) oder Fladenbrot. Solches Brot wird auf dem afrikanischen Kontinent seit Jahrtausenden aus Gerste, der äthiopischen Zwerghirse Teff oder dem Urgetreide Emmer gebacken. Heute wird oft auch moderner Weizen verwendet.

Südlich der Sahara gilt häufig traditionell ein Kochprinzip, das europäische Ethnolog*innen im vergangenen Jahrhundert „Kloß mit Soße“ genannt haben – was nicht abfällig gemeint war. Hier dient die Soße aus heimischem Gemüse, Fleisch oder Fisch ausdrücklich dazu, die wuchtige, stärkehaltige Hauptspeise besser zu schlucken. Denn nur diese – für viele Afrikaner*innen bis heute das wirkliche Essen – sorgt für das Gefühl von Fülle im Bauchbereich, das als Beleg für eine gelungenen Mahlzeit gilt.

Die Hauptspeise wird als Kloß oder dicker Brei serviert. Bis zum 15. Jahrhundert bestand sie etwa aus verschiedenen Hirsearten, Yams oder Kochbananen, in Westafrika auch aus heimischem Reis. Danach haben die aus Südamerika stammenden Nutz-

Viele afrikanische Gerichte sind so konzipiert, dass sie in einem einzigen Topf gekocht werden können

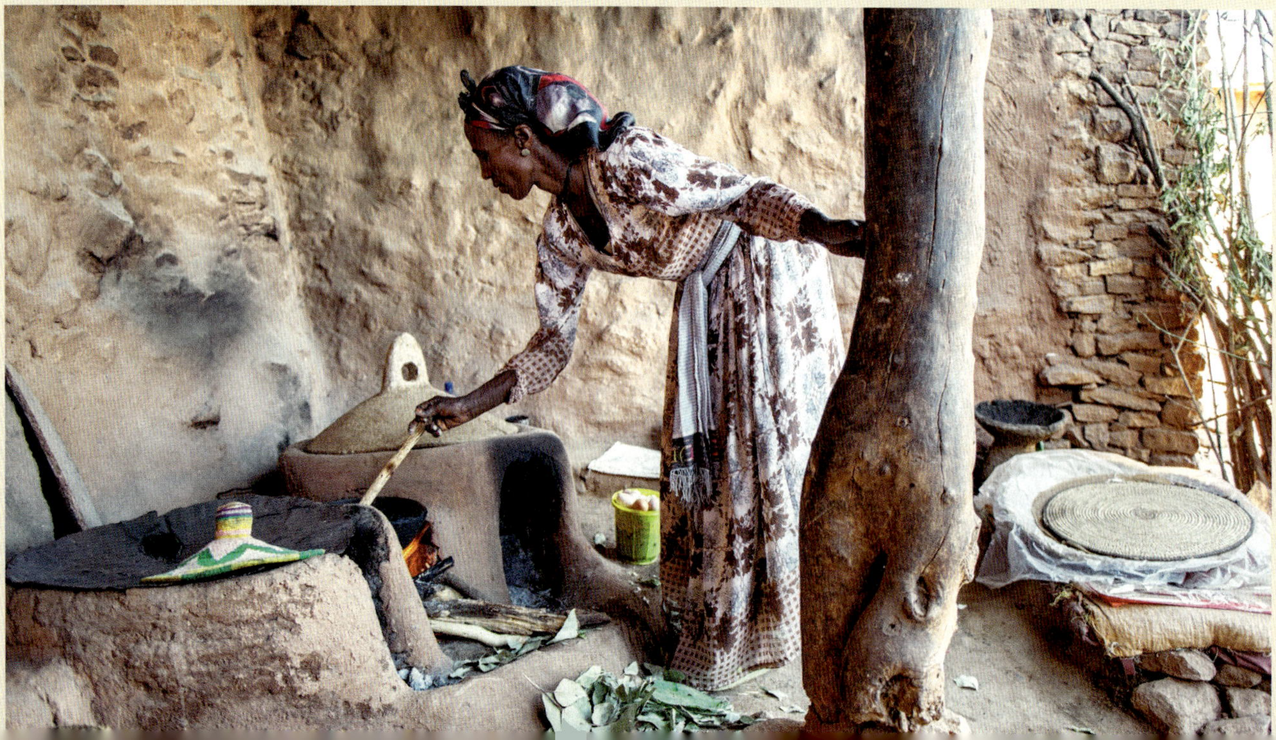

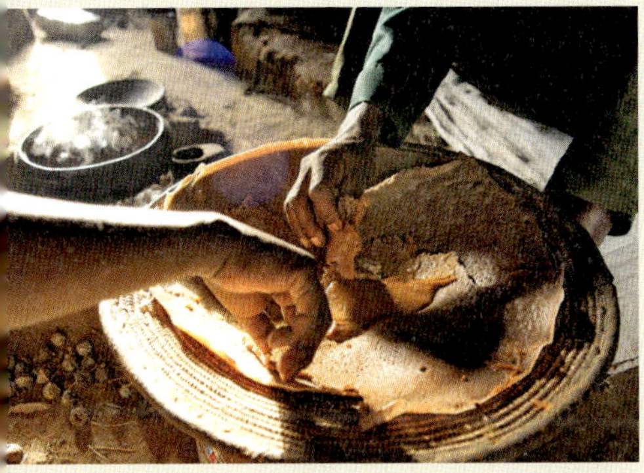

Ein Mahl mit Injera: Das Fladenbrot aus gesäuertem Teffmehl wird oft mit stark gewürzten Pasten verzehrt

pflanzen Maniok und Mais die einheimischen teilweise ersetzt. Der Anbau des robusten, aber ertragsarmen afrikanischen Reis wurde weitgehend zugunsten ertragreicherer, allerdings empfindlicherer asiatischer Reissorten aufgegeben. Gleichzeitig brachten Kolonisatoren und Einwander eigene Küchentraditionen mit, die sich mit den afrikanischen mischten.

BESONDERHEITEN

Aus dem heutigen Kenia stammt die bislang älteste bekannte Spur menschlichen Nahrungsverzehrs. Dort fanden Anthropologinnen und Anthropologen einen anderthalb Millionen Jahre alten Antilopenknochen mit Schnittspuren. Daneben lagen scharfe Steinsplitter, die wahrscheinlich als Messer verwendet wurden.

GESUNDHEITSWERT

Als besonders gesund gilt die traditionelle äthiopische Küche: Fettarme, oft vegetarische Speisen werden auf Sauerteigfladen aus protein-, vitamin- und mineralstoffreichem Teffmehl angerichtet. Viele Gerichte enthalten ballaststoffhaltige Hülsenfrüchte wie Linsen oder Kichererbsen.

UGANDA

Fladen mit Omelett

Für 10 Chapati-Fladenbrote:
1 Zwiebel
1 Ingwerstück (5 cm)
1 große Karotte
1 kg Mehl (Typ 405, plus etwas zum Bestäuben)
Salz
4–5 EL Rapsöl

Für jedes Omelett:
2 Eier
¼ Zwiebel
Speiseöl
½ Tomate
Salz

- Zwiebel, Ingwer und Karotte schälen und reiben. Mit dem Mehl, 400 ml Wasser und 1 TL Salz in eine Schüssel geben und alles zu einem Teig verarbeiten. Mit eingeölten Händen aus dem Teig 10–12 Kugeln formen.
- Die Arbeitsfläche mit Mehl bestäuben und die Teigkugeln mit einem Nudelholz knapp 1 cm dick ausrollen, dabei mit Mehl bestäuben, damit der Teig nicht klebt.
- Eine Pfanne vorheizen, einen Teigfladen hineingeben und von innen nach außen flach drücken, damit er möglichst den ganzen Pfannenboden bedeckt. In Uganda macht man das mit den Händen. Wer nicht mit den Händen in die heiße Pfanne fassen möchte, rollt den Fladen auf der Arbeitsfläche auf die richtige Größe aus.
- Um das Chapati herum 1 TL Öl in die Pfanne geben und den Fladen bei mittlerer Hitze 2–3 Minuten braten. Mit den Händen oder einem Pfannenheber wenden. Auf der zweiten Seite ebenso lange braten. Wenn sich erste braune Flecken bilden, ist das Chapati fertig.
- Auf jedes Chapati soll ein Omelett gelegt werden. Dazu die Eier in einer Tasse verquirlen. Zwiebel schälen und fein würfeln, zu den Eiern geben und gut verrühren.
- Etwas Öl in einer Pfanne erhitzen und die Eiermasse hineingeben.
- Die Tomate in Scheiben schneiden.
- Sobald die Oberfläche des Omeletts fest ist, wird es gewendet. Das fertige Omelett auf das Chapati legen. Mit Tomatenscheiben garnieren, salzen, zusammenrollen.

Das „Rolex“ (Wortschöpfung aus *roll* und *eggs*) ist nun servierfertig.

Rezept aus: „Eating with Africa“ von Maria Schiffer (siehe S. 139).

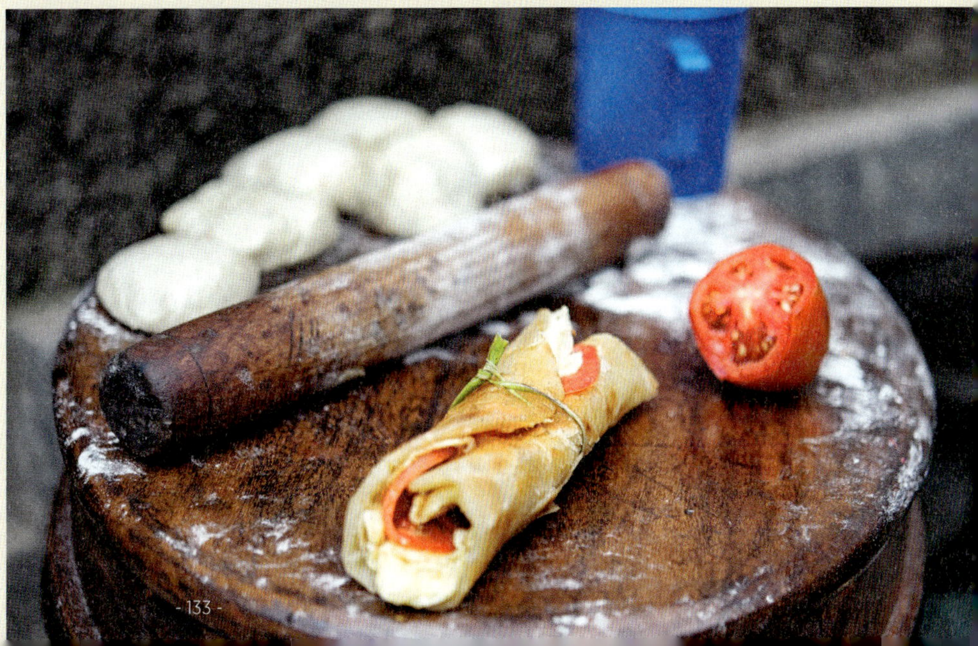

Ein beliebter Happen in Uganda: Omelett auf Fladenbrot, mit Tomaten belegt und eingerollt (siehe Rezept)

Mittel- und Südamerika

Tomaten, Mais, Kartoffeln – alles Nahrungsmittel, die wir den Vorfahren der heute in Mittel- und Südamerika lebenden Menschen verdanken. Nirgendwo vermischen sich uralte und neue Esstraditionen derart delikat

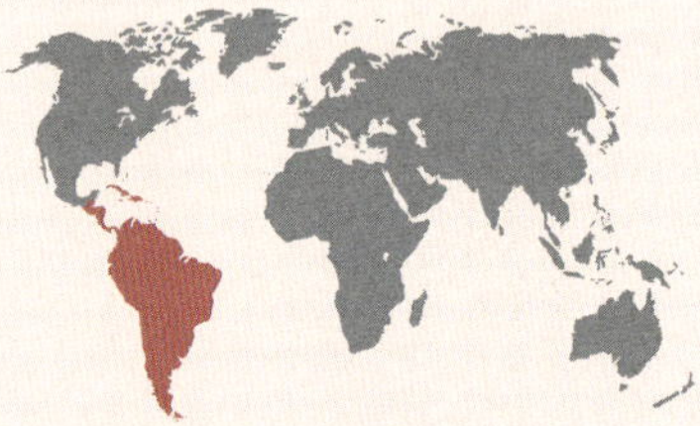

ESSKULTUR

Als die portugiesischen und spanischen Kolonisatoren ab dem 15. Jahrhundert den mittleren und südlichen Teil des amerikanischen Kontinents eroberten, trafen sie auf reiche und fremde Esskulturen. Die Aztek*innen im heutigen Mexiko verzehrten Truthähne und verschiedene Sorten Fladenbrot aus ihrer wichtigsten Kulturpflanze Mais. Beides war damals in Europa so unbekannt wie Tomaten in aztekischen Fischgerichten, Chilischoten im Fleischragout oder Xocolatl („bitteres Wasser") – ein Trunk aus gerösteten Kakaobohnen, Vanille und aromatischen Blüten, der am Ende einer festlichen Mahlzeit serviert wurde.

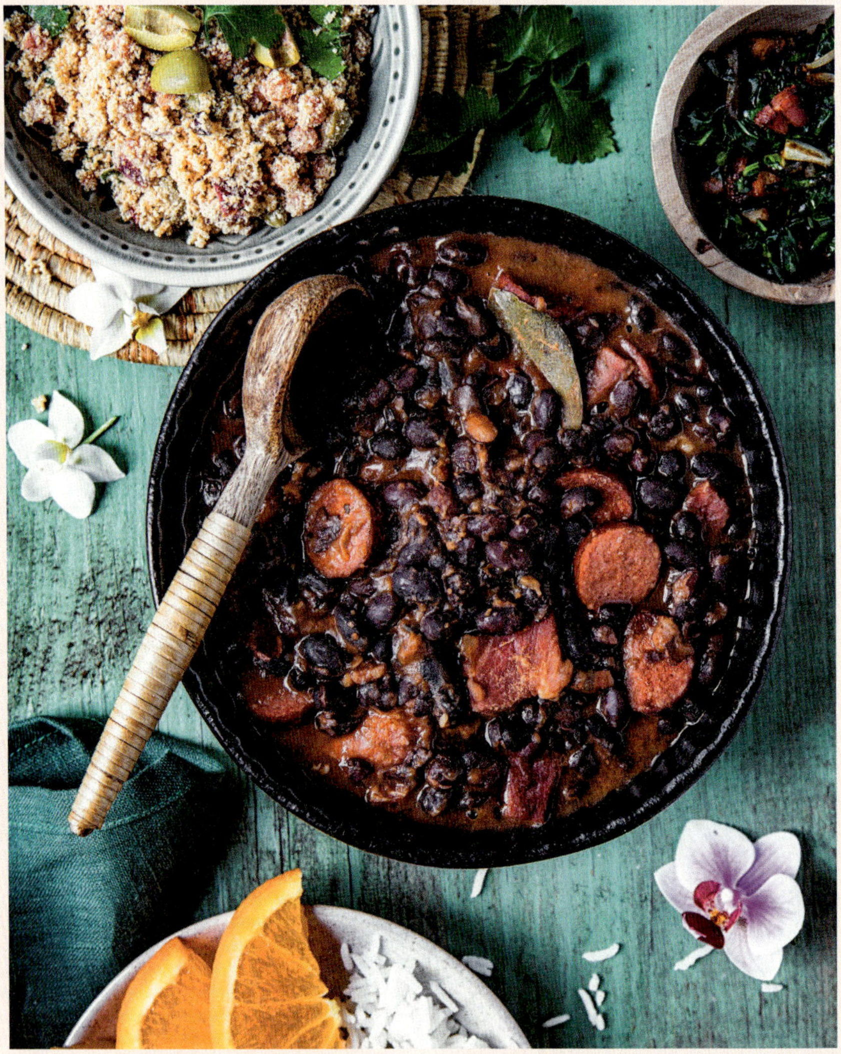

Das brasilianische Nationalgericht Feijoada: ein Bohneneintopf mit Fleischeinlage. Entstanden ist es mutmaßlich in der Zeit der Sklaverei (siehe Rezept)

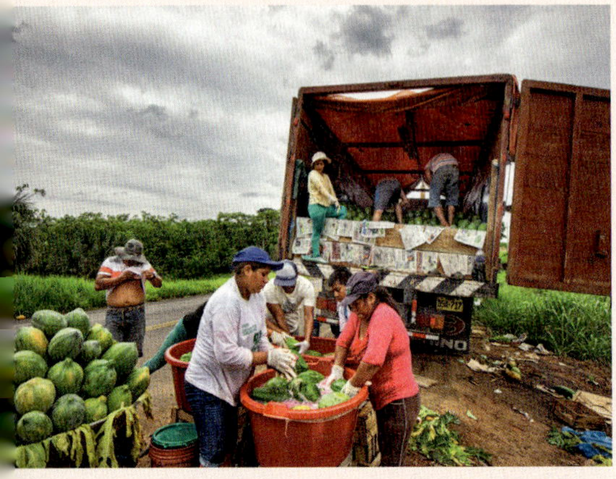

Wohlgeschmack eimerweise: Papaya-Ernte in Peru. Die Früchte sind vielseitig verwendbar

Auch Früchte wie Avocados, Papaya, Ananas und Guaven und die Grundnahrungsmittel der Inka im heutigen Peru, (Kartoffeln, Maniok und Süßkartoffeln) waren den Europäern fremd. Sie erkannten den Wert der neuen Nahrungspflanzen und führten sie in andere Weltgegenden ein. Umgekehrt brachten sie Lebensmittel wie Rindfleisch, Weizen und Weintrauben auf den amerikanischen Kontinent.

In Mittel- und Südamerika entwickelten sich in der Folge aus den Kochtraditionen der Kolonisatoren, der indigenen Bevölkerung und spä-

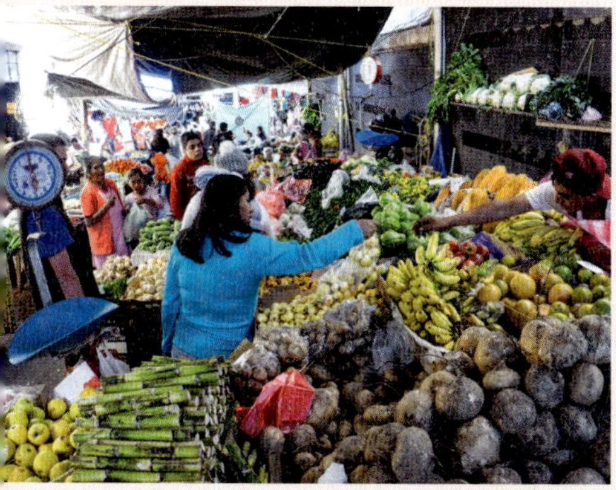

Kaum überschaubare, exquisite Auslagen charakterisieren südamerikanische Märkte – hier in Mexiko

terer Zuzügler aus Afrika und Asien vielfältige, regional äußerst unterschiedliche Essgewohnheiten.

So gibt es vielerorts Empanadas zu kaufen – mit Gemüse, Bohnen, Fleisch oder Fisch gefüllte Teigtaschen, die ursprünglich aus Spanien stammen. In Brasilien wird sehr gern Stockfisch gegessen, das geruchsintensive portugiesische Nationalgericht, aber auch brasilianisch-afrikanisch gekocht. Die Argentinier*innen dagegen verzehren große Mengen Rindfleisch und würzen oft mediterran.

Die Esstraditionen der zahlreichen indigenen Völker haben sich vor allem in den Andenstaaten und in der Karibik erhalten. So rösten zum Beispiel Bolivianer*innen wie seit Jahrtausenden Meerschweinchen und lassen Kartoffeln an frostigen Tagen zu haltbaren „Chunos“ gefriertrocknen. Und wenn Mexikaner*innen Maistortillas in ihre weltweit bekannte Avocadopaste Guacamole dippen, dann genießen sie einen Geschmack, den schon die Azteken kannten.

BESONDERHEITEN

Die weltweit strengsten Gesetze zur Kennzeichnung des Nährwerts von Lebensmitteln hat nicht etwa ein hochentwickelter Industriestaat, sondern das südamerikanische Schwellenland Chile. Hier müssen bereits seit 2016 besonders fett-, salz- oder zuckerreiche Produkte auf der Vorderseite der Verpackung mit Warnzeichen versehen werden.

GESUNDHEITSWERT

Das in ganz Lateinamerika beliebte peruanische Nationalgericht Ceviche ist leicht und reich an Eiweiß und Vitamin A und C: Sehr frischer, roher Fisch in Sushi-Qualität wird in „Tigermilch“ (einem Sud aus Limettensaft, Salz, Chilis und Kräutern) mariniert. Die Säure verändert das Fischfleisch. Es wird weiß und schmeckt, als hätte man es leicht gegart.

BRASILIEN

Feijoada

Für 10 Personen

1 kg getrocknete schwarze Bohnen
500 g Speck, 500 g Chorizo,
300 g Kabanossi, 500 g Kasseler,
500 g getrocknetes Schweinefleisch (Pork Jerky)
3 Zwiebeln, 8 Knoblauchzehen
½ Bund Petersilie
4 Lorbeerblätter, Salz, Pfeffer
4 EL Olivenöl
4 Orangen

Für das Gemüse

800 g Kohlrabiblätter (alternativ Grünkohl)
3 Schalotten
2 EL Butter
200 g Speck
Salz, Pfeffer
Dazu: gekochter Reis

- Bohnen waschen, verlesen und für 24 Std. in Wasser einweichen, das Wasser zwischendurch zweimal wechseln.
- Das Fleisch trocken tupfen. Speck, Chorizo und Kabanossi in ca. 4 mm dicke Scheiben schneiden.
- Zwiebeln und Knoblauch schälen, würfeln. Petersilie waschen, trocken schütteln, hacken.
- Kasseler und Trockenfleisch in grobe Stücke schneiden.
- Die Bohnen abgießen, in einen großen Topf mit Lorbeerblättern und Wasser geben (alles sollte etwa 5 cm bedeckt sein) und für 45 Min. köcheln lassen, dabei immer wieder den Schaum abschöpfen. Bei Bedarf Wasser hinzufügen.
- In der Zwischenzeit Öl erhitzen und den Speck anbraten, dann Zwiebeln und Knoblauch dazugeben und kurz mit braten.
- Chorizo, Kabanossi, Kasseler, Trockenfleisch, Petersilie dazugeben und gut mischen, anschließend alles zu den Bohnen geben. Wieder mit reichlich Wasser aufgießen und für etwa 2½ Std. bei niedrigerer Hitze abgedeckt köcheln lassen, gelegentlich umrühren.
- Zum Schluss mit Salz und wenig Pfeffer abschmecken. Die großen Fleischstücke (Kasseler und Trockenfleisch) herausnehmen – sie dienen lediglich der Geschmackssteigerung.
- Für das Gemüse Kohlrabiblätter waschen, trocken schütteln und in feine Streifen schneiden.
- Schalotten schälen und klein würfeln. Orangen waschen, halbieren und in Scheiben schneiden.
- Die Butter schmelzen, Speck dazugeben und kross anbraten, Schalotten hinzugeben und glasig dünsten.
- Das Gemüse dazugeben und für ca. 3 Min. anbraten. Mit Salz und Pfeffer abschmecken.
- Zum Servieren die Feijoada auf Schalen verteilen. Dazu auf Tellern Reis, Kohlrabiblätter und Orangenscheiben reichen.

In Brasilien wird Feijoada gern sehr scharf gegessen. Wer mag, kann noch gehackte Chilis oder eine Chilisoße dazu reichen.

Rezept aus: „Brasilien – das Kochbuch“ von Vania Ribeiro Ihle (siehe S. 139).

Nordamerika

Burger, Hotdogs, Frittiertes aller Art? Ja. Und nein: In Nordamerika werden zwar viele Esssünden begangen – andererseits entpuppt sich die riesige Region immer öfter als Inkubator neuer, sehr gesunder Ernährungstrends

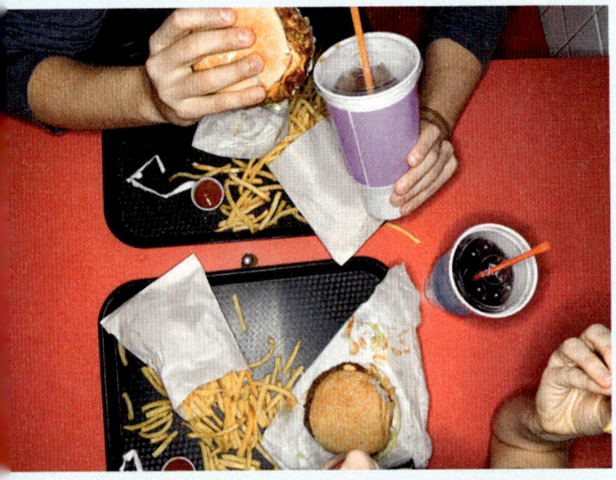

Für viele in Nordamerika das tägliche Brot: Hamburger von der Fast-Food-Kette, dazu Pommes frites

Ob es an solchen Bestrebungen lag oder auch daran, dass die Lebensmittelindustrie sich in den USA besonders früh entwickelte: Heute wird dort zwar *ethnic food* verzehrt, also Gerichte, deren Ursprung in den Heimatländern von Zuwander*innen liegt. Doch sehr viele US-Amerikaner*innen ernähren sich unabhängig von ihrer ethnischen Herkunft vorwiegend „westlich", also mit relativ viel Fast Food, Fleisch, Milchprodukten wie Fruchtjoghurt und industriell vorgefertigten Nahrungsmitteln wie Cornflakes, Pasta, Pizza oder Hamburgern.

Im benachbarten Kanada ist die westliche Kost ebenfalls verbreitet. Doch das Land versteht sich eher als „Mosaik" denn als „Schmelztiegel". Es betont den multikulturellen Charakter seiner Küchen, neben französischen und englischen werden etwa auch viele asiatische Kochtraditionen fortgeführt. Sowohl in Kanada als auch in den USA sind die Essenstraditionen der indigenen Völker dagegen vielfach abgerissen. Sie lebten vor ihrer Vertreibung in Reservate von Fischen, Wild, Wildpflanzen und -früchten ihrer jeweiligen Region. Vieh hielten sie nicht. Doch viele Völker bauten

Viele der **indigenen Esstraditionen** sind völlig abgerissen

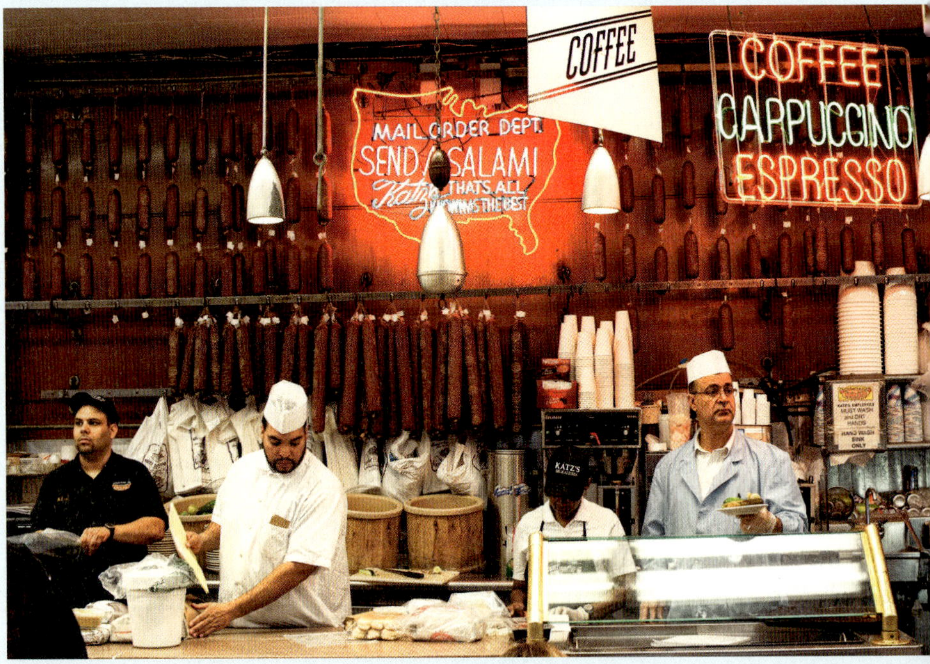

Kulinarisches Denkmal: Seit 1888 versorgt »Katz's Delicatessen« die New Yorker mit dick belegten, fantastischen Sandwiches

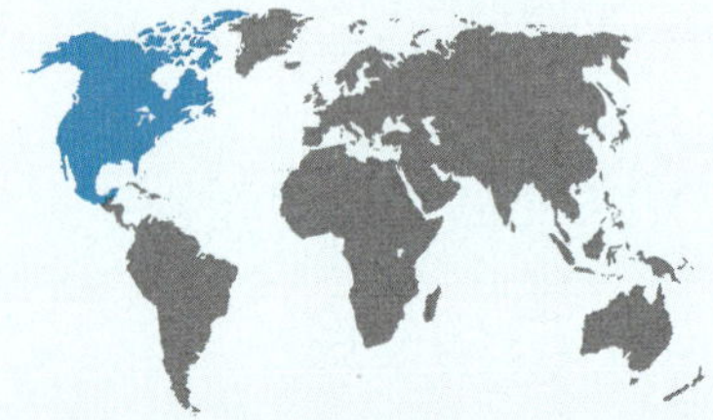

ESSKULTUR

Die USA verstehen sich seit Langem als Schmelztiegel, in dem sich die Traditionen der Einwander*innen zu einer nationalen Kultur mischen. Allerdings wurden in diesem Prozess die Gewohnheiten der ersten, englischen Siedler*innen und ihrer Nachkommen häufig besonders wichtig genommen. Sozialarbeiter*innen gingen Anfang des 20. Jahrhunderts so weit, Neuankömmlingen im Land Unterricht in „amerikanischem Kochen" zu geben. Gemeint war englische Kost – gewürzarm, lang gekocht, reich an Fleisch- und Milchprodukten. Von zu viel Gemüse, Obst und besonders von Knoblauch wurde abgeraten.

USA

Backhähnchen

Für 8 Personen

500 g Mehl
grobes Meersalz
frisch gemahlener Pfeffer
2 Eier
500 ml Milch
Erdnussöl zum Frittieren
2 Poularden (à 1,4–1,8 kg), geviertelt

In den USA wird frittiert, was das Zeug hält: Hähnchen, Fische, Zwiebelringe – sogar die Zuckerbomben Marshmallows kommen ins Öl. Das ist nicht unbedingt gesund, aber oft verflixt lecker.

• Das Mehl in einer großen, flachen Schale mit 2 TL grobem Meersalz und 1 TL Pfeffer vermengen.
• Eier und Milch in einer zweiten flachen Schale verquirlen.
• 7–8 cm Öl in einen großen, gusseisernen Schmortopf gießen und auf 160 °C erhitzen.
• Die Hähnchenstücke mit je 1 TL grobem Meersalz und Pfeffer würzen. Dann portionsweise in die Milch-Ei-Mischung tauchen, im Mehl wenden und anschließend überschüssiges Mehl abklopfen. Die Stücke vorsichtig ins Öl legen und unter gelegentlichem Wenden braten, bis das Fleisch gar und rundum gut gebräunt ist (weißes Fleisch: 12–15 Min., braunes Fleisch 16–18 Min.).
• Nach Belieben mit Salz würzen. Auf Küchenpapier abtropfen lassen und vor dem Servieren 5 Min. abkühlen lassen.

Rezept aus: „Amerika – das Kochbuch" von Gabrielle Langholtz (siehe S. 139).

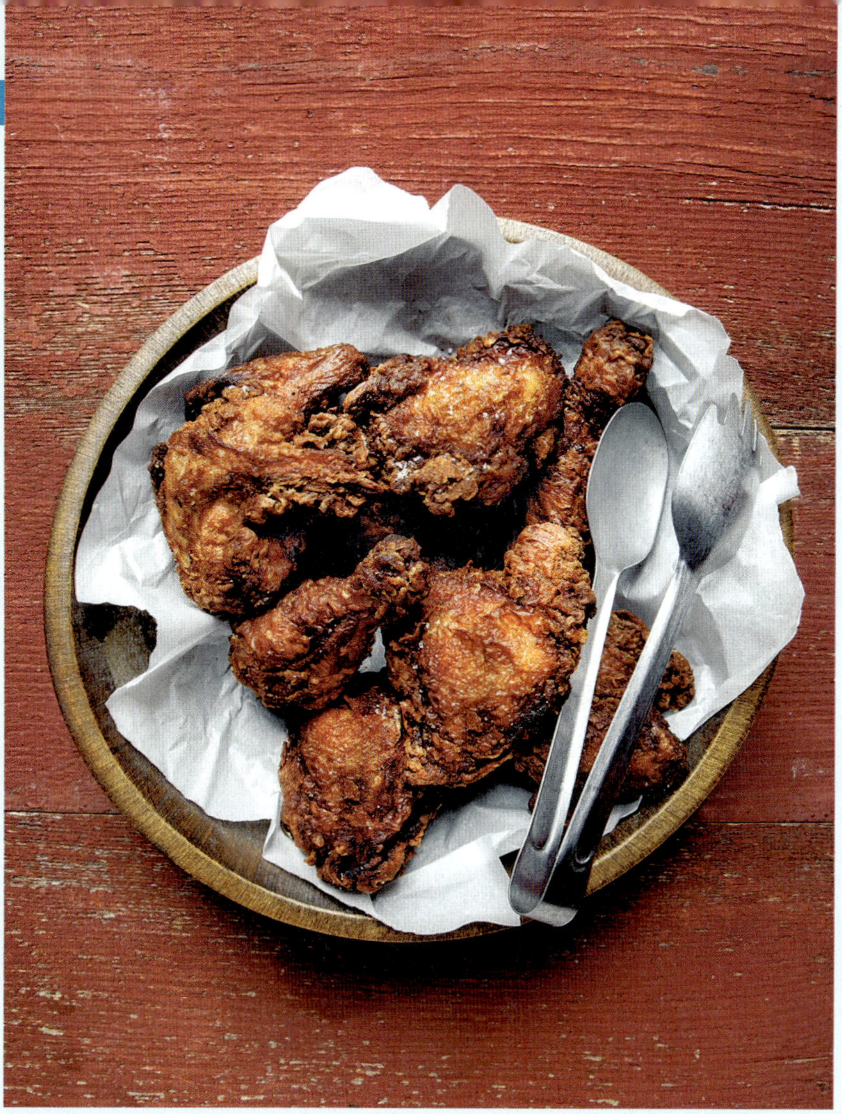

Knackig, knusprig, verführerisch: In viel Öl gebratene Hähnchen sind bei einem Picknick in den US-amerikanischen Südstaaten sehr beliebt (siehe Rezept)

Nutzpflanzen an. Wichtig waren vor allem die berühmten „three sisters": Bohnen, Kürbis und Mais.

Aus diesen Grundnahrungsmitteln ließ sich zum Beispiel „Succotash" kochen – ein Mischgericht aus Bohnen und Mais, gewürzt beispielsweise mit Wacholderbeeren und wilden Zwiebeln. Anders als indigene Gerichte, wie fermentierter Fischrogen oder Eichhörnchenbraten, wird es bis heute von US-Amerikaner*innen verschiedenster Herkunft gern gegessen.

BESONDERHEITEN

Eine US-amerikanische Nationalspeise ist der Truthahn, der in vielen Familien zum Erntedankfest gebraten wird. Viele glauben, dass die landesweit verbreitete Sitte auf ein Festmahl zurückgeht, das englische Siedler*innen und das indigene Volk der Wampanoag im Jahr 1621 im heutigen Massachusetts ausrichteten. Doch sie ist erst im 19. Jahrhundert entstanden.

GESUNDHEITSWERT

Die USA sind nicht nur das Land der fett-, zucker- und kalorienreichen westlichen Kost. Hier entwickeln sich auch viele Ernährungstrends. Ideen dafür holen sich die Erfinder*innen oft beim *ethnic food* – den Rezepten und Bräuchen anderer Nationen. Einen hohen Gesundheitswert haben die in Schüsselchen arrangierten „Buddha bowls" – vorausgesetzt, man befolgt deren Grundprinzip: Hülsenfrüchte und mehrere Gemüsesorten werden auf einer ballaststoffhaltigen Kohlenhydrat-Quelle (Hirse, Naturreis, Quinoa, Haferflocken) angerichtet.

Ein Universum in Rezepten

Wie kochen sie in Japan? Und in Brasilien? Und in den weiten Steppen der Mongolei? Man kennt die Welt erst, wenn man sie probiert – diese Bücher sind nur ein erster Schritt

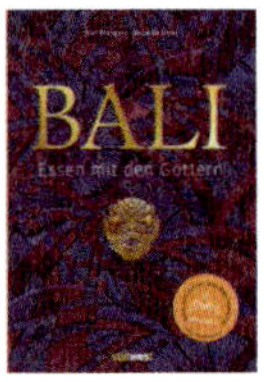

Bali – Essen mit den Göttern

Vivi D'Angelo, Antje de Vries
304 Seiten, 36 Euro
Südwest

Was Religion angeht, leben Balinesen inklusiv: Buddhismus, Hinduismus, Animismus – alles ist hier vertreten. Die Küche ist ähnlich vielfältig: Fruchtsalat mit Garnelenpaste, Maisküchlein mit Limettenblättern, Fisch über Kokoskohle gegrillt. Ein Kochbuch, das auch Landeskunde ist – eine tolle Einführung.

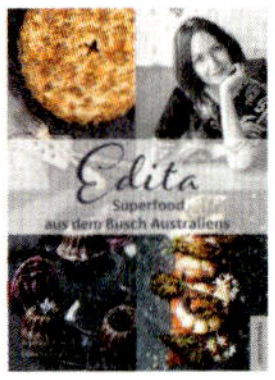

Edita – Superfood aus dem Busch Australiens

Edita Horvath, Andreas Knecht
264 Seiten, 36,90 Euro
anexa books

Raffiniert kochen im Outback? Oh ja, weil die Zutaten reichhaltig sind: Meeresfrüchte jeder Größe, Fleisch aller Couleur – und Gewürze, die es nur hier gibt: Tasmanischen Pfeffer probiert man nie nur einmal. Also: Schwertfisch mit Wüstenlimette-Apfel? Glasierte Kalbsrippe mit Anismyrte? Ein Augenöffner, dieses Buch.

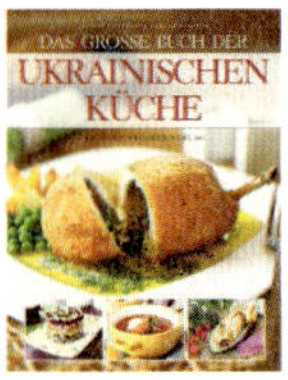

Das große Buch der ukrainischen Küche

Andrey Sheldunov, Mariia Polonchuk
176 Seiten, 24,90 Euro
Leopold Stocker Verlag

Falls das noch nicht klar ist: Die Ukraine gehört zu Europa, auch beim Kochen: Sauerkraut-Pilz-Eintopf. Hering, Schwarzbrot, Rote Bete zu einem Turm gestapelt. Oder ein Schweinefilet, gebraten mit Äpfeln und Pflaumen. Und eines wird in diesem Buch nie vergessen: Kochen ist ein Akt bedingungsloser Liebe.

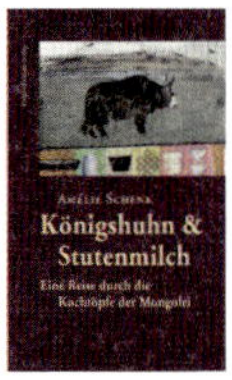

Königshuhn & Stutenmilch

Amélie Schenk
192 Seiten, 24,90 Euro
Mandelbaum Verlag

Doch, auch wir haben bei den Rezepten geschluckt: vergorene Stutenmilch mit Sanddorn? Aufgeschäumte Rahmhaut? Gebundener Pansen? Ja, hier geht es um Nomadenküche, hergestellt in der Steppe. Für Weltköch*innen ein Freifahrtschein in neue Sphären, lehrreich und toll recherchiert – nachkochbare, delikate Rezepte gibt es auch.

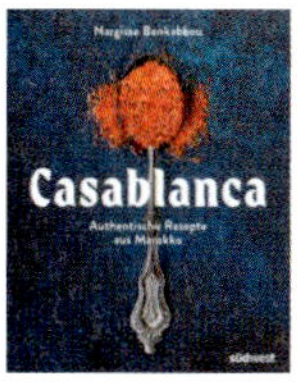

Casablanca

Nargisse Benkabbou
224 Seiten, 25 Euro
Südwest

Material- und Küchenkunde kann so hilfreich sein: Endlich können wir die Gewürzmischung Ras el Hanout oder Harissa-Pasten selbst herstellen, endlich marokkanische Zitronen selbst pikant salzig-sauer einlegen. Und gleich verwenden: in knallfrischen Salaten, in den so variablen Tajine-Rezepten, in Kebabs aus Fleisch und Fisch. Kriegt einen Stammplatz im Regal.

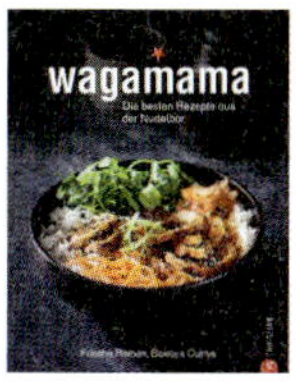

wagamama

Hugo Arnold
192 Seiten, 24,99 Euro
Christian Verlag

Achtung, Trendküche: Ein Buch über Ramen-Bowls. Bislang war Ähnliches oft lächerlich unauthentisch oder gespickt mit kaum erhältlichen Zutaten. Alles anders hier: Die Rezepte nehmen Rücksicht auf japanische Aromen, die Zutaten sind bei jedem Asialaden kaufbar. Und mit den Suppen machen Sie Ihre Familie von Ihren Künsten abhängig – versprochen.

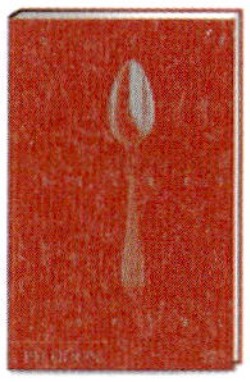

Der Silberlöffel

1464 Seiten, 50 Euro
Phaidon

Kein Autor? Nun: Die Bibel wurde auch von vielen Menschen geschrieben. Der „Silberlöffel" ist nichts anderes: 2000 Rezepte der italienischen Küche, nach Zutaten geordnet, seit über 50 Jahren bleibt hier nichts ungekocht – kein Fasan, kein Drachenkopf, weder Löwenzahn noch Endivie. Wer verstehen will, warum Italienerinnen (und ein paar Männer) so lässig frisch kochen, braucht dieses Buch.

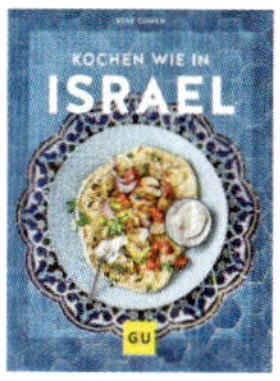

Kochen wie in Israel

Stav Cohen
144 Seiten, 17,99 Euro
Gräfe & Unzer

Natürlich muss es um Tradition gehen, deshalb erklärt der Autor sofort, dass das Hummus-Rezept von seiner Oma ist. Aber er verharrt nicht bei koscher oder nicht, sondern zeigt auch Gerichte aus hippen Strandbars in Tel Aviv: ein Salat mit Couscous, Fenchel und Melone, eine Dorade mit Oliven-Avocado-Salsa. Ein Kochbuch wie das Land: traditionell und topmodern.

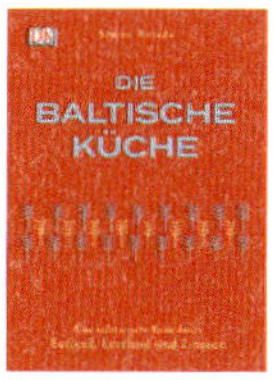

Die baltische Küche

Simon Bajada
224 Seiten, 24,95 Euro
Dorling Kindersley

Drei nordöstliche Länderküchen – das garantiert Bekanntes und Überraschungen: Ja, es gibt erwartbare Rote-Bete-Rezepte, aber auch eine Gemüse-Sommermilch-Suppe, die wir sofort nachkochten. Von im Bier gebeizten Lachs hatten wir gehört, aber dass er mit Mohnpfannkuchen so gut schmeckt? Eine Küche wie die Länder: klein und erstaunlich, und oft genug riesig gut.

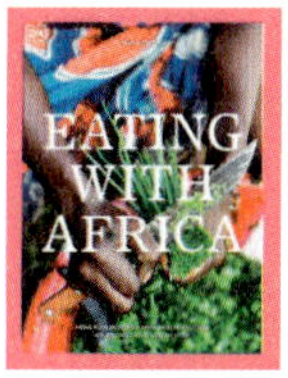

Eating with Africa

Maria Schiffer
240 Seiten, 29,95 Euro
Dorling Kindersley

Was gleich klar wird: Afrikanische Küche ist nicht kompliziert. Viel Mais oder Maniok – als Brei oder Fladen –, dazu Hülsenfrüchte, an Gemüse das, was wächst. Nur wenig Fleisch, eher selten Fisch. Maria Schiffer zeigt in ihrem authentischen Streifzug durch den Kontinent, dass diese Küche nicht aromenarm ist, sondern im Gegenteil: wunderbar bodenständig.

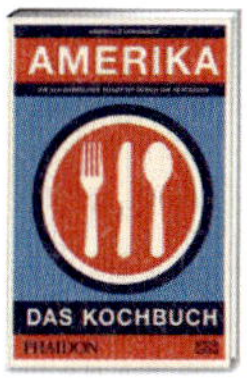

Amerika – das Kochbuch

Gabrielle Langholtz
768 Seiten, 45 Euro
Phaidon

Wie angenehm, dass hier kaum von Burgern, Superfood oder Edelrestaurants à la „Chez Panisse" die Rede ist. Nein, dies ist eine Enzyklopädie der US-Völker-Küche: Texanischer Kaviar (also: Bohnen), neben Austern Rockefeller (Louisiana) oder einem mexikanischen Kohlsalat. Ein Schmelztiegel im besten Sinne: gut ausbalanciert, facettenreich und geschmackvoll.

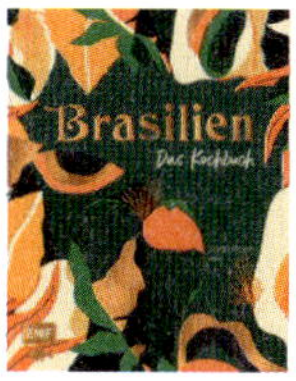

Brasilien – das Kochbuch

Vania Ribeiro Ihle
224 Seiten, 33 Euro
EMF Verlag

Denkt man zunächst nicht dran: Pudding aus Kondensmilch, das Dessert des Kontinents! Dafür, sofort: Caipirinha! So freut man sich hier an Bekanntem (Fleischspieße – lecker!) und Überraschendem (Gefüllter Kürbis mit Garnelen). Dazu, endlich: Ein Original-Rezept für Molho de Pimenta, die berühmte Chilisoße, ein Muss bei Grillfesten. Danke vielmals!

Die *Speisen* der *Diktatoren*

Kaum jemand kommt Despoten so nahe wie diejenigen, die für sie kochen. Der Journalist Witold Szabłowski sprach mit einigen von ihnen – und erhielt erschreckende Einblicke in die Psychologie der Macht

Interview: Stephan Draf Illustrationen: Katharina Gschwendtner

GEO WISSEN: ***Witold Szabłowski, Sie haben vier Köche und eine Köchin getroffen, die geholfen haben, einige der schlimmsten Gewaltherrscher der jüngeren Geschichte am Leben zu erhalten – indem sie für die Diktatoren kochten. Wie war Ihr Verhältnis zu diesen Menschen, mochten Sie sie?***

WITOLD SZABŁOWSKI: Ich wollte nicht über sie richten, das war mir ganz wichtig! Nicht nur, weil sie ja deutlich älter sind als ich. Ich wollte ihre Sichtweise auf die Machthaber erspüren, auf Saddam Hussein, Pol Pot und die anderen Despoten, ich suchte nach einem anderen Blickwinkel auf Tyrannei. Und ich habe danach viel besser verstanden, wie diese Machthaber arbeiten.

Wie denn?

Als ich mit Otonde Odera gesprochen habe, dem Koch von Idi Amin, kam eine Sache ganz gut raus: Man macht Untergebene elementar abhängig von sich. Amin hat seinen Koch sehr gut bezahlt. Und so wurde ein einfacher Mann aus dem Volk plötzlich wohlhabend, konnte endlich seiner Frau etwas bieten, seine Kinder gingen zur selben Schule wie die Kinder Amins. Aber dann verlangte Amin, dass Odera eine zweite Frau heiraten solle, er wollte deren Vater einen Gefallen tun. Also musste der Koch heiraten, in islamischen Ländern ist das ja möglich. Dafür stand plötzlich ein Mercedes vor seiner Tür. Wahnsinn! Aber dann musste er eine dritte Frau heiraten. Und eine vierte.

FIDEL CASTRO

Kuba, 1959–2008

Spaghetti

Nach der kubanischen Revolution ernannte sich Fidel Castro zum Ministerpräsidenten. Politische Gegner*innen ließ er zahlreich hinrichten oder in Arbeitslager sperren. Auch Homosexuelle verfolgte er. Der Diktator kochte auch selbst, aber hauptsächlich wohl eines: Spaghetti

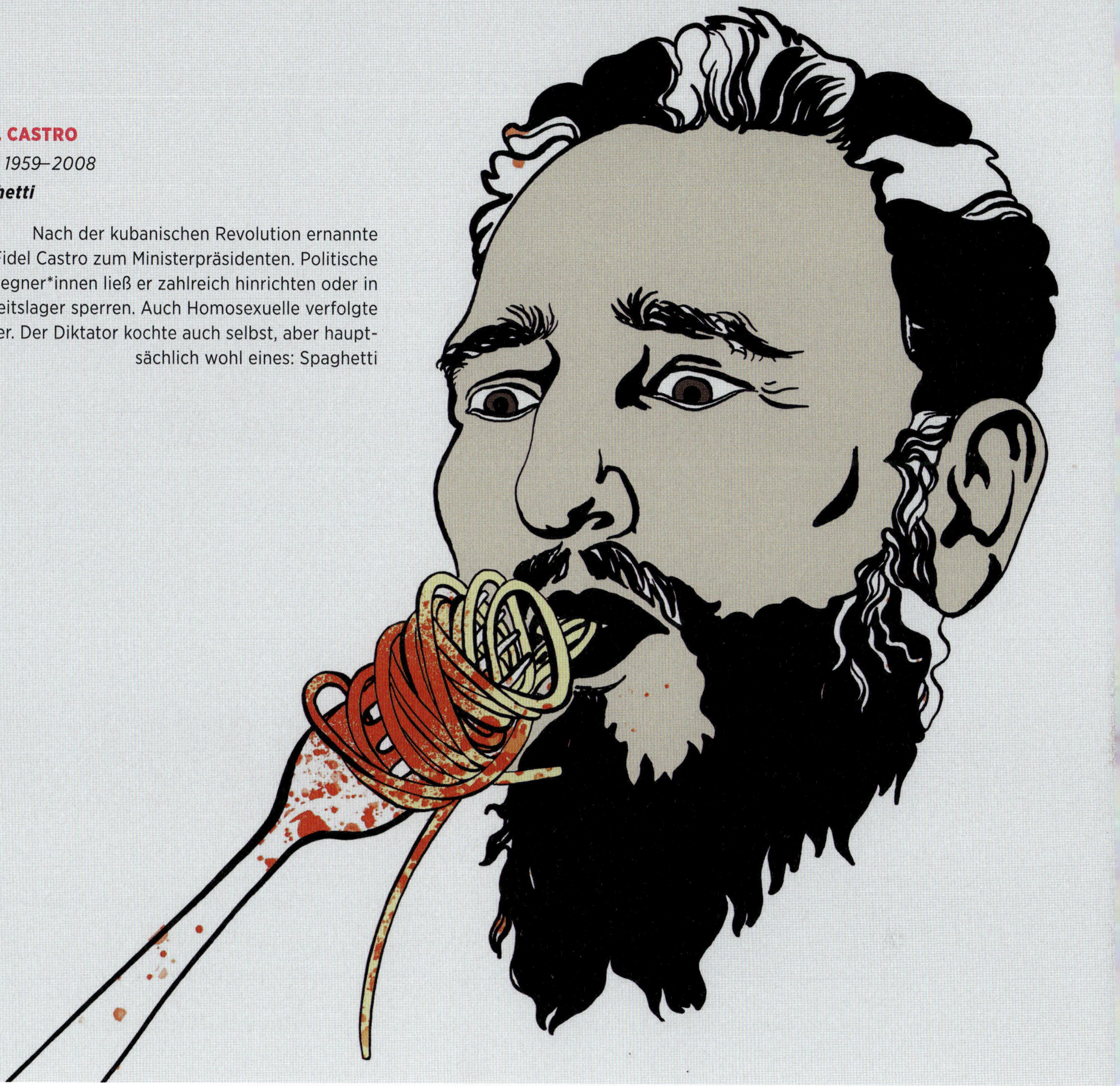

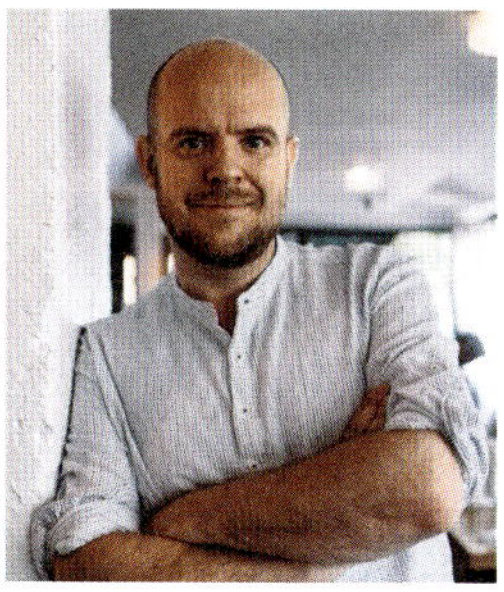

Witold Szabłowski, Jg. 1980, ist polnischer Journalist und Buchautor in Warschau

Und er musste all diese Familien versorgen, mit dem Geld des Präsidenten. Auch als der Albtraum begann.

Welcher Albtraum?

Nun, Idi Amin begann, Menschen zu töten. Zuerst ein paar aufsässige Bauern in der Provinz Ugandas. Dann Beamte in der Hauptstadt. Schließlich seine Minister. Wann immer er schlechte Laune hatte, ließ er Menschen umbringen, natürlich auch Freunde des Kochs.

Und es gab kein Entrinnen?

Ich habe Odera sehr direkt gefragt: Warum haben Sie ihn nicht vergiftet? Er antwortete: Wer hätte mir garantiert, dass sein Nachfolger besser ist?

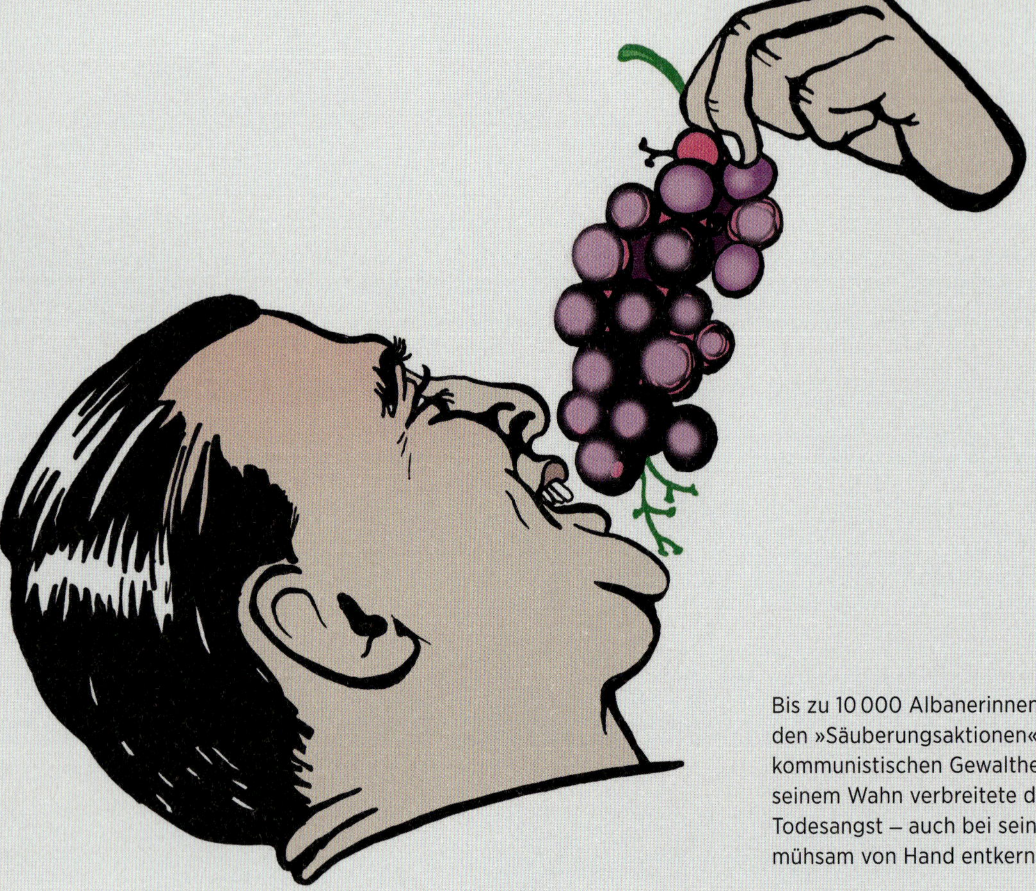

ENVER HOXHA

Albanien, 1944–1985

Kernlose Trauben

Bis zu 10 000 Albanerinnen und Albaner fielen den »Säuberungsaktionen« des zunehmend paranoiden kommunistischen Gewaltherrschers zum Opfer. In seinem Wahn verbreitete der Diktator in seinem Umfeld Todesangst – auch bei seinem Koch, der ihn mit mühsam von Hand entkernten Trauben bei Laune hielt

Hat dieser Mann um sein eigenes Leben gefürchtet?

Oh ja! Einmal stürmte Amin schreiend in seine Küche: „Du hast meinen Sohn vergiftet, ich bringe dich um!". Glücklicherweise war Odera geistesgegenwärtig genug, sich den Jungen zu schnappen und ihn in ein Krankenhaus zu fahren. Dort drückte ein Arzt einmal auf den Bauch des Kindes und einen Riesenfurz löste sich. Der Junge hatte einfach zu viel gegessen. Aber Odera war sicher, dass er nun hingerichtet werden würde. Ich war sehr dankbar, dass er mir diese Geschichten erzählt hat. Genauso wie die anderen Köche.

Aber bei Yong Moeun, der Köchin von Pol Pot, muss Ihnen doch unwohl geworden sein. Sie hat einen Menschen versorgt, der buchstäblich für den Tod von Millionen Menschen verantwortlich ist. Im Buch geben Sie ihre Erzählung ungefiltert im Originalton wieder – und sie sagt kein böses Wort über den Mann. Im Gegenteil: Sie schwärmt von seinem wunderbaren Lächeln!

Ja, es war sehr schwierig mit ihr: Sie lachte eigentlich immer. Auch wenn ich ihr sehr direkte Fragen zu Pol Pots Massenmorden gestellt habe – sie lächelte. Das Schlimmste ist: Ihre eigene Tochter starb, weil es keine Nahrungsmittel gab, weil Pol Pots Wahn Kambodscha völlig zugrunde richtete. Ihre eigene Tochter verhungerte … und sie lächelte. Aber als Journalist habe ich nicht zu urteilen, nicht zu richten.

Was in allen Geschichten auftaucht und doch überraschend ist: Die Diktatoren waren in kulinarischer Hinsicht durchaus bodenständig.

Das stimmt: Saddam Hussein bestand darauf, ausschließlich irakische Gerichte, aus im Irak produzierten Lebensmitteln zu essen. Auch Pol Pot, der ja viele Jahre im Dschungel lebte, liebte bodenständige Gerichte. Wobei: Seinen Salat aus grüner Mango und Papaya wollte er immer auf thailändische Art – scharf-sauer-süß. Die kambodschanische Art mochte er nicht, merkwürdig für einen so nationalistischen Führer. Idi Amin aß gerne afrikanisch, Kassawa-Gerichte beispielsweise,

»Durch die Recherche habe ich gelernt: **Despoten sind oft gute Psychologen**, sie wissen um die Stärken und die Schwächen ihres Umfelds«

»Jeder, der in irgendeiner Weise **Nahrungsmittel für Enver Hoxha herstellte,** war ihm grundsätzlich verdächtig«

also Maniok. Allerdings, und das habe ich im Buch nicht erwähnt: Als Amin abgesetzt wurde, floh er nach Saudi-Arabien. Und dort hat er meines Wissens nur noch Hamburger gegessen, bis zu 30 am Tag. Bis zu seinem Tod. Ich glaube, Amin war Essen letztlich egal.

Dafür konnte Fidel Castro kochen!

Ja, er hatte das im Gefängnis gelernt, wo er früher wegen seiner politischen Aktivitäten inhaftiert gewesen war. Und er hasste die Gefängniskost. Seine Künste waren allerdings begrenzt: Er kochte Spaghetti in allen Varianten, das konnte er wohl wirklich sehr gut. Das bekamen auch seine Köche zu spüren, die konnten bei diesem Gericht wenig richtig machen.

Ich war erstaunt, dass die Diktatoren sehr involviert waren, wenn es um die Wahl ihrer Köche oder Köchinnen ging. Teilweise haben sie die Chefs sogar persönlich ausgesucht.

Was ich während dieser Recherche gelernt habe: Despoten sind oft gute Psychologen, sie wissen um die Stärken und vor allem die Schwächen ihres Umfelds. Und deshalb wussten sie auch, dass die Köche ihnen nahekommen, dass sie deshalb wichtig sind, dass sie beispielsweise ihre Laune heben konnten. Was die vier Köche und die eine Köchin gemein haben: Sie waren allesamt freundliche Menschen, grundsätzlich positiv eingestellt. Das fanden die Diktatoren wichtig.

Aber kochen mussten sie schon können.

Ja, natürlich, sie waren zwar manchmal nicht klassisch ausgebildet, hatten aber alle viel Erfahrung. Ganz wichtig war: Sie mussten die Gerichte kochen können, die die Männer von zu Hause kannten. Wissen Sie: Diese Männer konnten sich ja eigentlich alles wünschen, wonach ihnen der Sinn stand, und sie konnten erwarten, dass ihre Bediensteten einen Weg fanden, dieses spezielle Essen auf den Tisch zu bringen. Sie hätten auch Alligator in Pilzsoße bekommen! Und einige dieser Männer hatten auch so eine Phase. Aber früher

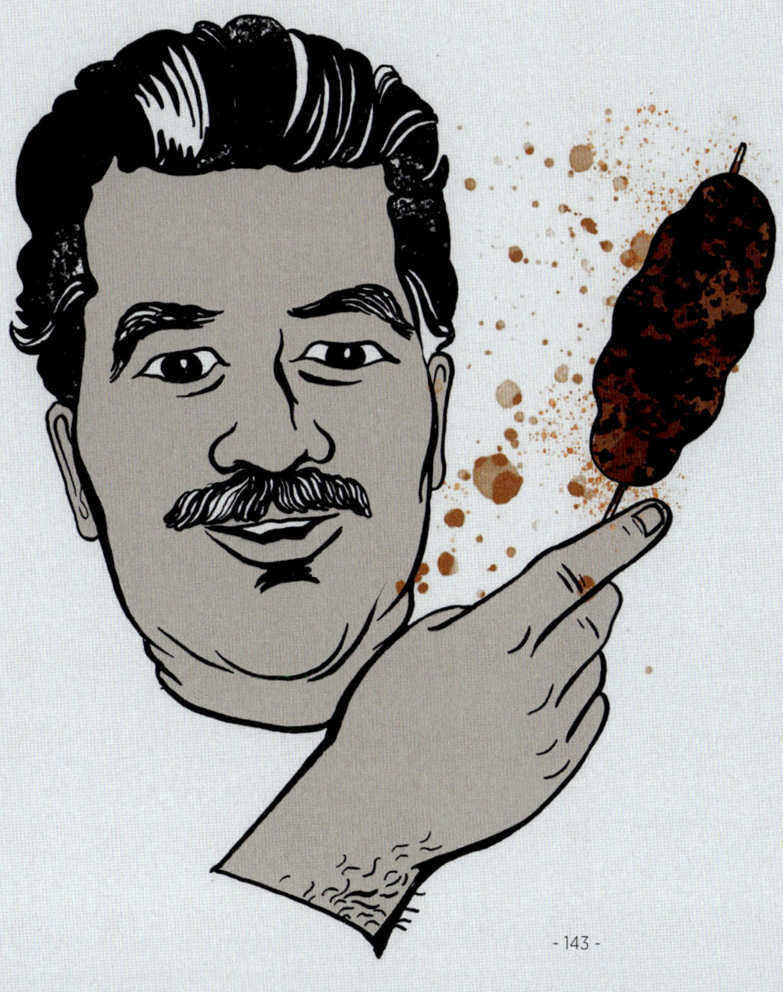

SADDAM HUSSEIN

Irak, 1979–2003

Köfte

Während seiner Schreckensherrschaft ließ Saddam Hussein Zigtausende Kurden und Schiiten im Irak ermorden. Er war außerdem für seine grausamen Späße berüchtigt: Seinen Koch stellte er einmal mit selbst gemachten, feuerscharfen Köfte auf die Probe oder später wollten sie das Essen haben, das ihnen schon ihre Mutter gekocht hatte.

Was zum Beispiel?

Saddam Hussein wollte oft eine bestimmte Fischsuppe essen, die er aus seiner Heimatprovinz Tikrit kannte und die ihm seine Mutter immer zubereitet hatte. Und er liebte die Pastirma, das getrocknete Rindfleisch seines Kochs. Als die Amerikaner Saddam Hussein in einem Haus in der Vorstadt von Bagdad fanden, hing dort noch die letzte Ladung Rindfleisch zum Trocknen. Enver Hoxhas Koch hat sein eigenes Leben gerettet, weil er lernte, so zu kochen wie Hoxhas Mutter, vor allem Tarhana, eine türkische Suppe, die Hoxha gern zum Frühstück aß. Sie müssen bedenken: Als der Koch seinen Job bei Albaniens Despot antrat, war sein Vorgänger gerade exekutiert worden, weil Hoxha dachte, der Mann wollte ihn vergiften. Einfach so abgeknallt, irgendwo auf dem Land. Es ist kein Zufall, dass Hoxhas Koch nicht unter seinem vollen Namen im Buch erscheint und nur „Herr K." heißt. Dieser Mann hatte damals Angst und er hat sie bis heute. Er arbeitete 17 Jahre für Hoxha, und an jedem einzelnen Tag hätte er ermordet werden können. Seine Hände haben oft gezittert, wenn er mir seine Geschichten erzählte.

Er hat seinem Herrn sogar süßen Nachtisch gekocht, obwohl Hoxha Diabetiker war.

Ja, aber er verwendete schon speziellen Diabetikerzucker, er wollte ihn ja nicht vergiften! Dann wäre er selbst tot gewesen. Aber ja: Hoxhas Koch ging weit, um seinen Herrn bei Laune zu halten. Einmal erzählte Hoxha, wie sehr ihm in Frankreich die kernlosen Trauben geschmeckt hatten. Aber die gab es im sozialistischen Albanien natürlich nicht. Also hat Herr K. monatelang sämtliche Kerne aus den erhältlichen Trauben gepult. Und er hatte das beruhigende Gefühl, seinem Land etwas Gutes zu tun, weil er den Machthaber bei guter Stimmung hielt.

Enver Hoxha beschäftigte, wie die anderen Diktatoren auch, Vorkoster. Hat er seinem Koch so wenig getraut?

Es ging nicht so sehr um die Köche. Jeder, der in irgendeiner Weise Nahrungsmittel für den Despoten herstellte, war grundsätzlich verdächtig. In Albanien gab es damals eine eigene Käserei nur für den Machthaber und seine Familie. Und wenn dort eine Kuh gemolken wurde, standen zwei Agenten neben ihr und achteten darauf, dass die Milch nicht vergiftet wurde! Nein, diese Männer waren paranoid, kein Zweifel. Und sie hatten oft auch keine Ahnung, was in ihrem Land vorging. Hoxha wusste nicht, dass es in Albanien keine kernlosen Trauben gab. Pol Pot war nicht klar, dass Millionen Menschen durch seine „Reformen" an Hunger starben.

Aber interessanterweise hatten viele von ihnen eine gewisse Kocherfahrung.

Oh ja: Idi Amins Mutter war eine Köchin, er selber hat am Anfang seiner Militärlaufbahn im Offizierscasino gekocht. Pol Pot kochte bei seinem Aufenthalt in Frankreich für all seine Freunde, und als er vor seiner Machtübernahme nach Vietnam flüchten musste,

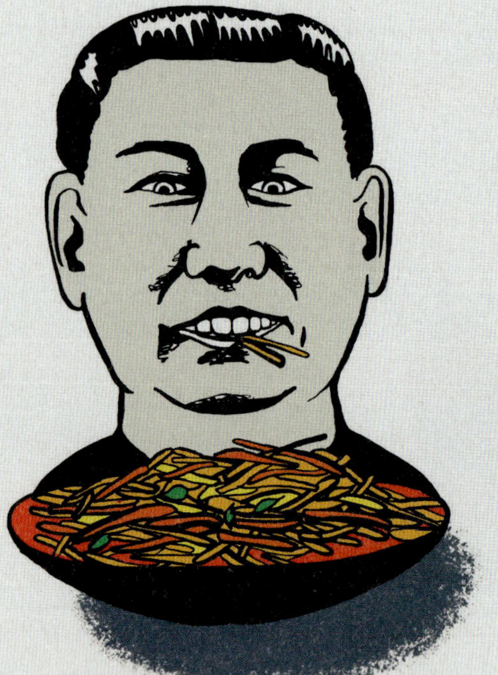

POL POT (GEBÜRTIG SALOTH SAR)

Kambodscha, 1975–1979

Mango-Papaya-Salat

Der Führer der Roten Khmer war davon besessen, aus Kambodscha eine kommunistische Agrargesellschaft zu machen. In der Folge starben etwa zwei Millionen Menschen: durch Folter, Hinrichtungen oder Hungersnöte. Seinen Obstsalat wollte der Nationalist trotz allem: auf thailändische Art

»Wenn es ihm nicht schmeckte, zog Saddam Hussein seinem Koch **das Geld für das Essen vom Gehalt ab**«

kochte er für seine Kameraden. Fidel lernte das Kochen im Gefängnis, zwar nur Spaghetti, aber immerhin.

Und Saddam Hussein hat seinem Koch einmal sehr spezielle Köfte gekocht.

In der Tat, eine eindrückliche Geschichte. Saddam Hussein hatte die sehr unangenehme Angewohnheit, seinem Koch Abu Ali Geld vom Gehalt abzuziehen, wenn ihm etwas nicht schmeckte. „Die 50 Dinar für das Essen kann er selbst bezahlen", schrie er dann. Eines Tages wurde dem Koch gesagt, dass sein Boss heute Abend selbst Köfte grillen wollte. Der Koch bereitete sogar noch die Hackfleischmasse vor, sodass Hussein sie nur noch um einen Spieß pressen musste. Abends brachte dann ein anderer Bediensteter Abu Ali die Köfte des Diktators in die Küche. Er probierte und spuckte alles sofort aus, es war geradezu absurd scharf. Dann hat Abu Ali sich vergessen und seinem Kollegen gesagt, dass eigentlich er heute Anspruch auf die 50 Dinar hätte, das Essen sei ja ungenießbar. Was der Kollege dann sofort Hussein meldete, der den Koch zu sich kommen ließ. Abu Ali war sicher, dass er jetzt sterben würde. Aber Hussein lachte nur, und enthüllte dann, dass er absichtlich eine ganze Flasche Tabascosoße in das Hackfleisch gegeben hatte, weil er sehen wollte, wie die Esser reagierten. Das war Saddam Husseins Art von Humor. Und Abu Alis Reaktion fand er ehrlich. Ihm war nur wichtig, dass sich die anderen erst mal erschreckten. Das ist die Psychologie der Diktatoren.

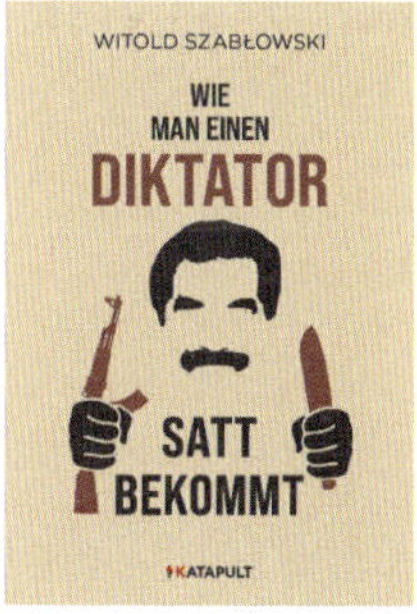

Witold Szabłowski ist Autor des preisgekrönten Buches »Wie man einen Diktator satt bekommt«, Katapult, 400 Seiten, 24 Euro

Sie haben sich ja auch die Lieblingsgerichte der fünf Diktatoren zubereiten lassen. Was schmeckte Ihnen am besten?

Ich mochte Abu Alis Köfte wahnsinnig gern, generell finde ich, dass die irakische Küche eine der besten der Welt ist. Unglaublich vielseitig, vollkommen unterschätzt.

Eine spezielle Frage am Ende: Haben Sie den Koch von Idi Amin gefragt, ob er Menschenfleisch zubereitet hat? Darüber gab es ja immer wieder – unbestätigte – Berichte.

Lustig, dass Sie diese delikate Frage am Ende stellen. Ich habe es auch so gemacht. Ich traf Otonde Odera über zwei Wochen hinweg, ich habe mit dieser Frage wirklich bis zur letzten Minute gewartet. Und fest damit gerechnet, dass er mich anschreit und wegjagt. Dann fragte ich ihn aber doch, sehr höflich. Und er begann sofort zu weinen, wie ein Wasserfall. Damit hatte ich überhaupt nicht gerechnet, er hatte mir vorher relativ ruhig über seine Freunde erzählt, die Idi Amin hatte hinrichten lassen. Und wie oft er selber um sein Leben hatte fürchten müssen. Und dann saß dieser gut 80-jährige Mann vor mir und schluchzte wie ein Kind. Zwei Stunden lang, ich habe mich sehr schlecht gefühlt.

Wie lautete seine Antwort?

Sie wissen es, sie steht im Buch. Und Ihren Lesern will ich das nicht verraten. Ein bisschen Überraschung sollte, auch nach diesem Interview, noch da sein. •

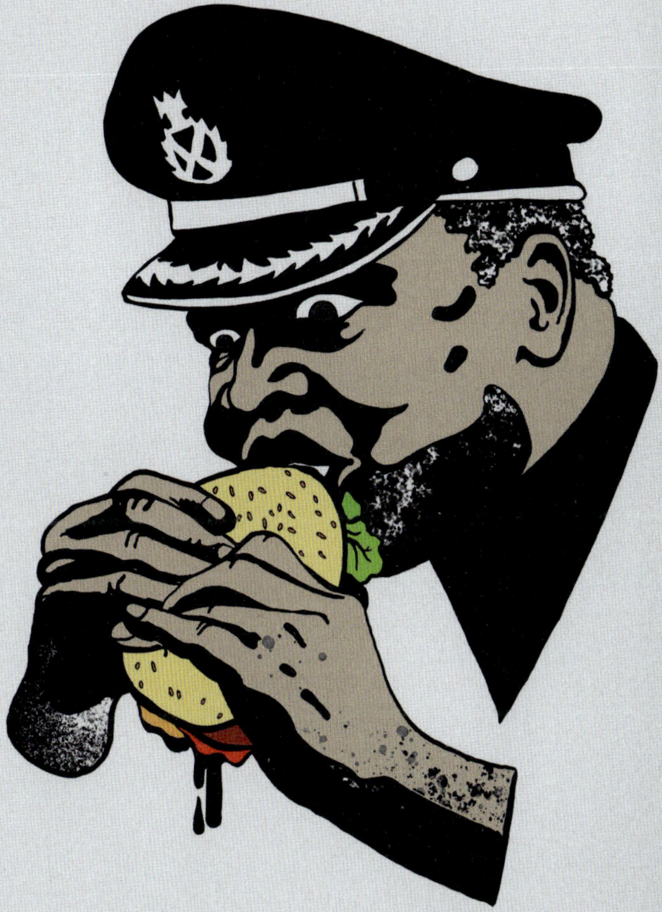

IDI AMIN DADA OUMEE
Uganda, 1971–1979
Burger

Nach seiner Machtergreifung durch einen Militärputsch ließ der Diktator Hunderttausende Oppositionelle ermorden und die Leichen teils an Krokodile verfüttern. 1979 wurde er abgesetzt und ernährte sich im Exil wohl ausschließlich von Burgern

GEO WISSEN GESUNDHEIT

LEBEN MIT KREBS

Für viele Menschen ist es noch immer das größte Schreckgespenst: Krebs. Tatsächlich erkrankt fast jede zweite Frau und fast jeder zweite Mann im Laufe des Lebens daran. Krebs ist im Wortsinne eine Volkskrankheit. Doch längst nicht immer ist eine Diagnose heute auch ein Todesurteil. Forschende haben in den letzten Jahren enorme Fortschritte erzielt; in vielen Fällen ist dank guter Therapien sogar vollständige Genesung möglich. Auch bei Brustkrebs und schwarzem Hautkrebs. In der neuen Ausgabe von GEO WISSEN GESUNDHEIT beschreiben wir die modernen Therapien. Dazu stellen wir auch die aktuellen Vorsorgeprogramme und die effektivsten Wege der Prävention vor.

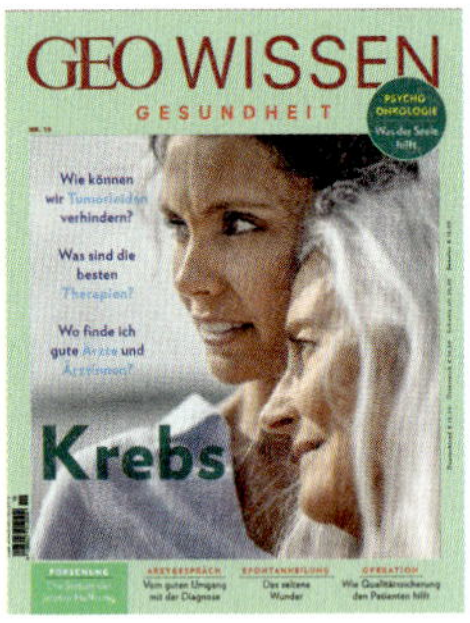

GEO WISSEN GESUNDHEIT
»Krebs« 148 Seiten, 12,50 Euro (mit DVD »Krebs – Herrscher aller Krankheiten« 19,50 Euro). Weitere Themen: • Wo finden sich gute Mediziner? • Was der Seele hilft – Psychoonkologie

GEO SAISON

CAMPING & GLAMPING

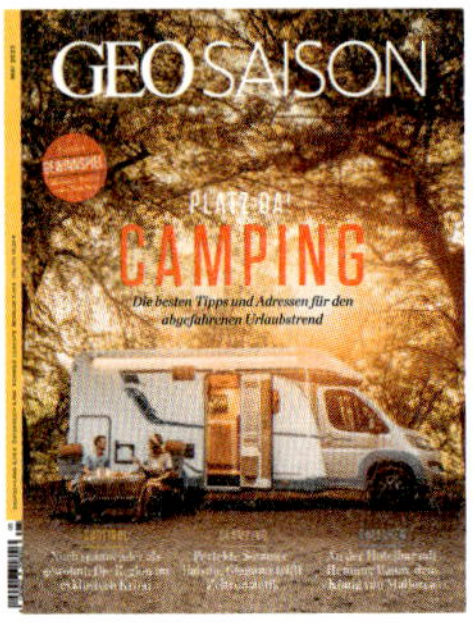

GEO SAISON 5/2022
erscheint am 13. April und kostet 8 Euro. Weitere Themen: • »Muhe sanft« – ein Krimi für Südtirol-Fans • Hotels und die Macht der Düfte • An der Hotelbar mit … Henning Baum auf Mallorca • Wolkenkunde

Deutschland? Schön und gut. In diesem Sommer darf es aber auch gern endlich wieder grenzenloseres Urlaubsvergnügen sein. Das Fernweh ist groß – und Camping in Europa die Urlaubsform der Stunde. Was früher als spießig galt, verbindet heute auf ideale Weise zwei Grundbedürfnisse: Sicherheit und Freiheit. Und verspricht eine gute Zeit in der Natur. Die Mai-Ausgabe von GEO Saison bietet neben anderen Sonnenzielen deshalb einen Schwerpunkt zu vielen Facetten des abgefahrenen Trends, Camping- und Glamping-Plätze für Anfänger und Fortgefahrene – und ein Gewinnspiel, bei dem man ein Wohnmobil für zwei Wochen und das große Los gewinnen kann.

GEO EPOCHE

DAS RUHRGEBIET

Die neue Ausgabe von GEO *EPOCHE* erzählt die Geschichte einer eher kleinen Region, die Deutschland und dessen Aufstieg zur Industrienation jedoch geprägt hat wie kaum eine andere. Um 1800 beginnen Pioniere, gewaltige Kohleschätze an der Ruhr zu heben, Zechen, Fabriken und Städte wuchern, und Hunderttausende Arbeiter kommen aus dem In- und Ausland. Erfolgsgeschichten bewegen die Gegend, aber auch Aufstände, Fußballdramen. Nach dem Zweiten Weltkrieg ist das Ruhrgebiet Herz des deutschen Wirtschaftswunders und Inbegriff von Modernität – nur um wenig später den leidvollen Abschied von den hergebrachten Industrien zu erleben.

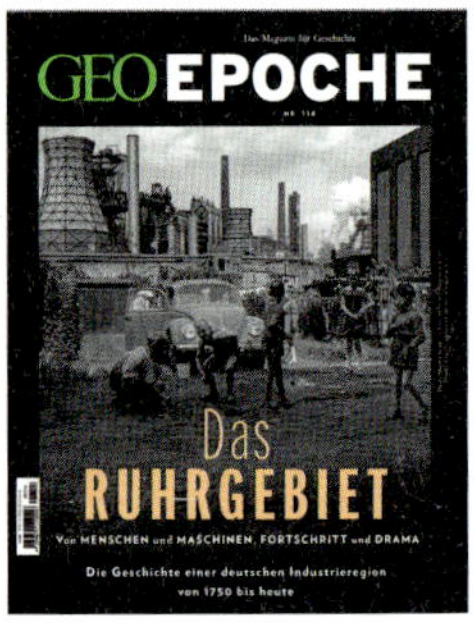

GEO*EPOCHE* »Das Ruhrgebiet« hat 164 Seiten und kostet 12 Euro (mit DVD 19,50 Euro). Weitere Themen: • Grubenunglück – Drama unter Tage • Fitz Thyssen • Ruhrkessel • Smogkrise